Manual Washington®
de especialidades clínicas

Alergia, asma e inmunología
3.ª EDICIÓN

Editores

Andrew L. Kau, MD, PhD

Assistant Professor
Division of Allergy and Immunology
Department of Medicine
Washington University School of
  Medicine
St. Louis, Missouri

Jennifer Marie Monroy, MD

Assistant Professor
Division of Allergy and Immunology
Department of Medicine
Washington University School of
  Medicine
St. Louis, Missouri

Brooke Ivan Polk, MD, FACAAI

Assistant Professor
Division of Allergy and Pulmonary
  Medicine
Department of Pediatrics
Washington University School of
  Medicine
St. Louis, Missouri

Christopher J. Rigell, MD

Assistant Professor
Division of Allergy and Immunology
Department of Medicine
Washington University School of Medicine
St. Louis, Missouri

Editor ejecutivo

Thomas M. Ciesielski, MD

Associate Professor of Medicine
Division of General Medicine
Department of Internal Medicine
Washington University School of Medicine
St. Louis, Missouri

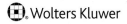

Philadelphia • Baltimore • New York • London
Buenos Aires • Hong Kong • Sydney • Tokyo

Av. Carrilet, 3, 9.ª planta, Edificio D
Ciutat de la Justícia
08902 L'Hospitalet de Llobregat
Barcelona (España)
Tel.: 93 344 47 18
Fax: 93 344 47 16
Correo electrónico: consultas@wolterskluwer.com

Revisión científica
Dr. Guillermo Velázquez Sámano
Jefe del Servicio de Alergia e Inmunología
Hospital General de México "Dr. Eduardo Liceaga"

Traducción
Dra. Silvia Esperanza Suárez Martínez

Dirección editorial: Carlos Mendoza
Editora de desarrollo: Cristina Segura Flores
Gerente de mercadotecnia: Simon Kears
Cuidado de la edición: Olga Sánchez Navarrete
Adecuación de portada: Jesús Mendoza M.
Maquetación: Carácter Tipográfico/Eric Aguirre • Aarón León • Ernesto A. Sánchez
Impresión: C&C Offset-China/Impreso en China
Impreso en China

CCS1021

Contenido

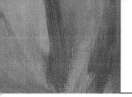

Colaboradores

Abeer S. Algrafi, MBBS
Fellow
Division of Allergy and Immunology
Department of Medicine
Washington University School of Medicine
St. Louis, Missouri

Danielle F. Atibalentja, MD, PhD
Fellow
Division of Allergy and Immunology
Department of Medicine
Washington University School of Medicine
St. Louis, Missouri

Leonard B. Bacharier, MD
*Robert C. Strunk Endowed Chair for Lung
   and Respiratory Research*
Professor of Pediatrics and Medicine
Department of Pediatrics
Washington University School of Medicine
St. Louis, Missouri

Tiffany Dy, MD
Assistant Professor of Medicine
Division of Allergy and Immunology
Department of Medicine
Washington University School of Medicine
St. Louis, Missouri

Stacy Ejem, MD
Fellow
Division of Allergy and Immunology
Department of Medicine
Washington University School of Medicine
St. Louis, Missouri

Alysa G. Ellis, MD
Associate Professor of Pediatrics
Division of Allergy and Pulmonary Medicine
Department of Pediatrics
Washington University School of Medicine
St. Louis, Missouri

Caroline Horner, MD
Associate Professor of Pediatrics
Division of Allergy and Pulmonary Medicine
Department of Pediatrics
Washington University School of Medicine
St. Louis, Missouri

Maya Jerath, MD, PhD
Professor and Clinical Director
Division of Allergy and Immunology
Department of Medicine
Washington University School of Medicine
St. Louis, Missouri

Nora Kabil, MD
Assistant Professor
Division of Allergy and Pulmonary Medicine
Department of Pediatrics
Washington University School of Medicine
St. Louis, Missouri

Watcharoot Kanchongkittiphon, MD, PhD
Fellow
Division of Allergy and Immunology
Department of Medicine
Washington University School of Medicine
St. Louis, Missouri

Andrew L. Kau, MD, PhD
Assistant Professor
Division of Allergy and Immunology
Department of Medicine
Washington University School of Medicine
St. Louis, Missouri

Jeffrey A. Kepes, MD
Fellow
Division of Allergy and Immunology
Department of Medicine
Washington University School of Medicine
St. Louis, Missouri

Maleewan Kitcharoensakkul, MD, MSCI
Assistant Professor
Divisions of Allergy and Pulmonary Medicine
    and Rheumatology
Department of Pediatrics
Washington University School of Medicine
St. Louis, Missouri

Anthony Kulczycki, Jr., MD
Associate Professor
Division of Allergy and Immunology
Department of Medicine
Washington University School of Medicine
St. Louis, Missouri

Christina G. Kwong, MD
Assistant Professor
Division of Allergy and Pulmonary Medicine
Department of Pediatrics
Washington University School of Medicine
St. Louis, Missouri

Hung Le, MD
Resident Physician
Division of Allergy and Immunology
Department of Medicine
Washington University School of Medicine
St. Louis, Missouri

Jennifer Marie Monroy, MD
Assistant Professor
Division of Allergy and Immunology
Department of Medicine
Washington University School of Medicine
St. Louis, Missouri

Kelsey Ann Childs Moon, MD
Physician
Division of Allergy and Immunology
Department of Medicine
Washington University School of Medicine
St. Louis, Missouri

Mark Alan Pinkerton, II, MD
Instructor
Division of Hospital Medicine
Department of Medicine
Washington University School of Medicine
St. Louis, Missouri

Brooke Ivan Polk, MD, FACAAI
Assistant Professor
Division of Allergy and
    Pulmonary Medicine
Department of Pediatrics
Washington University School of Medicine
St. Louis, Missouri

Zhen Ren, MD, PhD
Instructor
Division of Allergy and Immunology
Department of Medicine
Washington University School of Medicine
St. Louis, Missouri

Christopher J. Rigell, MD
Assistant Professor
Division of Allergy and Immunology
Department of Medicine
Washington University School of Medicine
St. Louis, Missouri

Benjamin D. Solomon, MD, PhD
Fellow
Division of Allergy and Immunology
Department of Medicine
Washington University School of Medicine
St. Louis, Missouri

Jeffrey R. Stokes, MD
Professor
Division of Allergy and
    Pulmonary Medicine
Department of Pediatrics
Washington University School of Medicine
St. Louis, Missouri

Niharika Thota, MD
Fellow
Division of Allergy and Immunology
Department of Medicine
Washington University School of Medicine
St. Louis, Missouri

Aaron M. Ver Heul, MD, PhD
Instructor of Medicine
Division of Allergy and Immunology
Department of Medicine
Washington University School of Medicine
St. Louis, Missouri

Xiaowen Wang, MD

Instructor
Department of Medicine
Washington University School of
  Medicine
St. Louis, Missouri

H. James Wedner, MD, FACP, FAAAI

Dr. Phillip and Arleen Korenblat Professor
Division of Allergy and Immunology
Department of Medicine
Washington University School of Medicine
St. Louis, Missouri

Roseanna F. Zhao, MD

Fellow
Division of Rheumatology
Department of Medicine
Washington University School of Medicine
St. Louis, Missouri

Ofer Zimmerman, MD

Instructor in Medicine
Division of Allergy and Immunology
Department of Medicine
Washington University School of Medicine
St. Louis, Missouri

Nota de la directora

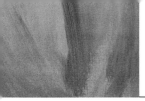

Es un placer presentar la nueva edición del *Manual Washington*® *de especialidades clínicas. Alergia, asma e inmunología.* Este libro de bolsillo sigue siendo una referencia esencial para estudiantes de medicina, pasantes, residentes y otros practicantes que necesitan contar con un acceso rápido a información clínica práctica para diagnosticar y tratar pacientes con una amplia variedad de alergias, asma y trastornos inmunológicos. El conocimiento médico continúa aumentando a un paso asombroso, lo cual representa para los profesionales de la salud un desafío en lo que respecta a mantenerse a la vanguardia en cuanto a descubrimientos biomédicos y nuevas terapias que pueden tener un impacto positivo sobre la evolución de sus pacientes. Esta edición de la serie de *Manual Washington*® *de especialidades clínicas* enfrenta dicho desafío de manera concisa y práctica al brindar información científica actual en un afán por ayudar a los clínicos en el diagnóstico, investigación y tratamiento de las alergias, asma y trastornos inmunológicos.

Quiero agradecer personalmente a los autores, entre quienes se encuentran posgraduados, residentes y profesores de la Washington University School of Medicine y del Barnes-Jewish Hospital. Su compromiso con el cuidado y educación del paciente es insuperable, y sus esfuerzos y pericia al compilar este manual son evidentes en la calidad del producto final. En particular, quisiera expresar mi reconocimiento a nuestros editores, los Dres. Andrew L. Kau, Jennifer Marie Monroy, Brooke Ivan Polk y Christopher J. Rigell, así como a nuestro editor ejecutivo, Thomas M. Ciesielski, MD, quienes han trabajado sin descanso para producir otra edición excepcional de este manual. También agradezco al Dr. Tom De Fer, jefe interino de la División de Medicina General del Departamento de Medicina en la Washington University School of Medicine, por su consejo y guía. Considero que esta edición del *Manual Washington*® *de especialidades clínicas. Alergia, asma e inmunología* alcanzará su objetivo deseado de proporcionar conocimientos prácticos que pueden aplicarse directamente al paciente y en el contexto de la atención ambulatoria para mejorar los cuidados del mismo.

Victoria J. Fraser, MD
Adolphus Busch Professor of Medicine
Chair, Department of Medicine
Washington University School of Medicine

Prefacio

sta es la 3.ª edición del *Manual Washington® de especialidades clínicas. Alergia, asma e inmunología*, la cual incorpora numerosas actualizaciones significativas a la edición previa, reflejando las prácticas clínicas actuales y la comprensión de las enfermedades alérgicas e inmunológicas. Desde su concepción hace casi 80 años, el *Manual Washington®* se ha escrito con el objetivo de proporcionar información médica relevante y actualizada de una manera clara y concisa. Al igual que la edición precedente, esta edición fue escrita con el clásico estilo del *Manual Washington® de especialidades clínicas. Alergia, asma e inmunología*, en un intento por informar al lector sobre la práctica actual en alergia e inmunología.

El contenido de esta 3.ª edición fue escrito por profesores y posgraduados de los departamentos de Medicina y Pediatría de la Washington University. Hemos escrito este manual como una herramienta de referencia para estudiantes, residentes y médicos de atención primaria interesados. Los estudiantes de posgrado y otros profesionales de servicios de la salud también encontrarán que es una herramienta de referencia sucinta pero detallada.

Quisiéramos manifestar nuestro aprecio por el excelente trabajo de los autores y editores de la edición anterior del *Manual Washington® de especialidades clínicas. Alergia, asma e inmunología*. Asimismo, agradecemos a los administradores, en especial a Katie Sharp, y a los editores ejecutivos de esta y la anterior edición, los Dres. Thomas M. Ciesielski y Tom De Fer, de forma respectiva, por su paciencia y contribución a este proyecto. Por último, nos gustaría agradecer a nuestros excelentes mentores, incluidos los Dres. H. James Wedner, Anthony Kulczycki, Jr., Philip E. Korenblat, Leonard B. Bacharier y Caroline Horner, por su consejo y asistencia que posibilitaron esta obra.

—Andrew L. Kau,
Jennifer Marie Monroy,
Brooke Ivan Polk y Christopher J. Rigell

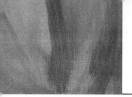

Manejo del paciente con alergia

1

Hung Le y H. James Wedner

PRINCIPIOS GENERALES

Definición

- El término *alergia* se le atribuye al pediatra Clemens von Pirquet, quien lo utilizó en 1906 para describir una "reactividad biológica alterada". Esto se refería no solo a la inmunidad contra alguna enfermedad, sino también a la hipersensibilidad que provoca lesión de los tejidos.[1]
- La definición moderna de *alergia* es una reacción excesiva o una respuesta anormal del sistema inmunológico a sustancias inocuas,[1] mediado por inmunoglobulina IgE.

DIAGNÓSTICO

Presentación clínica

Antecedentes familiares

- Al igual que la mayoría de las enfermedades en medicina, el componente más importante al diagnosticar padecimientos alérgicos es obtener una historia clínica detallada.
- Identificar la localización, características y frecuencia de los síntomas, así como los factores que alivian o exacerban el problema.
- Factores que alivian o exacerban el problema
  - Variación estacional de los síntomas
  - Respuesta a medicamentos en anteriores ocasiones
  - Reacciones a exposiciones específicas e inespecíficas
    - Mascotas
    - Humo, perfume, gases irritantes
    - Cambios de temperatura
    - Alimentos, medicamentos, etc.
- Antecedentes ambientales
  - Las exposiciones ambientales relevantes comunes pueden no ser evidentes para el paciente.
  - Las preguntas típicas que pueden ayudar a identificar exposiciones relevantes incluyen
    - Localización de la vivienda: rural, urbana, suburbana
    - Exposición laboral
    - Pasatiempos, deportes, etc.
    - Presencia de daño por agua o moho visible en el hogar o el sitio de trabajo
    - Presencia de mascotas
    - Antigüedad del colchón/ropa de cama
    - Antigüedad de las alfombras en casa
- Antecedentes familiares
  - Las enfermedades alérgicas tienen un fuerte componente hereditario.
  - El antecedente de atopia de rinitis alérgica aumenta 1.84 (1.16-2.94) veces la probabilidad de rinitis alérgica en un niño de 6 años de edad.[2]
  - El antecedente de atopia aumenta 2.72 (1.19-6.18) veces la probabilidad de asma en un niño de 6 años de edad.[2]

- El antecedente materno de atopia aumenta 1.58 (1.01-2.47) y 1.99 (1.43-2.78) veces el riesgo de eccema en un niño de 6 meses de edad, respectivamente.[3]
- El índice de predicción de asma (IPA), validado para asma infantil, incluye al asma hereditario como un criterio clínico fundamental para predecir asma en etapas ulteriores de la infancia. Un IPA positivo a los 3 años de edad tuvo una sensibilidad de 15-28%, una especificidad de 96-97%, un valor predictivo positivo (VPP) de 48-52%, y un valor predictivo negativo (VPN) de 84-92%.[4]
- Antecedentes de alergia alimentaria
  - Pese a que se cree que las alergias alimentarias son mucho más comunes en niños, también se observan en adultos en cifras comparables.[5]
  - A menudo, las alergias alimentarias son reportadas por los propios pacientes (prevalencia de 3-35%),[5] aunque muchos de estos casos terminan no siendo verdaderas alergias (tasa de prevalencia real de 1-10.8% después de un reto con alimento oral).[5,6] Una historia clínica detallada puede dar paso a una valoración apropiada, la cual puede ayudar a confirmar o excluir los alimentos sospechosos.
  - Los diarios de alimentos son registros escritos de todo lo que el paciente ha ingerido, incluidos todos los alimentos, bebidas, condimentos y dulces. Aunque es raro que sean diagnósticos por sí solos, en ocasiones los diarios alimenticios pueden ser útiles para identificar un alimento que el paciente ha pasado por alto, un alimento que contiene ingredientes ocultos, o patrones de reacciones (p. ej., relacionados con ejercicio, alcohol o medicamentos antiinflamatorios).

Exploración física

- **Apariencia general (*habitus exterior*)**
  - La congestión nasal puede producir una voz "nasal" o "adenoidea", así como respiración bucal.
  - El edema del tejido nasal puede provocar compresión de las venas de drenaje debajo de los ojos. Esto puede manifestarse como regiones oscuras debajo de los ojos, con frecuencia denominadas **ojeras alérgicas**.
  - Puede haber pliegues infraorbitarios o **líneas de Dennie–Morgan**.
  - Puede observarse a los pacientes mientras se frotan la nariz hacia arriba con la palma de la mano. Esto se conoce como **saludo alérgico** y puede causar una línea transversa a través de la porción inferior de la nariz, conocida como pliegue nasal.
- **Cabeza y cuello**
  - Es común encontrar inyección conjuntival y lagrimeo debido a la enfermedad alérgica.
  - Las características alérgicas frecuentes de la nariz incluyen cornetes edematosos y tumefactos de color azul pálido.
  - Puede haber pólipos nasales, que a menudo aparecen como sacos blanquecinos transparentes que cuelgan del interior de un cornete.
  - Debe explorarse de cerca el tabique nasal en busca de perforaciones o desviaciones.
  - Las membranas timpánicas pueden ser opacas por la presencia de efusión detrás de ellas.
  - La **rinoscopia flexible** es útil para ver más de cerca la anatomía de los cornetes y de las cuerdas vocales, de tal manera que ayuda a verificar la presencia de pólipos nasales, sinusitis o disfunción de cuerdas vocales.
- **Pulmones**
  - Se requiere una exploración pulmonar exhaustiva, que incluya inspección, palpación, percusión y auscultación de los campos pulmonares, para escuchar cualquier evidencia de sibilancias o una fase espiratoria incrementada.
  - Si no pueden escucharse sibilancias durante una exploración habitual, una maniobra de espiración forzada puede ser útil.
- **Piel**
  - La **urticaria**, o ronchas/habones, es una erupción elevada eritematosa circunscrita del tejido cutáneo. Las lesiones pueden variar desde ser puntuales hasta tener varios centímetros de diámetro; por lo común son pruriginosas y blanquean a la presión.
  - El **angioedema** es el edema del tejido subcutáneo; no provoca prurito y es común que sea doloroso.
  - El **dermografismo** es la tendencia a formar una roncha eritematosa en respuesta a la presión o fricción con objeto romo aplicada contra la piel.

○ La **dermatitis atópica** se relaciona con enfermedad alérgica. Se presenta como pápulas y placas pruriginosas, secas y descamativas que ocurren en sitios típicos según la edad del paciente.

○ El **signo de Darier** se define como el desarrollo de urticaria y eritema localizados después de frotar, arañar o golpear la piel, o como lesiones cutáneas que presentan gran infiltración de mastocitos. Se presenta en varias formas de mastocitosis cutánea.

Valoración diagnóstica

• Como en toda valoración, los resultados deben interpretarse según el contexto clínico apropiado para distinguir entre sensibilización y alergia sintomática.

• **Pruebas cutáneas**

○ Son el método más rápido y sensible para evaluar sensibilización alérgica.

○ Con frecuencia se utilizan dos métodos, y ambos se explican en el capítulo 3:

   ▪ Pruebas epicutáneas o Prick
   ▪ Pruebas intradérmicas

• **Pruebas *in vitro***

○ Las pruebas *in vitro* (prueba de radioalergosorbencia [RAST, por sus siglas en inglés] e ImmunoCAP) están diseñadas para detectar la presencia de IgE específica contra alérgenos en el suero del paciente.

○ Estos métodos tienen menor sensibilidad y especificidad, en comparación con las pruebas epicutáneas, pero son útiles en casos donde las pruebas cutáneas no pueden realizarse.

• **Estudios de función pulmonar**

○ Cuando se informan antecedentes de dificultad respiratoria, sibilancias o tos, es común requerir pruebas de función pulmonar (o espirometría) en busca de asma.

○ En ocasiones, una radiografía simple de tórax es útil.

○ Cuando las pruebas estándar de función pulmonar son normales, pero aún hay una elevada sospecha de asma, puede ser necesario hacer modificaciones.

   ▪ Espirometría durante el ejercicio (prueba de esfuerzo)
   ▪ Broncoprovocación (metacolina o manitol)

○ La tasa de flujo espiratorio máximo (TFEM) tiene una correlación razonable con VEF_1 (volumen espiratorio máximo del primer segundo). La variabilidad documentada de la TFEM puede utilizarse para respaldar el diagnóstico de asma. La variabilidad de la TFEM durante el día o entre un día y otro > 20% es característica del asma. El monitoreo de la TFEM también es útil para detectar cambios o tendencias en el control del asma de un paciente.

REFERENCIAS

1. Jamieson M. Imagining "reactivity": allergy within the history of immunology. *Stud Hist Philos Biol Biomed Sci.* 2010;41:356–66.
2. Alford SH, Zoratti E, Peterson E, *et al*. Parental history of atopic disease: disease pattern and risk of pediatric atopy in offspring. *J Allergy Clin Immunol*. 2004;114:1046–50.
3. Moore MM, Rifas-Shiman SL, Rich-Edwards JW, *et al*. Perinatal predictors of atopic dermatitis occurring in the first six months of life. *Pediatrics*. 2004;113:468–74.
4. Castro-Rodriguez JA. The Asthma Predictive Index: a very useful tool for predicting asthma in young children. *J Allergy Clin Immunol*. 2010;126:212–6.
5. Rona RR, Keil T, Summers C, *et al*. The prevalence of food allergy: a meta-analysis. *J Allergy Clin Immunol*. 2007;120:638–46.
6. Lieberman JA, Sicherer SH. Diagnosis of food allergy: epicutaneous skin tests, in vitro tests, and oral food challenge. *Curr Allergy Asthma Rep*. 2011;11:58–64.

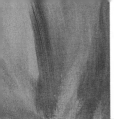

Inmunología básica subyacente a la hipersensibilidad, la alergia y la inflamación

2

Roseanna F. Zhao y Andrew L. Kau

PRINCIPIOS GENERALES

Definiciones

- El sistema inmunológico nos ayuda a abrirnos paso entre los miles de millones de microbios con los que interactuamos a diario mediante el contacto, la inhalación y la ingesta o inyección. Por otra parte, es responsable de protegernos contra patógenos bacterianos, virales, micóticos y helmínticos. Sin embargo, también debemos aprender a tolerar los antígenos autoderivados propios o autoantígenos, así como a los antígenos potenciales presentes en organismos comensales, en alimentos y en el ambiente.
  - La **inmunodeficiencia** se refiere a la incapacidad del sistema inmunológico para responder de manera adecuada a los patógenos, lo cual provoca una predisposición a infecciones y cáncer (véase el cap. 21).
  - La **autoinmunidad** se produce cuando hay pérdida de la tolerancia inmunológica a los antígenos propios.
  - La **alergia** deriva de la pérdida de tolerancia a los antígenos ambientales o alimenticios.
- Los componentes del sistema inmunológico incluyen: respuesta inmune innata conformada por barreras físicas y la respuesta inmune adaptativa.[1] Estos sistemas funcionan en conjunto para mantener la homeostasis.

Barreras físicas

- La piel y las superficies mucosas son los sitios iniciales de interacción con patógenos potenciales y la primera línea de defensa contra infecciones.
- Los ácidos grasos y el ácido láctico en las secreciones sebáceas, así como el pH bajo en la piel, el estómago y el tracto urogenital inhiben el crecimiento bacteriano.
- Las lágrimas, la saliva y otros fluidos corporales secretados contienen componentes bactericidas, como lisozima.
- El moco bloquea la adhesión directa de microbios a las células epiteliales y ayuda a eliminarlos mediante la acción de los cilios, la tos o los estornudos.
- La colonización por la flora comensal, también conocida como **microbiota humana o microbioma**, suprime el crecimiento excesivo de microbios con potencial patogénico. La disrupción de la flora protectora normal puede provocar infecciones oportunistas por organismos como *Clostridium difficile* y *Candida*.

Células del sistema inmunológico

Derivan de una célula pluripotencial hematopoyética CD34+ común en la médula ósea, la cual da origen a los linajes mieloide y linfoide; estas células pluripotenciales se dividen en diferentes tipos celulares con base en la activación de distintos programas de transcripción.

Sistema inmunológico innato

- Está compuesto principalmente por las células de origen mieloide, que incluyen neutrófilos, monocitos, macrófagos, células dendríticas, eosinófilos, mastocitos y basófilos.
- Estas células son capaces de identificar patógenos mediante **receptores de reconocimiento de patrones (RRP)**, como **receptores tipo toll (o tipo compuerta, RTT)**, que reconocen los

rasgos conservados de patógenos, denominados **patrones moleculares asociados con patógenos (PMAP)**. Tienen poca especificidad, pero pueden organizar una respuesta rápida a una gran variedad de moléculas extrañas.

- Los **macrófagos** son células especializadas encontradas en los tejidos, diferenciadas de sus precursores, los monocitos, que circulan en la sangre, que fagocitan y destruyen microbios al reconocer PMAP. También generan citocinas, quimiocinas y otros mediadores solubles para reclutar otras células inmunológicas y ayudar a amplificar la respuesta inmune. Son conocidos por diversos nombres con base en su tejido asociado (p. ej., células alveolares en el pulmón, microglia en el cerebro, células de Kupffer en el hígado).

- Los **mastocitos** migran a los tejidos periféricos, donde maduran cerca de los vasos sanguíneos y nervios, y debajo del epitelio. Tienen núcleos redondos con gránulos citoplásmicos que contienen proteoglucanos acídicos que se unen a tintes básicos y varían en forma. Junto con los macrófagos, a menudo son los primeros en detectar patógenos y ayudar a reclutar otras células inmunológicas mediante la secreción de citocinas, quimiocinas y aminas vasoactivas. Tienen un papel clave en la protección contra infecciones por parásitos y están implicados en las enfermedades alérgicas.

- Los **granulocitos** circulan en el torrente sanguíneo y se reclutan a los sitios de inflamación bajo la dirección de citocinas y quimiocinas.
  - Los **basófilos** constituyen < 1% de los leucocitos sanguíneos. Tienen una función similar a la de los mastocitos, pueden sintetizar muchos de los mismos mediadores y son importantes en la defensa contra parásitos. Su nombre deriva de la habilidad de sus gránulos para unirse a tintes básicos.
  - Los **eosinófilos** protegen contra parásitos intracelulares y con frecuencia están implicados en enfermedades alérgicas. En condiciones normales, se observan en tejidos periféricos y se reclutan a sitios de inflamación, principalmente en la reacción de fase tardía. La maduración de los eosinófilos se promueve por el factor estimulante de colonias de macrófagos y granulocitos (FEC-MG), interleucina (IL)-3 e IL-5. Los eosinófilos tienen receptores para IgG, IgA e IgE. Una vez activados, los eosinófilos pueden liberar proteína básica principal, proteína catiónica eosinofílica y peroxidasa eosinofílica, que son tóxicas para bacterias, helmintos y tejidos normales. También pueden liberar mediadores lipídicos que ayudan en la respuesta alérgica.
  - Los **neutrófilos** (también conocidos como **células polimorfonucleares [PMN]**) comprenden cerca de 97% de la población de granulocitos. Tienen una gran actividad fagocítica contra bacterias y levaduras.

- Las **células dendríticas** son células presentadoras de antígenos que reúnen el sistema inmunológico con el adaptativo. Muestran continuamente el entorno mediante micropinocitosis y fagocitosis del material extracelular. Al detectar y procesar un PMAP, maduran y migran a los ganglios linfáticos, donde presentan el antígeno a las células T.

- Los **linfocitos citolíticos naturales (*NK, natural killer*)** son células linfoides, en contraste con la mayoría de las demás células inmunológicas innatas, y producen una respuesta rápida a células infectadas por virus o células tumorales. Reconocen y destruyen células que presentan regulación descendente del complejo mayor de histocompatibilidad clase I (CMH-I) (HLA-A, HLA-B, HLA-C mayores o HLA-D, HLA-E, HLA-F menores) a través de la liberación de gránulos citolíticos que contienen perforina y granzimas. También pueden regular la respuesta inmune adaptativa al afectar las células T.

Sistema inmunológico adaptativo

La respuesta inmune adaptativa tarda, pero es muy específica y produce memoria inmunológica. Está mediada por células derivadas linfoides, que incluyen las células T y B.

Inmunidad mediada por células (inmunidad celular)

- Involucra células T específicas contra antígenos.
- Las **células T colaboradoras CD4+** reconocen los antígenos presentados en el contexto de los receptores de CMH-II (HLA-DP, HLA-DQ, HLA-DR mayores o HLA-DM, HLA-DO menores) en la superficie de las células presentadoras de antígenos, como las células dendríticas, los macrófagos y las células B. Las células T CD4+ *naïve* se diferencian en células colaboradoras, que se clasifican por el subconjunto de citocinas que secretan.
  - Las **células T_H1** producen citocinas, como interferón-γ (IFN-γ), para activar a los macrófagos en respuesta a patógenos intracelulares, como bacterias, virus, micobacterias y algunos parásitos.

- Las **células T_H2** producen citocinas como IL-4, IL-5 e IL-13, y protegen contra infecciones parasitarias. También ayudan a promover el cambio de clase IgE.
- Las **células T_H17** producen IL-17 para promover el reclutamiento de neutrófilos en respuesta a patógenos extracelulares.
- Las células T colaboradoras foliculares (**células Tfh**) pueden producir IFN-γ o IL-4 y estimulan el cambio de clase de inmunoglobulinas.
- Las células T reguladoras (**Treg**) median la tolerancia inmunológica a través de la expresión de citocinas inmunorreguladoras, como IL-10 y factor de crecimiento transformante (TGF, por sus siglas en inglés)-β. Su diferenciación depende del factor de transcripción FOXP3. La disfunción o ausencia de Treg provoca hipersensibilidad y autoinmunidad.
  - Treg naturales (nTreg, por sus siglas en inglés) se originan en el timo y median principalmente la tolerancia a antígenos propios, como insulina.
  - Treg inducibles (iTreg, por sus siglas en inglés) se originan en el tejido linfoideo periférico a partir de células T CD4+ *naïve* convencionales expuestas a antígenos en presencia de TGF-β. Median sobre todo la tolerancia a antígenos periféricos o exógenos en interfaces ambientales y se encuentran en abundancia en los pulmones, el tracto gastrointestinal y la piel. También promueven la cura de los tejidos lesionados por inflamación.
- Las **células T citotóxicas CD8+** reconocen antígenos presentados en el contexto de CMH-I. Las células T CD8+ efectoras activadas destruyen células infectadas por virus o células tumorales mediante la liberación de gránulos citolíticos.

Inmunidad humoral

- Mediada por las inmunoglobulinas (anticuerpos) producidas por las células plasmáticas. Tras el reconocimiento del antígeno específico por la inmunoglobulina de superficie (también conocida como **receptor de la célula B [RCB]**), las células B *naïve* internalizan y procesan el antígeno antes de regresarlo a la superficie celular como péptidos presentados por CMH-II. Las células T colaboradoras CD4+ específicas para ese antígeno reconocen estos complejos e interactúan con las células B para estimular la proliferación de las células B y su diferenciación en células plasmáticas, además de dirigir el cambio de clase de inmunoglobulina de IgM.
  - IgM es la primera inmunoglobulina expresada en la superficie de las células B, donde funciona como RCB. La forma secretada ayuda a neutralizar diversos patógenos virales y bacterianos.
  - IgD se encuentra en la superficie de las células B *naïve* maduras y a menudo se coexpresa con IgM. La función de la forma secretada aún es elusiva, pero se cree que aumenta la inmunidad en el plasma y en superficies mucosas.
  - IgG se encuentra principalmente en plasma y ayuda a proteger contra patógenos virales y bacterianos.
  - IgA se encuentra principalmente en superficies mucosas, protege contra patógenos y ayuda a mantener la homeostasis con microbios colonizadores.
  - Se piensa que IgE protege contra infecciones parasitarias y es responsable de la mayoría de las reacciones alérgicas.

Clasificación de las reacciones de hipersensibilidad

Gell y Coombs proporcionan una clasificación para las reacciones de hipersensibilidad mediadas por inmunidad, la cual se divide en cuatro tipos principales, como se presentan en la tabla 2-1.

Etiología de la alergia

- Es probable que las enfermedades alérgicas se desarrollen por una combinación de factores ambientales que actúan en individuos con susceptibilidad genética.
- Las razones exactas para la degradación de la tolerancia inmunológica se desconocen.
- La **hipótesis de la higiene** se formuló para explicar la incidencia creciente de enfermedades alérgicas y autoinmunes en países desarrollados. Postula que la exposición reducida a infecciones producidas por patógenos en la infancia temprana, resultado de mejores estándares de vivienda, higiene y tamaño familiar más pequeño, provoca menos estimulación de T_H1 y un aumento de las enfermedades mediadas por T_H2 (relacionadas con una desviación hacia las respuestas mediadas por IgE). Desde su desarrollo original, esta idea se ha modificado para reflejar los matices obtenidos gracias a los datos epidemiológicos más recientes.

TABLA 2-1 REACCIONES DE HIPERSENSIBILIDAD

Tipo	Mecanismo	Ejemplos
I (Inmediata)	Desgranulación y activación de mastocitos mediados por IgE	Rinitis alérgica, anafilaxia, urticaria aguda, dermatitis atópica, alergia a alimentos, alergia a picadura de insectos, asma alérgica
II (Citotóxica)	IgG o IgM se unen a un antígeno en la superficie celular, causando su fagocitosis o la destrucción celular mediada por complemento	Anemia hemolítica o trombocitopenia autoinmunes o inducidas por fármacos
III (Inmunocomplejos)	IgG o IgM se unen a un antígeno para causar una enfermedad mediada por inmunocomplejos	Enfermedad del suero, neumonitis por hipersensibilidad
IV (Retardada)	Mediada por células T	
IVa	Las células T_H1 activan a los macrófagos (IFN-γ, IL-1, IL-2)	Reacción a tuberculina
IVb	Las células T_H2 activan a los eosinófilos (IL-4, IL-5, IL-13)	Asma alérgica
IVc	Células T citotóxicas CD8+ (perforina, granzima B, ligando Fas)	Dermatitis por contacto, síndrome de Stevens-Johnson, necrólisis epidérmica tóxica
IVd	Las células CD4+ y CD8+ T activan a los neutrófilos (IL-8, FEC-MG)	Pustulosis exantemática generalizada aguda (PEGA)

FEC-MG, factor estimulante de colonias de macrófagos y granulocitos; IFN-γ, interferón-γ; IL, interleucina.

- Por ejemplo, la **hipótesis de la "biodiversidad"** establece que la exposición temprana a una gama diversa de microbios comunes (no necesariamente patogénicos) es importante para educar al sistema inmunológico a tolerarse a sí mismo, al entorno y a las exposiciones alimenticias.[2] Esto está mediado por una combinación de la modulación inmune innata y la adaptativa.
- El **microbioma** está moldeado por factores prenatales (microbiota materna, tipo de parto) y factores posnatales (dieta, exposición ambiental, uso de antibióticos, genética). El desequilibrio de la composición del microbioma en etapas tempranas de la vida se relaciona con el desarrollo de intolerancia a alimentos, asma, alergia y autoinmunidad.
- La exposición prenatal a un ambiente rico en microbios, como en entornos agrícolas, provoca regulación ascendente de los receptores de la inmunidad innata y protege contra la sensibilización atópica.[3] Esto puede estar mediado por cambios epigenéticos.
- Los niños que viven en áreas rurales con exposición intensa a animales tienen una menor prevalencia de alergia y asma en comparación con los niños que viven en la misma área sin exponerse a animales.[4,5]
- En niños rurales amish y huteristas con ascendencia genética y estilo de vida similares, la exposición a un ambiente rico en microbios se relacionó con distintos perfiles inmunes (con efectos profundos sobre la inmunidad innata) y protección contra asma.[6]

- Los contaminantes ambientales pueden contribuir al asma y a las reacciones alérgicas. Algunos pueden alterar la barrera física, lo que permite un mayor acceso de los alérgenos a las superficies corporales y un aumento de la inflamación, mientras otros pueden provocar cambios epigenéticos o actuar como adyuvantes que alteran la respuesta inmune.[7,8]

Mecanismos de la alergia

- La alergia se produce por reacciones de hipersensibilidad específicas mediadas por inmunidad. Pueden estar mediadas por IgE (tipo I) o mediadas por células (tipo IV) o tener características de ambas.[9] **Atopia** es la predisposición genética a sensibilizarse y producir IgE en respuesta a antígenos comunes en el ambiente.
- Los antígenos que median las reacciones alérgicas (también llamados **alérgenos**) comprenden una gran variedad de moléculas, que incluyen químicos y proteínas encontradas con frecuencia en el entorno. Algunos ejemplos incluyen ácaros, polen y caspa animal. Los alérgenos tienen diversas características moleculares, como fracciones oligosacáridas específicas, actividad proteasa y propiedades de unión a lípidos, que pueden facilitar su reconocimiento por las células inmunológicas y no inmunológicas; estas características contribuyen a su "alergenicidad".
- Los haptenos son moléculas pequeñas que no son capaces de provocar una respuesta inmune por sí solas, pero que pueden hacerlo al unirse a proteínas propias para crear un conjugado hapteno-portador. Esto se observa en la alergia a penicilina (puede causar hipersensibilidad tipo I, II o III).
- En las reacciones alérgicas mediadas por IgE, la exposición inicial a un alérgeno induce **sensibilización** y **memoria** a través de un proceso que incluye la diferenciación de las células T CD4 *naïve* en células T_H2, la secreción de IL-4 e IL-13, así como la estimulación de las células B para diferenciarse en células plasmáticas productoras de IgE.
- La reexposición al alérgeno desencadena una respuesta alérgica compuesta por dos fases: inmediata y tardía.
  - La respuesta de **fase inmediata** es una reacción tipo I que ocurre cuando el antígeno se une a la IgE relacionada con mastocitos y estimula la liberación de gránulos preformados por los mastocitos. La histamina y prostaglandina locales aumentan la permeabilidad vascular y la contracción del músculo liso. Esta reacción puede aparecer en los 5-10 minutos siguientes a la administración del antígeno y por lo general desaparece en 1 h. La respuesta de roncha y eritema observada durante las pruebas cutáneas para alergia (véase cap. 3) es un ejemplo de una respuesta alérgica inmediata.
  - La **reacción de fase tardía** de inflamación alérgica ocurre en casi 50% de los casos y está mediada por citocinas y mediadores lipídicos producidos por mastocitos, junto con neutrófilos, eosinófilos, basófilos y células T_H2 que se reclutan al sitio de la inflamación. La reacción de fase tardía ocurre 2-4 h después de la respuesta inmediata y la inflamación es máxima a las 24 h antes de desaparecer. La inflamación alérgica de fase tardía puede reducirse con corticoesteroides, pero no con antihistamínicos. Las secuelas a largo plazo de la inflamación crónica incluyen el desarrollo de asma.
- Los síntomas clínicos dependen de la ruta de entrada y la dosis del alérgeno, y de la cantidad de IgE específica contra el alérgeno presente.

IgE sensibiliza a las células contra los alérgenos

- En contraste con los demás tipos de inmunoglobulinas, IgE se produce sobre todo en el sitio de estimulación del antígeno y se esparce de forma pasiva a través de los tejidos hasta que se une a un receptor, donde tiene una vida media prolongada de semanas o meses. Solo se encuentran pequeñas cantidades de IgE en la circulación sistémica.
- Hay dos tipos principales de receptores de IgE: el FcεRI de alta afinidad y el FcεRII de baja afinidad. El receptor de gran afinidad se expresa en abundancia en los mastocitos y basófilos, así como en concentraciones menores en las células dendríticas, células de Langerhans, eosinófilos, macrófagos, neutrófilos, plaquetas y epitelio intestinal.
  - En los mastocitos y basófilos, el receptor FcεRI de gran afinidad es un tetrámero compuesto por una cadena α que se une a la porción Fc de IgE, dos cadenas γ y una cadena β implicada en la señalización intracelular y desgranulación.

- ○ Otros tipos celulares, donde el receptor está implicado en la presentación de antígenos más que en la desgranulación, no contienen la cadena β.
  - ○ IgE produce regulación ascendente de la expresión de FcεRI.
- Una vez unida a un receptor Fc en la superficie celular, IgE sensibiliza a la célula contra el alérgeno. La presencia y unión del alérgeno a la IgE superficial causa agregación y entrecruzamiento de FcεRI de gran afinidad, lo cual activa las tirosina cinasas proteicas relacionadas con las cadenas β y señalización en cascada, lo que provoca la desgranulación de mastocitos y basófilos.
- Los individuos atópicos con niveles más altos de IgE necesitan menos antígeno para inducir la activación de los mastocitos.

Los mastocitos orquestan las reacciones alérgicas mediadas por IgE

- Los mastocitos son un componente clave de las reacciones alérgicas. Secretan varios mediadores que se almacenan preformados en gránulos o se sintetizan a su activación. Esto ayuda a promover el reclutamiento de otras células inmunológicas al sitio de inflamación y a regular la inmunidad adaptativa. Los mastocitos pueden estimularse para liberar sus mediadores por:
  - ○ La unión de alérgenos a la IgE de superficie en los mastocitos, lo que provoca entrecruzamiento.
  - ○ La unión de anticuerpos a IgE o al receptor FcεR1, lo que causa entrecruzamiento.
  - ○ Factores liberadores de histamina, que incluyen quimiocinas como proteína inflamatoria de macrófagos (PIM)-1, factores del complemento C3a y C5a, y neuropéptidos como sustancia P.
  - ○ Fármacos (morfina, codeína) y medio de contraste IV.
  - ○ Estímulos físicos como presión, calor, frío, luz solar.
- Los gránulos preformados contienen aminas biógenas (histamina), proteasas neutras (triptasa, quimasa, carboxipeptidasa), hidrolasas ácidas, proteoglucanos (heparina, condroitín sulfato) y factor de necrosis tumoral (TNF, por sus siglas en inglés)-α. Estos se liberan pocos minutos después del entrecruzamiento de IgE unida a la superficie.
- La histamina liberada actúa en cuatro receptores de histamina diferentes. Su actividad es breve, ya que se elimina con rapidez del espacio extracelular.
  - ○ A través del receptor H_1, la histamina causa contracción del músculo liso (broncoespasmo), prurito, vasodilatación e incremento de permeabilidad vascular. Esto crea la respuesta de roncha y eritema en la piel.
  - ○ El receptor H_2 es responsable de la secreción de ácido gástrico y del aumento de producción de moco de las vías respiratorias.
  - ○ El receptor H_3 se encuentra en el sistema nervioso y controla la liberación de histamina y otros neurotransmisores.
  - ○ El receptor H_4 ayuda en la quimiotaxis de los mastocitos.
- La triptasa se encuentra solo en los mastocitos y es un marcador de la activación mastocitaria. La triptasa parte al fibrinógeno y activa la colagenasa, lo que provoca daño de los tejidos. Se encuentra en dos formas:
  - ○ α-triptasa, que se secreta de manera constitutiva. Sus cifras aumentan en la mastocitosis.
  - ○ β-triptasa, que se libera con la desgranulación de los mastocitos. Se estabiliza por heparina. Los valores sanguíneos son máximos 30 minutos después de una reacción anafiláctica, pero pueden permanecer por arriba de los niveles basales durante las 6-12 h siguientes al evento incitante.
- Los mastocitos producen mediadores sintetizados minutos u horas después de su activación, e incluyen metabolitos del ácido araquidónico y citocinas.
- Los metabolitos lipídicos se crean a partir de metabolitos de la vía de la ciclooxigenasa o de la lipoxigenasa, y son mediadores de las reacciones alérgicas.
  - ○ La prostaglandina D_2 (PGD_2) se sintetiza a través de la vía de la ciclooxigenasa. La PGD_2 actúa sobre las células de músculo liso para mediar la vasodilatación y la broncoconstricción. También promueve la quimiotaxis de neutrófilos.
  - ○ Los leucotrienos se crean a través de las vías de lipoxigenasa. El leucotrieno C_4 (LTC_4) se produce por los mastocitos mucosos y se degrada en LTD_4 y LTE_4. Estos son mediadores importantes de la broncoconstricción asmática de fase tardía. Además, también aumentan la permeabilidad vascular y la secreción de moco.
  - ○ El factor activador de plaquetas (FAP) causa broncoconstricción y permeabilidad vascular, relaja el músculo liso vascular y puede activar los leucocitos. El FAP tiene una vida media breve, ya que se destruye con rapidez. Recibe su nombre debido a que provoca agregación plaquetaria en conejos.

- Las citocinas sintetizadas por mastocitos que contribuyen a la inflamación alérgica incluyen las siguientes:
  - IL-3 induce proliferación de los mastocitos y estimula el desarrollo/activación de los basófilos.
  - IL-4 e IL-13 promueven el cambio de isotipo a IgE y la secreción de moco.
  - IL-5 activa e induce la proliferación de los eosinófilos.
  - IL-6 promueve la diferenciación de las células B.
  - TNF-α activa la expresión endotelial de moléculas de adhesión que ayudan al reclutamiento leucocitario.

Los eosinófilos, basófilos y neutrófilos amplifican la inflamación y el daño de los tejidos en la reacción alérgica

- Los **eosinófilos** producen y liberan los mismos mediadores que los mastocitos y son capaces de modular tanto la inmunidad innata como la adaptativa. Su acumulación en la sangre y el reclutamiento a los tejidos se relacionan con la gravedad de la enfermedad en numerosas afecciones inflamatorias y alérgicas,[10] que incluyen dermatitis atópica, alergia, asma, neumonía eosinofílica, esofagitis eosinofílica y síndrome hipereosinofílico. Las terapias cuyo objetivo son los eosinófilos son efectivas en numerosas enfermedades alérgicas.
- Los **basófilos** migran a los tejidos y tienen un papel en el desarrollo de la inflamación mediada por T_H2 mediante la liberación de histamina, leucotrienos y citocinas T_H2, así como en la modulación de la inmunidad adaptativa.[11] Están implicados en las reacciones de hipersensibilidad inmediatas, asma, dermatitis atópica y por contacto, y reacciones a fármacos. También producen FAP y son críticos para la anafilaxia mediada por IgG (pero no por IgE), como la inducida por complejos penicilina-anticuerpos.[12] Se ha demostrado que la prueba de activación de basófilos (PAB) tiene gran precisión para detectar alergia a alimentos, fármacos y polen.
- Los **neutrófilos** se reclutan a los sitios de inflamación, como las vías respiratorias, donde contribuyen a la inflamación alérgica. Liberan quimiocinas y citocinas inflamatorias como IL-8. Son el tipo celular más abundante en las vías respiratorias con asma no eosinofílica y se relacionan con la gravedad de la enfermedad y la resistencia a esteroides.

Las Treg modulan las respuestas alérgicas

- La ausencia de Treg debida a la deficiencia de FOXP3 causa desregulación inmune, poliendocrinopatía, enteropatía, síndrome ligado a X (IPEX), que se caracteriza por autoinmunidad e inflamación alérgica grave con incremento de IgE, eosinofilia periférica, dermatitis atópica, alergia a alimentos y asma.[13,14]
- Treg median la tolerancia a través de múltiples mecanismos[15]
  - Bloqueo de la desgranulación de los mastocitos mediante una interacción celular directa.
  - Depleción de IL-2.
  - Modulación descendente de las células presentadoras de antígenos.
  - Citólisis mediada por granzimas.
  - Producción de citocinas inhibidoras como IL-10, que inhibe a los mastocitos, células T_H2, eosinófilos y células dendríticas.
- Treg tienen un papel importante en el control de la inflamación alérgica al suprimir las respuestas de T_H2.

REFERENCIAS

1. Murphy K, Weaver C. *Janeway's Immunobiology.* 9th ed. New York, NY and London: Garland Science, Taylor & Francis Group, LLC, 2017.

2. Tamburini S, Shen N, Wu HC, *et al.* The microbiome in early life: implications for health outcomes. *Nat Med.* 2016;22:713–22.

3. Ege MJ, Bieli C, Frei R, *et al.* Prenatal farm exposure is related to the expression of receptors of the innate immunity and to atopic sensitization in school-age children. *J Allergy Clin Immunol.* 2006;117(4):817–23.

4. Von Ehrenstein OS, Mutius EV, Illi S, *et al.* Reduced risk of hay fever and asthma among children of farmers. *Clin Exp Allergy.* 2000;30(2):187–93.

5. Ege MJ, Mayer M, Normand A-C, *et al.* Exposure to environmental microorganisms and childhood asthma. *N Engl J Med.* 2011;364(8):701–9.

6. Stein MM, Hrusch CL, Gozdz J, *et al.* Innate immunity and asthma risk in Amish and Hutterite farm children. *N Engl J Med.* 2016;375:411–21.

7. Bégin P, Nadeau KC. Epigenetic regulation of asthma and allergic disease. *Allergy Asthma Clin Immunol.* 2014;10:27.

8. Ji H, Biagini Myers JM, Brandt EB, *et al.* Air pollution, epigenetics, and asthma. *Allergy Asthma Clin Immunol.* 2016;12:51.

9. Johansson SG, Bieber T, Dahl R, *et al.* Revised nomenclature for allergy for global use: report of the Nomenclature Review Committee of the World Allergy Organization, 2003. *J Allergy Clin Immunol.* 2004;113(5):832–6.

10. Fulkerson PC, Rothenberg ME. Targeting eosinophils in allergy, inflammation and beyond. *Nat Rev Drug Discov.* 2013;12(2):117–29.

11. Siracusa MC, Kim BS, Spergel JM, *et al.* Basophils and allergic inflammation. *J Allergy Clin Immunol.* 2013;132(4):789–801.

12. Tsujimura U, Obata K, Mukai K, *et al.* Basophils play a pivotal role in immunoglobulin-G-mediated but not immunoglobulin-E-mediated systemic anaphylaxis. *Immunity.* 2008;28(4):581–9.

13. Chatila TA, Blaeser F, Ho N, *et al.* JM2, encoding a fork head-related protein, is mutated in X-linked autoimmunity-allergic dysregulation syndrome. *J Clin Invest.* 2000;106:R75–81.

14. Torgerson TR, Linane A, Moes N, *et al.* Severe food allergy as a variant of IPEX syndrome caused by a deletion in a noncoding region of the FOXP3 gene. *Gastroenterology.* 2007;132:1705–17.

15. Rivas MN, Chatila TA. Regulatory T cells in allergic diseases. *J Allergy Clin Immunol.* 2016; 138:639–52.

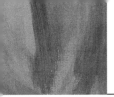

Diagnóstico en alergia e inmunología

3

Ofer Zimmerman y Aaron M. Ver Heul

PRINCIPIOS GENERALES

- La **alergia** se define como la sensibilización inmune que provoca síntomas observados por clínica, mientras la **tolerancia** es la ausencia de respuesta a la exposición a un antígeno. La sensibilización alérgica (la presencia de IgE específica contra un antígeno) puede ocurrir sin síntomas clínicos relacionados.
- El diagnóstico en alergia se enfoca en dilucidar las sensibilizaciones a antígenos específicos que correlacionan con los síntomas. La valoración solo puede identificar sensibilización, mientras el juicio clínico es necesario para diagnosticar alergia *vs.* sensibilización sin síntomas clínicos.
  - ○ La valoración para IgE contra antígenos específicos ayuda a determinar los alérgenos responsables de la hipersensibilidad inmediata, que incluye alergias farmacológicas y enfermedades atópicas, como rinitis alérgica, asma y alergias alimentarias.
  - ○ La valoración para hipersensibilidad retardada a antígenos específicos ayuda a determinar los agentes responsables de enfermedades como dermatitis por contacto o reacciones farmacológicas retardadas.

DIAGNÓSTICO

Pruebas cutáneas de hipersensibilidad inmediata

- Miden la presencia de **IgE contra antígenos específicos** *in vivo*.
- El método más sensible y costoefectivo para determinar sensibilidades existentes de IgE que pueden ser responsables de los síntomas clínicos.

Indicaciones

Documentación de sensibilidad alérgica a alérgenos específicos en pacientes con las siguientes afecciones:

- Asma (aeroalérgenos o alérgenos ocupacionales) (véanse también caps. 5 y 6)
- Rinitis (véase también cap. 9)
- Conjuntivitis (véase también cap. 10)
- Alergia a alimentos (véase también cap. 15)
- Ciertas alergias farmacológicas (véase también cap. 17)
- Hipersensibilidad a insectos (véase también cap. 18)
- Aspergilosis broncopulmonar alérgica (véase también cap. 5)

Contraindicaciones

- Los resultados no son confiables en pacientes con antecedentes de una **reacción alérgica grave reciente** (anafilaxia). Es usual que la valoración se difiera hasta 4-6 semanas después del evento.[1]
- Las pruebas son difíciles de interpretar en pacientes que tienen **eccema grave generalizado o dermografismo**.
- **Las pruebas intradérmicas nunca se realizan para alergia a alimentos**.
- Los pacientes con antecedentes de reacciones de hipersensibilidad grave (a veneno, alimentos o fármacos) están en mayor riesgo de reacciones adversas a las pruebas.
- Los pacientes que reciben medicamentos bloqueadores β-adrenérgicos o inhibidores de la enzima convertidora de angiotensina están en mayor riesgo de reacciones graves a alimentos y aeroalérgenos ambientales o pruebas para veneno de himenópteros, de forma respectiva.

- Numerosos medicamentos pueden interferir con las pruebas cutáneas, **por lo general debido a sus efectos antihistamínicos** (tabla 3-1). Aunque la mayoría de estos medicamentos puede suspenderse de modo seguro antes de la valoración, otros, como los antipsicóticos atípicos o antidepresivos tricíclicos, pueden precipitar eventos graves cuando se interrumpen sin una terapia alternativa.

TABLA 3-1	MEDICAMENTOS QUE INTERFIEREN CON LAS PRUEBAS CUTÁNEAS PARA ALERGIA
Nombre genérico del medicamento	**Promedio de días suprimido**
Antihistamínicos de primera generación	
Clorfeniramina	2–6
Clemastina	5–10
Ciproheptadina	9–11
Dexclorfeniramina	4
Difenhidramina	2–5
Hidroxicina	5–8
Prometazina	3–5
Tripelenamina	3–7
Antihistamínicos de segunda generación	
Azelastina nasal	2
Cetirizina	3
Fexofenadina	2
Loratadina	7
Levocabastina nasal	0
Levocabastina oftálmica	0
Antidepresivos tricíclicos	
Desipramina	2
Imipramina	> 10
Doxepina	6
Doxepina tópica	11
Antihistamínicos histamina 2	
Ranitidina	< 1
Antagonistas de cisteinil-leucotrienos	
Montelukast	0
Zafirlukast	0
Corticoesteroides orales	
≤ 30 mg prednisona < 1 semana	Sin supresión
> 20 mg prednisona > 1 semana	Posible supresión
Corticoesteroides tópicos (potencia alta)	3 semanas en el área de aplicación

Adaptada de Bernstein IL, Li JT, Bernstein DI, *et al.* Allergy diagnostic testing: an updated practice parameter. *Ann Allergy Asthma Immunol.* 2008;100(3 suppl 3):S1–148.

Métodos

- Se colocan los antígenos en la piel, ya sea por método epicutáneo o intradérmico.[1]
- De estar presente, la IgE contra el antígeno específico unida a los mastocitos residentes reconoce el antígeno semejante, provocando entrecruzamiento y activación de las células, las cuales, a su vez, liberan mediadores como histamina o triptasa.
- La activación de los mastocitos cutáneos se manifiesta como una **reacción de "roncha y eritema"**.
  - La roncha (o habón) es el área de tumefacción y **edema** que rodea al sitio de exposición al alérgeno.
  - El **eritema** se refiere a la **rubefacción** alrededor del sitio de exposición al alérgeno resultado de la vasodilatación.
  - El tamaño de la roncha es más específico que el tamaño del eritema y correlaciona mejor con los síntomas clínicos.
  - El diámetro máximo tanto de la roncha como del eritema se registra en milímetros para su interpretación. No se recomiendan los sistemas de gradación (p. ej., 1+, 2+...) debido a la gran variabilidad entre practicantes.
  - Los resultados deben medirse durante el pico de la reacción.
    - El tiempo máximo (pico) para la reacción de histamina es de 8-10 minutos.
    - El tiempo máximo para los activadores de mastocitos como los opiáceos es de 10-15 minutos.
  - El tiempo máximo para la mayoría de los alérgenos es de 15-20 minutos.
- Las pruebas cutáneas no son válidas sin controles apropiados.[1]
  - Un control positivo común es la **histamina** (1 mg/mL para las pruebas cutáneas epicutáneas y 0.1 mg/mL para las intradérmicas). También pueden utilizarse otros compuestos que provocan la desgranulación de mastocitos, como la codeína o el sulfato de morfina.
  - Las causas posibles de una respuesta negativa a un control con histamina incluyen medicamentos (véase más adelante) y ciertas enfermedades cutáneas. Los diluyentes usados para conservar los extractos de alérgenos se utilizan como controles negativos. Las causas posibles de una respuesta positiva a diluyentes incluyen problemas con la técnica, posible reacción irritativa cutánea o dermografismo.
- **Una reacción positiva es cualquier roncha que mida al menos 3 mm de diámetro más que el control negativo.**
- Las pruebas cutáneas **deben realizarse por un profesional capacitado familiarizado con las posibles reacciones adversas** y con las implicaciones de un resultado positivo o negativo en relación con la presentación clínica del paciente.
- **Pruebas epicutáneas**
  - Realizadas mediante la introducción del antígeno a la epidermis por medio de varias técnicas, que incluyen pinchazo, punción o escarificación.[1]
- **Pruebas cutáneas por técnica de Prick o rasguño**
  - Se realizan al colocar una pequeña gota de antígeno sobre la superficie cutánea limpia y pasar una aguja calibre 25 o 26 a través del antígeno en un ángulo de 45 grados.
  - La aguja debe presionarse ligeramente contra la epidermis y luego elevarse, creando un corte en la epidermis sin causar sangrado.
  - Los antígenos evaluados deben colocarse con una distancia > 2 cm entre sí.
  - Hay disponibles diferentes marcas comerciales de agujas huecas y sólidas, así como de lancetas.
  - **Pruebas cutáneas por punción**
    - Consisten en colocar una pequeña gota del extracto de alérgeno sobre la superficie cutánea limpia y perforar la piel con un dispositivo en un ángulo perpendicular, con una profundidad de penetración cutánea de 1-1.5 mm.
    - Cada sitio de antígeno a evaluar debe colocarse con una distancia > 2 cm respecto a otros.
    - Los dispositivos desechables comerciales hechos de plástico permiten colocar múltiples antígenos al mismo tiempo. Los resultados pueden no ser comparables entre diferentes fabricantes.
  - **Pruebas cutáneas por escarificación**
    - Se realizan al producir escarificación en la piel, para luego aplicar el extracto del alérgeno en el sitio, lo que permite que se difunda a través de la piel.
    - Debido a su **estandarización y reproducibilidad deficientes**, este método ha caído en desuso y es raro que se utilice.

○ Las áreas preferidas para la valoración son la región superior de la espalda o la región volar del brazo.

○ Algunas sensibilizaciones no son detectables por este método y pueden requerirse pruebas intradérmicas.

• **Pruebas intradérmicas**

○ Realizadas con agujas calibre 25 a 27 para inyectar una pequeña cantidad de extracto de alérgeno dentro de la dermis, creando una pequeña ampolla de 2–3 mm de diámetro.

○ **Más sensibles**, pero **menos específicas** que las pruebas epicutáneas.[1]

○ **Por lo general, solo se realizan si la prueba epicutánea es negativa debido al riesgo de una reacción grave.**

○ Los espacios entre cada sitio de inyección deben ser > 2 cm.

○ La concentración del extracto para las pruebas intradérmicas debe ser entre 100 y 1 000 veces más diluida que la concentración utilizada para las pruebas epicutáneas.

○ Con frecuencia, la **variabilidad en los resultados** se debe a errores comunes, que incluyen la inyección demasiado profunda, el uso de demasiado extracto o la provocación de sangrado. Inyectar el extracto demasiado profundo puede ocultar la respuesta, lo cual da un resultado falso-negativo. Por otra parte, utilizar demasiado extracto o provocar sangrado por la punción o pinchazo puede dar resultados falsos-positivos.

○ Titulación de punto final (método de Rinkel)

  ▪ Implica colocar diluciones seriadas de extracto de alérgeno, aumentado en concentraciones quíntuples, utilizando el método intradérmico.

  ▪ Se define un **punto final** como la dosis que inicia un incremento de 2 mm de la roncha con un incremento quíntuple de la concentración.

  ▪ Aunque este método aún se utiliza en la actualidad, su **validez científica es controversial** y se cuenta con evidencia de que su uso para determinar las dosis de inmunoterapia subsecuente provoca subdosificación y **eficacia inferior.**[2]

Uso clínico de las pruebas cutáneas

• **Valoración con aeroalérgenos**

○ Por lo regular, los antígenos se encuentran en forma de extractos derivados de la fuente alergénica (p. ej., pólenes, esporas micóticas, vello o epitelio animal, o artrópodos).[3]

○ Los extractos acuosos en bruto son los más utilizados. Son mezclas complejas de compuestos alergénicos y no alergénicos, que incluyen proteínas, glicoproteínas, polisacáridos, lípidos, ácidos nucleicos, metabolitos de bajo peso molecular, sales y pigmentos.[3,4]

○ Los extractos de alérgenos comerciales pueden variar de manera significativa en cuanto a tipo, cantidad y potencia de los antígenos entre fabricantes, e incluso entre lotes del mismo fabricante.[3,4]

○ A menudo se agrega glicerina y albúmina de suero humano para estabilizar los extractos y aumentar la vida en refrigeración.[3,4]

○ **Varios extractos de aeroalérgeno están estandarizados** (tabla 3-2).

○ Según los lineamientos de la Food and Drug Administration (FDA),[5] los extractos de alérgenos se estandarizan por medio de la dilución intradérmica para el método de suma de 50 mm de eritema (ID50EAL). Este utiliza una serie de diluciones triples de un extracto de referencia, inyectado en volúmenes intradérmicos de 0.05 mL a individuos alérgicos "altamente sensibles". La dilución que provoca un eritema con la suma del diámetro más grande y el diámetro desde el punto central (ortogonal) equivalente a 50 mm se considera el punto final (D50). Se calcula el D50 promedio, y se asigna la potencia del extracto.

○ Las concentraciones se reportan en unidades de alérgeno (UA) o unidades de alérgeno bioequivalente (UAB).[3,4]

○ Los extractos no estandarizados se reportan como peso/volumen de alérgeno crudo inicial hasta el volumen extraído, o en unidades de nitrógeno proteico (UNP).[3,4]

○ Por lo general, las pruebas epicutáneas se realizan con extractos sin diluir, mientras que las pruebas intradérmicas utilizan extractos diluidos entre 1:100 y 1:1 000. Las pruebas intradérmicas con aeroalérgeno tienen menor especificidad pero mayor sensibilidad, y se justifican en situaciones donde la sospecha clínica es alta pero las pruebas epicutáneas son negativas.[1]

| TABLA 3-2 | EXTRACTOS DE ALÉRGENOS ESTANDARIZADOS (EU) |

Alérgeno	Concentraciones en existencia
Pelo de gato	5000 y 10000 UAB/mL
Piel de gato	
Ácaro *D.f.*	3000, 5000, 10000 y
Ácaro *D.p.*	30000 UA/mL
Grama	100000 UAB/mL
Pasto azul de Kentucky	
Festuca	
Pasto ovillo	
Pasto Agrostis	
Zacate	
Pasto Anthoxanthum	
Pasto Phleum	
Ambrosía corta	100000 UA/mL
Veneno de abeja	100 µg/mL
Proteína de veneno de avispa	
Proteína de veneno de avispón cariblanco	
Proteína de veneno de avispón amarillo	
Proteína de veneno de avispa germánica	
Proteína de veneno de véspido mixto (avispa germánica, avispón amarillo y avispón cariblanco)	300 µg/mL

Adaptada de Nelson MR, Cox L. Allergen immunotherapy extract preparation manual. En: *AAAAI Practice Management Resource Guide*. 2012 ed. Milwaukee, WI: American Academy of Allergy, Asthma, and Immunology, 2012:1–39.

○ Las pruebas cutáneas son el método preferido en la determinación de las sensibilidades para prescribir inmunoterapia debido a que la mayoría de esta se formula con los mismos extractos utilizados para la valoración (véase cap. 11).
• **Valoración para insectos que tienen aguijón**
○ Todos los **extractos de himenópteros están estandarizados** según el contenido proteico del alérgeno relevante (fosfolipasa A o hialuronidasa). Estos derivan directamente del veneno, ya sea mediante la picadura estimulada o la remoción de los sacos de veneno.[3,4]
○ El extracto importado de hormiga roja deriva de insectos triturados y contiene las proteínas relevantes del veneno. Pese a no estar estandarizado, se ha demostrado que el extracto de hormiga roja tiene eficacia tanto en el diagnóstico como en el tratamiento.[6]
○ **Si las pruebas epicutáneas para veneno son negativas, se requieren pruebas intradérmicas subsecuentes** para lograr el valor predictivo negativo máximo. Es típico iniciar con una dilución 1:1000 de la utilizada para la evaluación epicutánea.
○ Las pruebas *in vitro* demostrarán IgE específica para el veneno en hasta 15% de los pacientes con pruebas cutáneas negativas.[1,6]
• **Valoración para alimentos**
○ No se cuenta con extractos alimentarios estandarizados.
○ **Los extractos disponibles en el mercado pierden potencia con rapidez,** por lo que muchos clínicos preparan extractos frescos o realizan pruebas utilizando el método de pinchazo-pinchazo (*prick to prick*).[1,7] Este método de *prick to prick* implica pinchar el alimento a evaluar para

inocular el dispositivo con el alérgeno para luego proceder con la prueba de pinchazo habitual sobre la piel del paciente.

- **Las pruebas intradérmicas nunca deben realizarse con extractos de alérgenos alimentarios** debido al alto riesgo de reacciones sistémicas y tasas elevadas de falsos positivos.[1,7]
- **Valoración para fármacos**
  - Los únicos componentes estandarizados para las pruebas farmacológicas son para la penicilina.[1]
  - Al igual que con los venenos, las **pruebas intradérmicas son necesarias para la evaluación completa si las pruebas epicutáneas son negativas**. Es común comenzar con una dilución 1:1 000 de la utilizada para la evaluación epicutánea.
  - Es importante ser consciente de las **concentraciones máximas no irritantes de los fármacos** evaluados para evitar falsos positivos. El Interest Group on Drug Allergy de la European Network y la European Academy of Allergy and Clinical Immunology (EAACI) ha compilado una larga lista de concentraciones no irritantes para la evaluación farmacológica.[8]
  - Algunos medicamentos (p. ej., ciprofloxacino) pueden activar de modo directo a los mastocitos a través del receptor MRGPRX2, por lo que no pueden evaluarse en forma confiable en la piel. La activación de este receptor puede estar implicada en la anafilaxia que no está mediada por IgE (reacciones "anafilactoides"), lo cual dificulta descartar de manera apropiada IgE contra antígenos específicos debido a los falsos positivos en las pruebas cutáneas.[9]
- **Otros estudios**

Las pruebas cutáneas con suero autólogo se utilizan para detectar autoanticuerpos en la urticaria autoinmune crónica. Se obtiene la sangre del paciente y se centrifuga para separar el suero. Luego, el suero se prueba de modo similar a cualquier otro extracto de alérgeno, primero con pruebas epicutáneas por pinchazo y luego con una serie de diluciones intradérmicas. No se cuenta con evidencia de que esta prueba identifique algún subconjunto particular de pacientes con urticaria crónica y no se recomienda para su uso rutinario.[10]

Pruebas cutáneas para hipersensibilidad retardada

Las pruebas cutáneas para hipersensibilidad retardada miden la presencia de **células T específicas contra antígenos** *in vivo*.

Indicaciones
- Se utilizan con frecuencia para diagnosticar dermatitis alérgica por contacto (pruebas de parche).
- También se emplean para detectar TB latente (prueba cutánea de tuberculina o derivado proteico purificado [DPP]).

Contraindicaciones
- La presencia de lesiones activas donde se realizan las pruebas cutáneas puede interferir con la prueba.
- El embarazo es una contraindicación relativa debido a los cambios inmunológicos relacionados que pueden interferir con la prueba.[11]
- La terapia inmunosupresora simultánea puede afectar las pruebas, pero no excluye de modo absoluto la utilidad diagnóstica de los resultados.[1]

Pruebas de parche
- Se colocan pequeñas cantidades de los materiales diluidos a evaluar en pequeños discos de aluminio (cámaras de Finn) y luego se colocan sobre la espalda del paciente bajo vendaje no oclusivo con cinta hipoalergénica. La concentración de cada material a evaluar debe diluirse lo suficiente para minimizar la probabilidad de una reacción irritante.[12] También se dispone de paquetes de valoración estándar comerciales.
- El paciente no debe bañarse ni participar en actividades vigorosas hasta clasificar el sitio de valoración.
- **Dos días después de colocar los parches de prueba, el paciente debe regresar para retirar los discos y clasificar las áreas evaluadas.**

- **El paciente debe regresar para una lectura tardía 4-5 días después de la aplicación original.** Esta segunda lectura aumenta la sensibilidad de la prueba debido a que algunas reacciones no son evidentes durante la primera lectura.[12]
- **Precauciones**
  - El uso de la prueba de parche puede sensibilizar al paciente o causar una exacerbación de un paciente ya sensibilizado.
  - Se debe instruir a los pacientes para que retiren cualquier parche que cause irritación grave. Debe evitarse la repetición de las pruebas de parche. Para medicamentos, el parche debe evaluarse 20 minutos después de la aplicación, antes de que el paciente se vaya, para descartar hipersensibilidad inmediata.
  - Deben utilizarse concentraciones estandarizadas del material de prueba para evitar una reacción inflamatoria, la cual puede producir un resultado falso-positivo.[12]
- **Paneles de alérgenos**
  - Solo 35 preparaciones comerciales de alérgenos están aprobadas por la FDA en Estados Unidos.
  - Hay varios paquetes de pruebas de parche que contienen estos alérgenos; en la tabla 3-3 se describe uno.[13] Nótese que uno de los componentes es un control negativo.
  - Aunque estas preparaciones comerciales de alérgenos son convenientes para su uso, solo detectan 25-30% de todos los casos de dermatitis alérgica por contacto. Como resultado, el North American Contact Dermatitis Group a menudo evalúa 65 alérgenos, pero la mayoría de ellos no está aprobada por la FDA, por lo que no pueden obtenerse en el mercado.
- **Clasificación**
  - Cada reactivo se clasifica en una escala de 0-3 (tabla 3-4). Los grados a partir de 1+ se consideran positivos.
  - Los resultados falsos positivos pueden deberse a lo siguiente:
    - La piel puede ser hipersensible a uno de los antígenos, por lo que la espalda completa puede inflamarse.
    - Irritación debida a factores distintos del antígeno (p. ej., la cinta utilizada).
  - Los resultados falsos negativos pueden deberse a lo siguiente:
    - Poca concentración de antígeno.
    - Errores técnicos al aplicar los parches de antígeno.
    - Falla para adquirir una lectura tardía a los 3-7 días.
- **Aplicación clínica de los resultados de la prueba**
  - Es importante recordar que un resultado positivo de una prueba cutánea de parche no significa un diagnóstico de un agente causal de la dermatitis por contacto.
  - El antígeno podría ser un factor agravante secundario.
  - Los resultados positivos deben correlacionar con la historia clínica y, de ser posible, el paciente debe evitar los antígenos que causaron una reacción positiva.

TABLA 3-3	PANEL DE ALÉRGENOS PARA PRUEBA EPICUTÁNEA RÁPIDA DE CAPA DELGADA

Alérgeno	Presencia en el ambiente
Sulfato de níquel	Joyería, metal
Alcoholes de lana (lanolina)	Cosméticos, jabones, medicamentos tópicos
Sulfato de neomicina	Antibióticos tópicos
Dicromato de potasio	Cemento, aceites para corte
Mezcla de caínas	Anestésicos tópicos
Mezcla de fragancias	Artículos de tocador, productos aromatizados para el hogar
Colofonía	Cosméticos, adhesivos

TABLA 3-3	**PANEL DE ALÉRGENOS PARA PRUEBA EPICUTÁNEA RÁPIDA DE CAPA DELGADA (*continuación*)**

Alérgeno	**Presencia en el ambiente**
Mezcla de parabenos	Conservadores en formulaciones tópicas y alimentos
Control negativo	—
Bálsamo de Perú	Alimentos, cosméticos
Diclorhidrato de etilendiamina	Medicamentos tópicos, solventes industriales
Dicloruro de cobalto	Objetos con chapa metálica, pinturas
Resina de *p-terc*-butilfenol formaldehído	Pegamentos a prueba de agua, cuero reconstituido
Resina epóxica	Adhesivos de dos componentes, pinturas
Mezcla de acelerantes (carba)	Productos de goma, pegamentos para cuero, vinilo
Mezcla de caucho negro	Todos los productos de caucho negro, algunos tintes para cabello
Cl+ Me− isotiazolinona	Cosméticos, medicamentos tópicos
Cuaternio-15	Conservador de cosméticos, limpiadores para el hogar
Metildibromo glutaronitrilo	Refrigerantes, pegamentos y adhesivos
p-Fenilendiamina	Tintes para cabello, tintes textiles
Formaldehído	Acabados textiles, plásticos, resinas sintéticas
Mezcla mercapto	Productos de goma, pegamentos para cuero/plásticos
Timerosal	Conservador de soluciones para lentes de contacto y medicamentos inyectables
Mezcla de tiuram	Productos de goma, adhesivos
Diazolidinil urea	Cosméticos, limpiadores, jabones líquidos, champú para mascotas
Mezcla de quinolina	Antibióticos tópicos y preparaciones antimicóticas; alimento animal
Tixocortol-21-pivalato	Antiinflamatorios como aerosoles nasales, píldoras y suspensiones rectales
Tiosulfato sódico de oro	Joyería de oro y chapa de oro, amalgamas dentales, aparatos electrónicos
Imidazolidinil urea	Cosméticos, limpiadores, jabones líquidos, humectantes
Budesonida	Antiinflamatorio tópico, inhalado y rectal
17-butirato de hidrocortisona	Antiinflamatorio tópico y rectal
Mercaptobenzotiazol	Productos de goma, adhesivos
Bacitracina	Antibióticos tópicos
Partenolida	Encontrada en ciertas plantas, así como suplementos, tinturas o tés derivados
Azul 106 disperso	Textiles, telas y ropa
Bronopol	Antimicrobiano encontrado en numerosos productos comunes, como cosméticos, limpiadores, pinturas a base agua, medicamentos tópicos

Adaptada de Smart Practice. T.R.U.E. TEST® Ready-to-Use Patch Test Panels. Último acceso 10/23/20.
https://www.smartpractice.com/shop/category?cn=Products-T.R.U.E.-TEST&id=508222&m=SPA

TABLA 3-4	CLASIFICACIÓN DE LAS LECTURAS DE LA PRUEBA DE PARCHE

Grado	Hallazgos
0	Reacción negativa
1+	Reacción positiva débil con eritema no vesicular, infiltración, posibles pápulas
2+	Reacción positiva potente con eritema vesicular, infiltración, pápulas
3+	Reacción positiva extrema con eritema e infiltración intensos, vesículas coalescentes, reacción ampollosa
Irritante	Posible eritema pustular leve, prurito mínimo o ausente

Adaptada de Fonacier L, Bernstein DI, Pacheco K, *et al.* Contact dermatitis: a practice parameter-update 2015. *J Allergy Clin Immunol Pract.* 2015;3:S1–39.

Pruebas *in vitro*

Pruebas para hipersensibilidad inmediata

- Estas buscan *sensibilización*, que es la presencia de IgE contra antígenos específicos.
  - **La confirmación o exclusión de una alergia a un alérgeno específico no puede basarse solo en un resultado de laboratorio y debe sustentarse en los antecedentes relevantes y en ocasiones en la combinación de pruebas *in vivo* e *in vitro*.**[14]
  - Por lo general, un resultado positivo puede utilizarse para confirmar alergia en pacientes con antecedentes claros de reacción alérgica al mismo alérgeno específico.
  - Un resultado negativo en caso de una historia muy sugestiva **no** excluye alergia.
- **Las ventajas de las pruebas cutáneas sobre las pruebas *in vitro* son su menor costo, resultados rápidos y mayor sensibilidad.**[1]
- Ventajas de las pruebas *in vitro*:
  - **No representan un riesgo para el paciente** (p. ej., anafilaxia en pacientes con alergia a látex o pacientes con reacciones graves a pequeñas cantidades de alérgeno).
  - **No presentan afectación por medicamentos** y no requieren la suspensión de estos antes de la prueba (p. ej., antihistamínicos o antidepresivos).
  - Pueden realizarse justo después de anafilaxia.
  - No se influyen por la integridad de la piel o enfermedades cutáneas. Pueden realizarse en pacientes con **eccema** grave y diseminado o en pacientes con **dermografismo.**
  - Confiables en lactantes iniciando a las 6 semanas de edad, en comparación con las pruebas cutáneas, que son confiables solo a partir de los 12 meses de edad.
  - No requieren un tiempo de evaluación prolongado ni consulta clínica.
  - Mejor valor predictivo positivo para algunos tipos de pruebas (p. ej., alergia a alimentos).
- **Tipos de pruebas *in vitro* de hipersensibilidad inmediata**
  - **Inmunoensayos**
    - Son pruebas cualitativas y cuantitativas que se basan en la interacción de los anticuerpos en el suero del paciente con antígenos específicos.[14]
    - Disponibles para: venenos de insectos, alimentos, aeroalérgenos como pólenes (árboles, pastos y hierbas), mohos, caspa animal y ácaros, látex (goma natural), antibióticos β-lactámicos y alérgenos ocupacionales.[1,14]
    - A menudo se denominan colectivamente de modo incorrecto como **prueba de radioalergosorbencia (RAST,** por sus siglas en inglés**),** que involucra anticuerpos anti-IgE acoplados a marcadores radiactivos y en la actualidad está en desuso.[1]

- El ensayo inmunoabsorbente ligado a enzima (ELISA, por sus siglas en inglés) utiliza anticuerpos anti-IgE ligados a enzimas. Cuando se agrega el sustrato de la enzima, la reacción genera un producto coloreado. Los inmunoensayos con enzima fluorescente (FEIA) y los inmunoensayos quimioluminiscentes son estudios adicionales similares a ELISA básica y se basan en reacciones que generan un producto fluorescente o quimioluminiscente.[14]
  - □ El método de fase sólida es el más utilizado. En este, los alérgenos se fijan a un sustrato "inmunoabsorbente" o "alergoabsorbente" — una matriz específica, como una placa plástica, celulosa, disco, cuenta, entre otros. El suero del paciente se incuba con el inmunoabsorbente y, si hay IgE específica para el antígeno en el suero, se unirá al complejo alérgeno–inmunoabsorbente. Cualquier componente del suero sin unir se enjuagará. Luego se agregan anticuerpos anti-IgE humana secundarios y se crea un complejo de alérgeno-IgE específica del paciente–anticuerpos anti-IgE humana. Este complejo se detecta y mide por ELISA o RAST, como ya se describió antes.
  - □ Los **inmunoensayos de fase líquida** se realizan con soluciones de alérgenos y anticuerpos. La **técnica de unión competitiva** puede utilizarse tanto con estudios líquidos como sólidos. Mide los niveles específicos de IgE mediante la cuantificación del efecto inhibidor de los anticuerpos IgE específicos del paciente medidos en la fijación de un anticuerpo control con una concentración conocida.
- El **diagnóstico resuelto por componente (CRD,** por sus siglas en inglés**)** es un método de valoración relativamente nuevo que permite la identificación más específica de los epítopes antigénicos precisos de un alérgeno al cual es alérgico un paciente dado. Ayuda a identificar pacientes con alergia a un componente de diferentes alérgenos que tienen reacción cruzada y comparten similitudes estructurales entre sí, como la familia PR10 de alérgenos (p. ej., **Bet v 1—abedul, Mal d 1—manzana, Pru p 1—durazno, Gly m 4—soya, Ara h 8—maní, Api g 1—apio, Dau c 1—zanahoria**).[14]
  - El CRD se utiliza en clínica ante todo para el diagnóstico de alergia a alimentos, y en especial para alergia al maní. En la alergia al maní, los pacientes sensibilizados a componentes relacionados con polen, como el alérgeno de maní Ara h 8 (que se relaciona con algunos alérgenos de polen de abedul), por lo general no presentan síntomas orales o estos son leves, mientras aquellos sensibilizados a componentes más estables, como proteínas de almacenamiento de semillas (p. ej., Ara h 2), tienen mayor probabilidad de presentar reacciones sistémicas al maní. Los estudios de CRD para alimentos incluyen, además del maní, frutos secos de árboles, trigo, vegetales, frutas, leche y huevo de gallina.[7,15]
  - Puede ayudar a predecir reactividad cruzada entre alérgenos de alimentos y polen, así como el tipo de reacción que tendrá un paciente. Este es un avance importante debido a que los inmunoensayos estándar de IgE pueden detectar IgE contra epítopes que no tienen relevancia clínica y no se relacionan con síntomas, lo que produce resultados falsos positivos en pacientes que no tienen reacción clínica al alérgeno en cuestión.
  - Un ejemplo de CRD disponible en el mercado es ImmunoCAP™, que permite detectar IgE contra > 100 componentes individuales de alérgenos, derivados de > 50 fuentes de alérgenos.
- Distintas técnicas y pruebas de inmunoensayo para alérgenos específicos tienen **una amplia gama de sensibilidad (60-95%) y especificidad (30-95%),** un intervalo que es mayor que el esperado en la valoración por alergia cutánea.[1,16]
- Se ha informado una concordancia entre diferentes sistemas de inmunoensayo cercana a 75-90% para alérgenos bien caracterizados.[1,16,17]
- Las mejores pruebas disponibles son para pólenes de pastos y árboles, ácaros y alérgenos de gato, con sensibilidad, especificidad y valores predictivos > 90%. En niños, algunas de las pruebas para alérgenos alimentarios principales tienen un valor predictivo positivo muy alto (ImmunoCAP™).[1,18] En general, las pruebas menos precisas incluyen aquellas para venenos, alimentos, pólenes de hierba, látex, fármacos, perros y mohos.[1]
- Por lo general, los resultados se informan en kUa/L para IgE específica para el alérgeno (o kUI/L para mediciones de IgE total),[14] mientras otros inmunoensayos se informan en nanogramos de IgE/mL. **La conversión es 1 kUI/L = 2.4 ng IgE/mL.**

- **Las pruebas más recientes pueden detectar analíticamente niveles tan bajos de anticuerpos IgE de hasta 0.1 kUa/L (0.244 ng/mL),** lo cual es menor al umbral previo mínimo de detección de 0.35 kUa/L. **Se desconoce la importancia clínica de los valores de IgE contra antígenos específicos entre 0.1 y 0.35 kUa/L,** ya que la mayor parte del trabajo de investigación y de los datos clínicos se basa en el umbral previo de 0.35 kUa/L. **Se ha demostrado que un nivel ≥ 0.35 kUa/L tiene una relación más consistente con los síntomas a la exposición, mientras que la sensibilización asintomática puede ocurrir en algunos individuos que tienen valores < 0.35 kUa/L de IgE específica para el alérgeno.**[1]
- Los valores de IgE específica positivos < 0.35 kUa/L tienen poca utilidad en el diagnóstico y manejo de las alergias debido a que requieren pruebas cutáneas o un reto para el antígeno específico y no ayudan a descartar o verificar una alergia a un alérgeno específico.
- La predicción de si un paciente reaccionará a la exposición al alérgeno está influida por el grado de positividad, el alérgeno en cuestión y la historia clínica del paciente, como ya se mencionó.
  - **Los niveles de anticuerpos son el factor predictivo más confiable para la reacción alérgica. Mientras mayor es el nivel, mayor la probabilidad de reacción.** Los valores elevados de IgE específica no predicen una reacción grave ni el tipo de reacción. **La anafilaxia no es más probable que cualquier otro tipo de reacción mediada por IgE, como urticaria en pacientes con niveles altos de IgE específica.**[19]
  - Con excepción de algunos alimentos (véase cap. 15), no se ha determinado el umbral de los niveles por arriba del cual la mayoría de los pacientes tendrá una reacción clínica.
- Pueden ocurrir resultados **falsos positivos** de IgE específica para el alérgeno en pacientes con valores en extremo altos de IgE total. Como ejemplo, los pacientes con eccema pueden tener niveles muy elevados de IgE total y resultados positivos de IgE para alérgenos alimentarios para los cuales no tienen antecedentes de reactividad clínica.[20]
- Otra causa importante de resultados falsos positivos para alergia son los **determinantes de carbohidratos de reacción cruzada (CCD,** por sus siglas en inglés). Se utiliza extracto de alérgeno en las pruebas *in vitro* para alergia, como alérgenos de látex, algunos alimentos, veneno y polen, y se utilizan esponjas de celulosa en algunos de los estudios (ImmunoCAP™) que contienen epítopos de CCD portadores de glicoproteína que reaccionan con IgE humana.[21] La IgE anti-CCD no causa síntomas clínicos notables, pero puede producir resultados falsos positivos en hasta 30% de los pacientes evaluados. El uso de pruebas *in vivo* como la prueba cutánea de pinchazo o los retos alimentarios controlados con placebo o el uso de métodos para *pruebas* in vitro *refinadas* pueden resolver este problema.[21]

- Niveles de IgE total
  - La IgE es uno de los cinco isotipos de inmunoglobulinas humanas.[22]
  - La IgE es un monómero y consiste de cuatro regiones constantes, en contraste con otras inmunoglobulinas que contienen solo tres. Debido a esta región adicional, el peso de la IgE es 190 kDa en comparación con 150 kDa para IgG. Las regiones variables de IgE poseen un estimado de 10^6–10^8 especificidades de unión a alérgeno. Su Fc se une al receptor Fcε de mastocitos y basófilos. La IgE tiene la concentración sérica más baja de todas las inmunoglobulinas, de alrededor de 150 ng/mL (cerca de 62 UI/mL), la cual es casi 66 000 veces menos abundante en el suero en comparación con la IgG (a menudo 10 mg/mL).[23,24]
  - Con frecuencia, los valores de IgE total se miden con un ensayo tipo emparedado, como se describió antes, y se informan como UI o ng/mL (1 UI/mL = 2.44 ng/mL).[25] Las técnicas de laboratorio utilizadas para valorar la concentración de inmunoglobulina para otras clases de inmunoglobulina (IgG, IgA, IgM), como inmunodifusión radial, no pueden usarse para medir las concentraciones de IgE debido a que los valores séricos de esta son demasiado bajas en condiciones normales.
  - Los valores séricos normales varían entre 0 y 100 UI/mL (en ocasiones expresadas como kU/L, según el laboratorio).
  - La IgE no cruza la placenta. Los alérgenos transplacentarios y que pueden pasar al feto pueden producir IgE específica para esos alérgenos. Los niveles de IgE total aumentan desde el nacimiento y llegan a su máximo durante la adolescencia.[26] Los niveles preescolares no correlacionan bien con aquellos en etapas ulteriores.

- Los factores relacionados con valores elevados de IgE total incluyen género masculino, raza afroamericana, pobreza, niveles séricos altos de cotinina (que reflejan exposición al humo de tabaco), educación < secundaria y obesidad.[26]
- En individuos atópicos, los valores séricos de IgE total pueden fluctuar. Por ejemplo, en individuos sensibilizados al polen, los niveles séricos de IgE alcanzan valores máximos 4-6 semanas después del pico de la temporada de polen y luego disminuyen hasta la siguiente temporada de polen.[23]
- La vida media de la IgE libre en el suero es cercana a 2 días, aunque una vez que la IgE se ha fijado a los mastocitos, su vida media se extiende casi 2 semanas debido a la gran afinidad de esta interacción.[23]
- Aunque la deficiencia de IgE (definida como valores < 2.5 UI/mL) se ha relacionado con niveles bajos de otras inmunoglobulinas, con infecciones recurrentes y enfermedades inflamatorias, no resulta claro si la deficiencia aislada de IgE en humanos es una inmunodeficiencia con relevancia clínica o un marcador de una desregulación inmune más general.
- Los niveles séricos elevados de IgE total se encuentran en diversos estados patológicos.
  - Enfermedades alérgicas: dermatitis atópica, aspergilosis broncopulmonar alérgica y asma.[23,26]
    La IgE total tiene implicaciones clínicas para determinar la elegibilidad de pacientes con asma moderada a grave para tratamiento con omalizumab (Xolair®, véase cap. 5).
  - Inmunodeficiencias que incluyen síndromes de hiper-IgE; desregulación inmune, poliendocrinopatía, enteropatía, ligada a X (IPEX); síndrome de Wiskott-Aldrich; síndrome de Omenn; y un fenotipo raro de síndrome de DiGeorge[14,23,26] (véase cap. 21)
  - Infecciones
    - En el mundo en desarrollo, las infecciones parasitarias son la causa más común del incremento de IgE.[23,26] Por lo general también hay eosinofilia en sangre periférica. Los parásitos que se sabe aumentan los niveles séricos de IgE incluyen *Strongyloides*, *Toxocara*, *Trichuris*, *Ascaris*, *Echinococcus*, uncinarias, filaria y *Schistosoma*. Los valores elevados de IgE reflejan tanto IgE específica para el parásito como IgE total.[26]
    - Las infecciones virales relacionadas con niveles elevados de IgE incluyen VIH, virus Epstein–Barr (VEB) y citomegalovirus.[26]
    - Pueden encontrarse valores elevados de IgE en infecciones por *Mycobacterium tuberculosis* y lepra.[26]
  - Enfermedades inflamatorias: granulomatosis eosinofílica con poliangitis (GEPA) y enfermedad de Kimura.[26]
  - Neoplasias malignas: linfoma de Hodgkin y no Hodgkin, en especial de histología esclerótica nodular, linfoma cutáneo de células T/síndrome de Sézary y, muy raro, mieloma de IgE.[26,27]
  - Otras enfermedades: trasplante de médula ósea, glomerulonefritis con proteinuria en intervalo nefrótico, tabaquismo y abuso de alcohol.[26]
- Evaluación de anafilaxia
  - La anafilaxia es resultado de la activación masiva de mastocitos y basófilos.[28]
  - La triptasa sérica y la histamina plasmática liberadas por basófilos y mastocitos pueden ser detectables minutos a horas después de los episodios de anafilaxia y pueden usarse para apoyar el diagnóstico de anafilaxia. El incremento de estos mediadores es breve, y debe recolectarse sangre u otros fluidos tan pronto como sea posible después del evento.
  - Los metabolitos de los mediadores mastocitarios, como *N*-metil histamina y compuestos de prostaglandina, pueden evaluarse en muestras urinarias de 24 h obtenidas poco después de un evento clínico o en pacientes con sospecha de enfermedades mastocitarias. El uso de pruebas de laboratorio para apoyar el diagnóstico de anafilaxia y padecimientos mastocitarios se revisa en detalle por separado.

Pruebas para hipersensibilidad retardada
- La mayoría de las pruebas para reacciones alérgicas retardadas a medicamentos está disponible solo en el ámbito de investigación.

- ○ La prueba de transformación de linfocitos (PTL), immunospot ligado a enzima (ELISpot) y la tinción de citocinas intracelulares (TCI) son pruebas *in vitro* utilizadas para evaluar hipersensibilidad retardada a fármacos en pacientes con sospecha de alergia farmacológica después de exposición *ex vivo* a un medicamento específico.[29]
- ○ La PTL mide la proliferación celular reflejada por los niveles de H-timidina. Por lo general se utiliza interferón (IFN)-γ como marcador para medir la activación de células positivas para CD8 mediante ELISpot.
- ○ Puede utilizarse citometría de flujo para medir varias citocinas intracelulares en diferentes tipos de células inmunes, al combinar la tinción intracelular de citocinas con la tinción superficial para marcadores de células inmunes.
- ○ Estas pruebas *ex vivo* pueden ser útiles para identificar el agente causal de diferentes padecimientos, como erupciones maculopapulares por fármacos, reacciones farmacológicas con eosinofilia y síntomas sistémicos (DRESS, por sus siglas en inglés), síndrome de Stevens–Johnson (SSJ) y necrólisis epidérmica tóxica (NET).
- Se cuenta con cierta evidencia de que combinar pruebas cutáneas *in vivo* con ELISpot *ex vivo* podría mejorar el reconocimiento del agente causal en las reacciones adversas cutáneas graves relacionadas con antibióticos.[30]
- Las únicas pruebas *in vitro* disponibles en el mercado en uso clínico son las **pruebas de determinación de HLA.**
  - ○ Estas pruebas se usan tanto para identificar al fármaco culpable en pacientes con una reacción farmacológica por hipersensibilidad retardada como para detectar pacientes antes de iniciar medicamentos con una fuerte relación conocida entre tipo de HLA y una reacción específica.
  - ○ **HLA-B*5701** se relaciona con hipersensibilidad a abacavir con erupción grave en pacientes con VIH. El tamizaje económico basado en reacción en cadena de la polimerasa (PCR, por sus siglas en inglés) se utiliza en gran medida y tiene un valor predictivo negativo de 100%. **El tratamiento con abacavir es seguro para pacientes que son negativos para HLA-B*5701**.
  - ○ Múltiples tipos de HLA se relacionan con varios tipos de reacción farmacológica retardada, como **B*5801 y alopurinol** (disponible en el mercado), **B*1502 y carbamacepina** (disponible en el mercado), o **B*38 y SSJ o TEN inducidos por sulfametoxazol.**

Otras pruebas no comprobadas para alergia

- Hay otras tantas formas de valoración disponibles para diagnosticar enfermedades alérgicas que no tienen un beneficio clínico claro.
- Pruebas de IgG e IgG4 para alérgenos específicos
  - ○ A menudo, estas pruebas se realizan para la evaluación de alergia a alimentos y es típico que tengan resultados positivos. **Sin embargo, los anticuerpos IgG contra alimentos específicos representan una respuesta inmune normal y no son patológicos.** No predicen una hipersensibilidad alimentaria verdadera.
  - ○ La formación de "anticuerpos bloqueadores" IgG4 e IgG para alérgenos específicos es uno de los tantos cambios inmunológicos **relacionados con la inmunoterapia efectiva** y su medición se realiza en estudios de investigación sobre inmunoterapia.[31] IgG contra venenos específicos correlaciona con la eficacia de la inmunoterapia en pacientes con alergia a venenos y puede medirse para evaluar si el tratamiento de un paciente es adecuado.
- En estudios cegados, se ha demostrado que hay numerosas pruebas para alergia que no tienen un mejor desempeño que el placebo; entre ellas las pruebas de provocación/neutralización, la quinesiología y la citotoxicidad.

REFERENCIAS

1. Bernstein IL, Li JT, Bernstein DI, *et al*. Allergy diagnostic testing: an updated practice parameter. *Ann Allergy Asthma Immunol*. 2008;100(3 suppl 3):S1–148.
2. Van Metre TE, Adkinson NF, Lichtenstein LM, *et al*. A controlled study of the effectiveness of the Rinkel method of immunotherapy for ragweed pollen hay fever. *J Allergy Clin Immunol*. 1980;65:288–97.

3. Hauck PR, Williamson S. The manufacture of allergenic extracts in North America. *Clin Rev Allergy Immunol.* 2001;21:93–110.

4. Nelson MR, Cox L. Allergen immunotherapy extract preparation manual. En: *AAAAI Practice Management Resource Guide.* 2012 ed. Milwaukee, WI: American Academy of Allergy, Asthma, and Immunology, 2012:1–39.

5. U.S. Food and Drug Administration. Allergenics. 2020. Último acceso 7/31/20. https://www.fda.gov/vaccines-blood-biologics/allergenics

6. Golden DBK, Demain J, Freeman T, *et al.* Stinging insect hypersensitivity: a practice parameter update 2016. *Ann Allergy Asthma Immunol.* 2017;118:28–54.

7. Sampson HA, Aceves S, Bock SA, *et al.* Food allergy: a practice parameter update-2014. *J Allergy Clin Immunol.* 2014;134(5):1016–25.e1043.

8. Brockow K, Garvey LH, Aberer W, *et al.* Skin test concentrations for systemically administered drugs—an ENDA/EAACI Drug Allergy Interest Group position paper. *Allergy.* 2013;68:702–12.

9. McNeil BD, Pundir P, Meeker S, *et al.* Identification of a mast-cell-specific receptor crucial for pseudo-allergic drug reactions. *Nature.* 2015;519:237–41.

10. Bernstein JA, Lang DM, Khan DA, *et al.* The diagnosis and management of acute and chronic urticaria: 2014 update. *J Allergy Clin Immunol.* 2013;133:1270–77.e1266.

11. Lazzarini R, Duarte I, Ferreira AL. Patch tests. *An Bras Dermatol.* 2013;88:879–88.

12. Fonacier L, Bernstein DI, Pacheco K, *et al.* Contact dermatitis: a practice parameter-update 2015. *J Allergy Clin Immunol Pract.* 2015;3:S1–39.

13. Smart Practice. T.R.U.E Test® Ready-to-use Patch Test Panels. 2020. Último acceso 7/31/20. www.truetest.com/panelallergens.aspx

14. Hamilton RG. Laboratory tests for allergic and immunodeficiency diseases. En: Adkinson NF, Bochner BS, Burks WA, *et al.*, eds. *Middleton's Allergy: Principles and Practice.* 8th ed. Philadelphia, PA: Elsevier/Saunders, 2014:1187–204.

15. Sicherer SH, Wood RA. Advances in diagnosing peanut allergy. *J Allergy Clin Immunol Pract.* 2013;1(1):1–13; quiz 14.

16. Nolte H, DuBuske I.M. Performance characteristics of a new automated enzyme immunoassay for the measurement of allergen-specific IgE. Summary of the probability outcomes comparing results of allergen skin testing to results obtained with the HYTEC system and CAP system. *Ann Allergy Asthma Immunol.* 1997;79(1):27–34.

17. Wood RA, Segall N, Ahlstedt S, *et al.* Accuracy of IgE antibody laboratory results. *Ann Allergy Asthma Immunol.* 2007;99(1):34–41.

18. Sampson HA. Update on food allergy. *J Allergy Clin Immunol.* 2004;113(5):805–19; quiz 820.

19. Simons FE, Frew AJ, Ansotegui IJ, *et al.* Risk assessment in anaphylaxis: current and future approaches. *J Allergy Clin Immunol.* 2007;120(suppl 1):S2–24.

20. Yousef E, Haque AS. A pilot study to assess relationship between total IgE and 95% predictive decision points of food specific IgE concentration. *Eur Ann Allergy Clin Immunol.* 2016;48(6):233–6.

21. Hemmer W, Altmann F, Holzweber F, *et al.* ImmunoCAP cellulose displays cross-reactive carbohydrate determinant (CCD) epitopes and can cause false-positive test results in patients with high anti-CCD IgE antibody levels. *J Allergy Clin Immunol.* 2018;141(1):372–81.e373.

22. Schroeder HW Jr, Cavacini L. Structure and function of immunoglobulins. *J Allergy Clin Immunol.* 2010;125(2 suppl 2):S41–52.

23. Stone KD, Prussin C, Metcalfe DD. IgE, mast cells, basophils, and eosinophils. *J Allergy Clin Immunol.* 2010;125(2 suppl 2):S73–80.

24. Dullaers M, De Bruyne R, Ramadani F, *et al.* The who, where, and when of IgE in allergic airway disease. *J Allergy Clin Immunol.* 2012;129(3):635–45.

25. Hamilton RG, Williams PB, Specific IgE Testing Task Force of the American Academy of Allergy, *et al.* Human IgE antibody serology: a primer for the practicing North American allergist/immunologist. *J Allergy Clin Immunol.* 2010;126(1):33–8.

26. Smith JK, Krishnaswamy GH, Dykes R, *et al.* Clinical manifestations of IgE hypogammaglobulinemia. *Ann Allergy Asthma Immunol.* 1997;78(3):313–8.

27. Scala E, Abeni D, Palazzo P, *et al.* Specific IgE toward allergenic molecules is a new prognostic marker in patients with Sezary syndrome. *Int Arch Allergy Immunol.* 2012;157(2):159–67.

28. Brown SGA, Kemp SF, Lieberman PL, *et al.* Anaphylaxis. En: Adkinson NF Jr, Bochner BS, Burks WA, *et al.*, eds. *Middleton's Allergy: Principles and Practice.* 8th ed. Philadelphia, PA: Elsevier/Saunders, 2014:1237–59.

29. Rive CM, Bourke J, Phillips EJ. Testing for drug hypersensitivity syndromes. *Clin Biochem Rev.* 2013;34(1):15–38.

30. Trubiano JA, Strautins K, Redwood AJ, *et al.* The combined utility of ex vivo IFN-γ release enzyme-linked immunospot assay and in vivo skin testing in patients with antibiotic-associated severe cutaneous adverse reactions. *J Allergy Clin Immunol Pract.* 2018;6(4):1287–96.e1.

31. Nelson HS, Nolte H, Creticos P, *et al.* Efficacy and safety of timothy grass allergy immunotherapy tablet treatment in North American adults. *J Allergy Clin Immunol.* 2011;127(1):72–80; 80.e1–2.

Anafilaxia

4

Danielle F. Atibalentja y Alysa G. Ellis

PRINCIPIOS GENERALES

La anafilaxia es una enfermedad que pone en riesgo la vida e implica una afección multisistémica que incluye la vía aérea, la respiración y la circulación, además de cambios mucosos y cutáneos. **La anafilaxia es una emergencia médica.**

Definición

Según una declaración internacional consensuada emitida por especialistas, la **anafilaxia** es "una reacción grave, generalizada o sistémica, que se produce por alergia o hipersensibilidad, y puede poner en riesgo la vida o ser fatal".[1,2]

Clasificación

- Históricamente, las causas de anafilaxia se subdividían con base en el mecanismo de reacción como dependientes de IgE (anafilaxia alérgica) o independientes de IgE (anafilaxia no alérgica).[3]
- Se han realizado intentos por refinar la clasificación de anafilaxia de tal modo que combine tanto el fenotipo como el endotipo (mecanismos celulares y moleculares).[3-5]
- Un sistema de clasificación propuesto estratifica las reacciones anafilácticas en cuatro categorías: reacciones tipo I (IgE y no IgE), reacciones por liberación de citocinas, reacciones mixtas y reacciones mediadas por bradicinina o complemento.[3]

Epidemiología

- La incidencia verdadera de anafilaxia ha sido difícil de evaluar debido a varios factores, que incluyen subdiagnóstico, subreporte, diferencias en la codificación entre instituciones y la falta de una definición por consenso. Según el estudio, las tasas de incidencia han variado entre 50 y 2 000 episodios/100 000 personas-años.[6,7]
- La prevalencia de anafilaxia varía entre estudios según su metodología. En adultos de Estados Unidos, un sondeo nacional reciente estima la prevalencia de anafilaxia a lo largo de la vida entre 1.6 y 5.1%.[8]
- Datos epidemiológicos recientes sugieren un incremento tanto de la incidencia como de la prevalencia de anafilaxia durante los últimos 10 o más años. Esto podría atribuirse a la definición por consenso y a un mejor diagnóstico, reporte y consciencia.[9]
- La muerte por anafilaxia es rara, ya que se estima una incidencia de 0.12-1.06 muertes por millón de personas-años.[8,9] Se estima que hay 1 500 reacciones anafilácticas fatales por año en Estados Unidos.[10] Los alimentos, las mordeduras de insecto y los fármacos son las principales causas de muerte por anafilaxia.[9]

Etiología

- Las causas más comunes de anafilaxia incluyen las siguientes:[7,11]
  - Alimentos ingeridos (p. ej., maní, frutos secos de árboles, mariscos, leche, huevo).
  - Medicamentos (p. ej., opiáceos, antibióticos, ácido acetilsalicílico, AINE).
  - Mordeduras y picaduras de insecto.
  - Otros detonantes incluyen exposición a látex, inmunoterapia con alérgenos, líquido seminal, medio de contraste radiológico, productos sanguíneos (p. ej., pacientes con deficientes de IgA) y enfermedades mastocitarias (p. ej., mastocitosis).[4,11]
- En la anafilaxia idiopática no se puede identificar una causa o detonante claro.[4] Las causas idiopáticas comprenden 6-27% de los casos de anafilaxia.[10]

Fisiopatología

- La anafilaxia causada por un alérgeno es una reacción grave, que amenaza la vida de manera inmediata o que se produce por hipersensibilidad tipo I (mediada por IgE).
  - En la vía clásica de la anafilaxia, la exposición a alérgenos da como resultado la producción de anticuerpos IgE específicos para el alérgeno por las células B, que se une a la superficie de los mastocitos y basófilos a través del receptor FcεR1 de gran afinidad. Esta es la fase de **sensibilización**.[2,3,5]
  - En las exposiciones subsecuentes, el alérgeno se une al complejo receptor-anticuerpo, lo cual provoca el **entrecruzamiento de IgE específica para el alérgeno unida a FcεR1**. Esta **interacción** provoca la liberación inmediata de aminas vasoactivas y mediadores lipídicos preformados y sintetizados, que incluyen histamina, triptasa, carboxipeptidasa A, quimasa y proteoglucanos.[3,5,12] Estos factores actúan sobre el músculo liso vascular, lo que aumenta la permeabilidad vascular y la contracción del músculo liso, la cual provoca los síntomas observados en la reacción anafiláctica. La reacción inicial se amplifica por el reclutamiento de más células inflamatorias, como eosinófilos, que liberan aun más mediadores, creando un circuito de retroalimentación positiva que empeora los síntomas si no se trata.
  - En una minoría de pacientes, se observa una reacción bifásica donde ocurre una reacción de fase tardía durante un periodo de 2-6 h. Se piensa que esta fase tardía está mediada por el reclutamiento de células T, eosinófilos y neutrófilos con la **síntesis** de leucotrienos, esfingosina-1-fosfato, factor activador de plaquetas, citocinas, interleucina (IL)-6, IL-33 y factor de necrosis tumoral (TNF, por sus siglas en inglés)-α, los cuales provocan mayor daño de los tejidos.[3,5,12]
- La sola presencia de anticuerpos IgE específicos para el alérgeno no explica todas las reacciones anafilácticas.[2,3] **Varias observaciones sugieren la existencia de vías independientes de IgE que ocasionan reacciones que son clínicamente indistinguibles de la anafilaxia.**
  - Algunos individuos desarrollan reacciones anafilácticas graves en ausencia de anticuerpos IgE específicos para el alérgeno detectables.[2]
  - La lesión de los tejidos en la anafilaxia también puede estar mediada por la activación de la cascada del complemento, la cual da paso a la producción de C3a, C4a y C5a (también llamados **anafilotoxinas**), que causa activación de mastocitos y basófilos.[2,5] Se piensa que la anafilaxia a vancomicina y a los medios de contraste ocurre a través de la activación del complemento.[3]
  - Otros mecanismos de anafilaxia incluyen la activación de la vía de bradicinina.[3,5] Se piensa que las reacciones anafilácticas a heparina de alto peso molecular están mediadas por esta vía.[5]

Factores de riesgo

- Antecedentes de anafilaxia previa.
- Exposición parenteral a un antígeno relacionado con mayor riesgo de anafilaxia en comparación con la ingesta.
- Exposición intermitente al antígeno.
- Exposición a dosis elevadas.
- En niños < 15 años de edad, los varones están en mayor riesgo. En adultos, las mujeres están en mayor riesgo.
- Los adultos están en mayor riesgo de anafilaxia debido a penicilina e himenópteros, mientras que los niños están en mayor riesgo de anafilaxia inducida por alimentos.
- La atopia no parece aumentar el riesgo de anafilaxia, pero puede conferir riesgo para expresiones más graves de anafilaxia, que incluyen la muerte.
- La terapia con β-bloqueadores e inhibidores de la enzima convertidora de angiotensina (IECA) confiere riesgo de una reacción anafiláctica más grave y puede dificultar más la reanimación.[3]
- Factores de riesgo para anafilaxia fatal inducida por alimentos.
  - Adolescentes.
  - Pacientes con antecedentes de reacción.
  - Pacientes alérgicos a maní o frutos secos.
  - Pacientes con antecedentes de asma.
  - Aquellos que se presentan sin síntomas cutáneos.[13]

- Factores de riesgo genéticos
  - Los pacientes con mastocitosis que tienen una mutación en el gen *KIT* están en mayor riesgo de anafilaxia.[2,5]
  - La anafilaxia farmacológica o por látex se ha vinculado con polimorfismos en las citocinas implicadas en la vía de señalización de T_H2, IL-4Rα, IL-10 e IL-13.[2]

Prevención

- Se promueve la prevención secundaria por medio de la **identificación y elusión del agente incitante.**
- La ingesta accidental de los alimentos a los que se es alérgico en la forma de condimentos y alimentos preparados es un riesgo bien conocido, en particular para niños alérgicos a alimentos.
- **Si se identifica un detonante conocido, debe proporcionarse al paciente un plan de acción y una estrategia integral de elusión.**[8]
- Una identificación médica (p. ej., brazalete) puede ayudar a los profesionales de servicios de salud a reconocer con prontitud a un paciente con antecedentes conocidos de anafilaxia.
- **Los pacientes con antecedentes de anafilaxia debida a alimentos o a la picadura de himenópteros deben portar consigo epinefrina autoinyectable.**
- Debe considerarse la **desensibilización** en caso de ciertos fármacos o la **inmunoterapia** en caso de veneno si la exposición futura al agente putativo es inevitable.[3]

DIAGNÓSTICO

El diagnóstico de anafilaxia se realiza por clínica. La historia debe incluir una revisión extensa de las exposiciones y actividades que dieron paso a la reacción. La presentación clínica de la anafilaxia se encuentra dentro de un espectro que va desde las reacciones cutáneas hasta el choque anafiláctico grave.

Presentación clínica

- Es común que el inicio de los síntomas sea unos cuantos minutos después de la exposición al antígeno. En raras circunstancias, puede retrasarse horas. **Puede ocurrir una reacción retardada en algunos individuos (reacción bifásica),** que provoca la recurrencia de los síntomas 4-8 horas después del evento inicial.[8] Se cree que hasta 20% de las personas presenta una reacción bifásica.[8]
- Las manifestaciones clínicas de anafilaxia son muy variables. Los signos y síntomas incluyen cualquier combinación de lo siguiente (listado en orden de frecuencia), y varían desde una reacción leve hasta una grave que pone en riesgo la vida.[14]
  - **Dermatológicos** (80-90%): rubor, urticaria, angioedema y prurito.
  - **Respiratorios** (hasta 70%): rinorrea/estornudos, tos, asfixia, estridor, sibilancias, broncoespasmo y edema laríngeo.
  - **Cardiovasculares** (hasta 45%): hipotensión, taquicardia, arritmia, infarto de miocardio y síncope.
  - **Gastrointestinales/genitourinarios** (hasta 45%): cólico abdominal o uterino, diarrea, náusea y vómito.
- Aunque los síntomas cutáneos son comunes en la anafilaxia, no son necesarios para confirmar el diagnóstico.[15]
- De modo similar, puede no haber hipotensión.[15]
- El inicio de los síntomas tiende a ser más rápido para agentes de administración parenteral en comparación con las exposiciones alimentarias.
- La **anafilaxia prolongada** que requiere numerosas horas de reanimación activa ocurre en hasta 28% de los pacientes.[16] Los factores de riesgo para anafilaxia prolongada son ingesta oral del alérgeno, inicio de los síntomas > 30 minutos después de la exposición al estímulo y ausencia de administración de epinefrina.
- Los anestésicos durante los procedimientos quirúrgicos pueden ocultar los signos y síntomas de choque anafiláctico, por lo que se requiere un alto grado de vigilancia en estos casos.

Criterios diagnósticos

En el segundo simposio de 2005 sobre la definición y manejo de la anafilaxia, realizado por el National Institute of Allergy and Infectious Diseases (NIAID) y la Food Allergy and Anaphylaxis Network (FAAN), se desarrolló un conjunto de tres criterios, que se consideró captan > 95% de los casos de anafilaxia, con lo cual mejora la identificación y estratificación del riesgo en el ámbito de la atención aguda (tabla 4-1).[15] Estos lineamientos fueron adoptados por la Organización Mundial de la Alergia y la Task Force Practice Parameter for Anaphylaxis de 2010.[15] Con base en estos criterios por consenso:

- Debe considerarse un diagnóstico de anafilaxia cuando hay síntomas de inicio agudo en dos o más sistemas orgánicos, en especial en caso de exposición a un posible antígeno provocador.
- Si el paciente tiene una alergia conocida a un alérgeno particular, la hipotensión después de la exposición al antígeno es suficiente para hacer el diagnóstico de anafilaxia.

Diagnóstico diferencial

- El diagnóstico diferencial de anafilaxia[13] se presenta en la tabla 4-2.
- Si se excluyen todos los diagnósticos, debe considerarse una **anafilaxia idiopática**.[4,8]
  ○ La anafilaxia idiopática es un **diagnóstico de exclusión** sin un factor causal identificado y se piensa que es resultado de la **activación mastocitaria no inmunológica**.
  ○ La presentación clínica y el tratamiento son los mismos que para la anafilaxia debida a alérgenos conocidos.
- Los **episodios recurrentes** de anafilaxia sin una causa conocida justifican considerar otros diagnósticos.
- La **mastocitosis sistémica** puede presentarse con anafilaxia recurrente. Los niveles de triptasa total presentarán un incremento persistente incluso cuando el paciente sea asintomático.

TABLA 4-1 | **DIAGNÓSTICO CLÍNICO DE ANAFILAXIA**

La anafilaxia es probable cuando ocurre uno de los tres criterios:

Síntomas agudos cutáneos o mucosos (p. ej., habones, prurito, rubor, tumefacción de labios/lengua/úvula) y uno de los siguientes:
- Síntomas respiratorios (p. ej., sibilancias, estridor, dificultad respiratoria, hipoxia)
- Hipotensión o disfunción de órgano blanco asociada (p. ej., hipotonía, síncope, incontinencia)

Exposición al alérgeno probable para el paciente y ≥ 2 de los siguientes:
- Afección de tejido cutáneo-mucoso
- Síntomas respiratorios
- Hipotensión o disfunción de órgano blanco
- Síntomas gastrointestinales persistentes (p. ej., emesis, dolor abdominal)

Presión arterial disminuida después de la exposición a un alérgeno conocido para el paciente
- Adultos: presión arterial sistólica < 90 mm Hg o disminución > 30%
- Lactantes y niños: hipotensión para la edad o disminución > 30% de la presión arterial sistólica

Adaptada de Sampson HA, Muñoz-Furlong A, Campbell RL, *et al.* Second symposium on the definition and management of anaphylaxis: summary report—Second National Institute of Allergy and Infectious Disease/Food Allergy and Anaphylaxis Network symposium. *J Allergy Clin Immunol.* 2006;117:391-7.

TABLA 4-2 DIAGNÓSTICO DIFERENCIAL DE ANAFILAXIA

Cardiovascular	Choque cardiogénico
	Arritmia
Endocrino	Hipoglucemia
	Insuficiencia suprarrenal
Síndromes con rubor	Síndrome carcinoide
	Síndrome serotoninérgico
	Mastocitosis/síndrome de activación mastocitaria
Otro	Escombroide
	Angioedema hereditario
Enfermedad no orgánica	Disfunción de cuerdas vocales
	Ataque de pánico
	Trastorno somatomorfo

Valoración diagnóstica

La valoración diagnóstica para anafilaxia puede ser útil para confirmar el diagnóstico de anafilaxia e identificar al antígeno culpable. Sin embargo, estas pruebas no son útiles para predecir la gravedad de la respuesta anafiláctica o el riesgo de recurrencia.[9]

Laboratorio

- La valoración laboratorial puede ser útil en el diagnóstico de anafilaxia, pero su uso puede limitarse por la disponibilidad institucional y la rapidez de la presentación de los síntomas.
- Los valores séricos de β-triptasa e histamina son los marcadores serológicos evaluados con mayor frecuencia en anafilaxia.[4,8]

La medición de los **niveles séricos de β-triptasa** después de la estabilización del paciente puede ayudar a confirmar el diagnóstico de anafilaxia. Los niveles séricos de β-triptasa corresponden a la liberación aguda de mediadores mastocitarios. La triptasa sérica alcanza valores máximos a los 60-90 minutos después de la desgranulación de los mastocitos y dura hasta 5-8 h tras la reacción anafiláctica putativa.[4,17] En caso de anafilaxia por picadura de insecto, los valores sanguíneos de β-triptasa alcanzan su máximo 15-120 minutos después de la anafilaxia y disminuyen con una vida media de 1.5-2.5 h.[17] **Los niveles de β-triptasa no siempre aumentan después de la anafilaxia, en especial si está mediada por alimentos.**[2]

- La histamina sérica es el marcador más temprano de desgranulación de los mastocitos, pero tiene utilidad limitada debido a su vida media corta, con un incremento en 5-10 minutos para alcanzar su máximo a los 15-60 minutos.[2,4] También se produce por basófilos y neutrófilos, por lo que no es específica de los mastocitos.[2]

Procedimientos diagnósticos

- Pruebas cutáneas/valoración de IgE sérica.
  - Con frecuencia se refiere a los pacientes a Alergología tras un episodio de supuesta anafilaxia. Si una historia detallada devela al agente causal, la anafilaxia puede confirmarse con pruebas cutáneas, pruebas *in vitro* para IgE específica para un alérgeno, o pruebas de reto.
  - Las pruebas cutáneas son la mejor opción para reacciones anafilácticas dependientes de IgE.
  - **Las pruebas cutáneas no son confiables hasta 4-6 semanas después de un episodio de anafilaxia debido a la desgranulación mastocitaria generalizada y pérdida temporal de la actividad cutánea.**[3]
  - Un solo episodio de anafilaxia sin un antígeno causal obvio según la historia clínica no justifica pruebas cutáneas o *in vitro* aleatorias.

○ La IgE contra antígenos específicos *in vitro* puede evaluarse en el periodo inmediato a un episodio de anafilaxia, pero es menos sensible que las pruebas cutáneas.

○ Prueba de activación de basófilos (PAB).

○ La PAB es una prueba de sangre basada en citometría de flujo para identificar basófilos sensibilizados unidos a IgE.[3] A la reexposición a un alérgeno específico, los basófilos se activan con regulación ascendente de los marcadores de superficie, lo cual se detecta por citometría de flujo.[3]

○ Esta prueba comercial está disponible para usarse en el diagnóstico de reacciones mediadas por IgE a alimentos, fármacos y veneno de himenópteros.[3,5]

○ Sin embargo, no se recomienda en pacientes que tienen niveles elevados crónicos de histamina desde el principio (p. ej., alergias alimentarias, reacciones recurrentes o hipersensibilidad a AINE).

○ La Food and Drug Administration (FDA) no ha validado ni aprobado el uso de la PAB en pacientes.[3]

TRATAMIENTO

• Sin importar la gravedad, todos los episodios anafilácticos requieren tratamiento y observación, ya que cualquier reacción leve puede progresar con rapidez a una reacción más grave.

• Puede desarrollarse paro respiratorio y cardiaco tan pronto como en el lapso de 5 minutos.[8] En un informe, 50% de las muertes ocurrió en los primeros 60 minutos de iniciados los síntomas.[14] Por lo tanto, para el **tratamiento agudo**, la valoración inicial es primordial para el pronto reconocimiento de los síntomas y la instauración inmediata del tratamiento.

• La **primera línea de terapia es epinefrina**, que debe administrarse de inmediato.[8]

• El paciente puede requerir reanimación cardiopulmonar como soporte de la vía aérea y para mantener una oxigenación y circulación adecuadas.

• El tratamiento también incluye el manejo del riesgo a largo plazo. Los médicos deben tomar medidas para reducir el riesgo a largo plazo: evaluar y tratar las comorbilidades (asma, enfermedad cardiovascular, mastocitosis, entre otros); evaluar medicamentos concomitantes, como β-bloqueadores no selectivos; identificar detonantes, y evitar alérgenos conocidos.

Medicamentos

Primera línea

• **La epinefrina es el único medicamento conocido que puede prevenir o revertir la obstrucción del flujo aéreo en las vías respiratorias superiores e inferiores y prevenir o revertir el colapso cardiovascular.**[8] La epinefrina actúa sobre el músculo liso vascular como vasoconstrictor, lo que aumenta la presión arterial sistémica. También actúa sobre la mucosa para reducir el edema.

• **No hay contraindicaciones absolutas para utilizar epinefrina en anafilaxia.**[18] Se ha reportado que la incapacidad para inyectar epinefrina de manera oportuna contribuye a la fatalidad.[8,18]

• **Debe administrarse de inmediato con una dosis de 0.3-0.5 mg IM** (0.3-0.5 mL de una solución 1:1 000) de preferencia en la región anterolateral del muslo.

• La dosis de epinefrina puede repetirse con intervalos de 5 minutos PRN (*pro re nata*, "cuando sea necesario").

• Pueden requerirse dosis menores en ancianos (0.2 mg).

• En niños, la dosis es 0.01 mg/kg (1:1 000) IM hasta un máximo de 0.5 mg con dosis repetidas cada 5 minutos PRN.

• Pueden requerirse dosis mayores en pacientes que reciben β-bloqueadores. **Glucagón** (1-2 mg en bolo IV) puede ser necesario en estos pacientes.

• La administración a través de un catéter central (3-5 mL de una **solución 1:10 000**) o de un tubo endotraqueal (3-5 mL de una solución **1:10 000 diluida en 10 mL de solución salina normal**) puede ser necesaria en casos de hipotensión grave o insuficiencia respiratoria.

• Puede requerirse una infusión continua de epinefrina 1:10 000 en pacientes con síntomas persistentes, puede administrarse un bolo de 100 μg/70 kg durante un periodo de 5-10 minutos (concentración 1:10 000). Es usual que una infusión continua de 1-5 μg/min/70 kg sea suficiente para mantener la perfusión sistémica.

Segunda línea

- **Glucocorticoesteroides**
  - **Los glucocorticoesteroides no tienen un efecto inmediato y, en la actualidad, su uso se considera complementario.**
  - En teoría, los glucocorticoesteroides tienen la habilidad de prevenir una recaída de los síntomas con base en el manejo del asma aguda y la abolición de la respuesta de fase tardía. Sin embargo, la habilidad para prevenir una reacción anafiláctica bifásica no se ha comprobado en un estudio controlado.
  - Los pacientes con anafilaxia idiopática también pueden requerir tratamiento glucocorticoide a largo plazo. Los pacientes que tienen más de seis episodios por año pueden considerarse para recibir terapia de mantenimiento con prednisona.
  - **Antihistamínicos.**
  - **Los antihistamínicos tampoco tienen un efecto inmediato, pero pueden acortar la duración de los síntomas.**
  - La **difenhidramina** puede administrarse IV (25-100 mg durante 5-10 minutos), IM o VO. Puede administrarse cada 6 horas durante las 24-48 horas posteriores a la reacción.
  - También pueden agregarse **antagonistas H2** (p. ej., famotidina).[14]
- **Broncodilatadores**
  - **En pacientes con asma que presentan sibilancias relacionadas con anafilaxia, la epinefrina aún es la primera opción terapéutica.**
  - No obstante, si las sibilancias persisten, pueden considerarse broncodilatadores como salbutamol (nebulizado cada 20 minutos o de modo continuo) o teofilina.
- Omalizumab: en pacientes con anafilaxia idiopática o por veneno o alimentos, el anticuerpo monoclonal anti-IgE (omalizumab) puede ser un medicamento preventivo eficaz. En la anafilaxia idiopática, el uso de omalizumab reduce la frecuencia de los ataques y mejora la calidad de vida.[3,19]

Terapias no farmacológicas

- Manejo de la vía aérea
  - El manejo de la vía aérea puede requerir intubación endotraqueal si ocurre estridor marcado o insuficiencia respiratoria.
  - La **epinefrina racémica** puede ser útil para tratar el edema laríngeo.
  - **Si el edema laríngeo es grave y no responde de inmediato a epinefrina, debe considerarse una cricotiroidotomía o traqueotomía.**
- Expansión de volumen
  - En la anafilaxia puede ocurrir la formación de un tercer espacio hídrico, y el volumen intravascular puede disminuir hasta 50%.
  - La expansión de volumen con líquidos IV, comenzando con un bolo de 500-1 000 mL, debe ajustarse de manera gradual según la presión arterial y el gasto urinario.
  - Las soluciones coloides, como la albúmina, pueden ser beneficiosas en casos de hipotensión refractaria o choque. El perfil riesgo-beneficio de cada solución debe sopesarse con cuidado, ya que la albúmina puede precipitar edema pulmonar y es algo costosa.

COMPLICACIONES

- Las complicaciones de la anafilaxia pueden surgir por la reacción descontrolada o por el tratamiento.
- La anafilaxia sin tratamiento puede provocar colapso circulatorio y respiratorio, que da paso a choque anafiláctico, obstrucción grave de la vía aérea, angioedema, arritmias cardiacas, infarto de miocardio, paro cardiaco y, en raras ocasiones, muerte.[18] Los pacientes con obstrucción sostenida de la vía aérea pueden requerir asistencia ventilatoria.
- El riesgo de mortalidad es mayor con cualquier retraso en el uso rápido de epinefrina.[4,11] El uso inapropiado de epinefrina autoinyectable por los pacientes debido a la falta de entrenamiento, la falla para portar epinefrina y la falta de acceso a epinefrina en los espacios públicos también son factores de riesgo para una mayor mortalidad.[3,20]

- Los riesgos potenciales del tratamiento con epinefrina IV incluyen isquemia e infarto miocárdicos, arritmias y crisis hipertensivas.

DERIVACIÓN

Debe considerarse la derivación a un especialista en alergia/inmunología para ver la posibilidad de inmunomodulación inespecífica o específica contra alérgenos. La terapia para alérgenos específicos incluye la inmunoterapia con veneno de insecto y la desensibilización a antibióticos β-lactámicos, AINE, y otros.[3]

EDUCACIÓN DEL PACIENTE

Preparación para emergencias con un **plan de acción de emergencias por anafilaxia** (véase www.aaaai.org), **autoinyector e identificación médica.**

MONITOREO/SEGUIMIENTO

- Los pacientes con reacciones leves limitadas a rubor, urticaria, angioedema, cólico/calambres o broncoespasmo leve deben monitorearse en el departamento de urgencias durante un mínimo de 6-8 h para una posible reacción bifásica.
- Las demás reacciones justifican la admisión al hospital para observación durante 24 horas.

EVOLUCIÓN/PRONÓSTICO

- Se cuenta con datos escasos respecto a la recurrencia de la anafilaxia. Se estima que por lo menos 30% de los pacientes presentará una o más recurrencias después del episodio inicial.[11]
- El paciente con antecedentes de atopia es más propenso a tener episodios recurrentes.
- El énfasis en las estrategias preventivas y elusivas es clave para prevenir episodios futuros.

CONSIDERACIONES ESPECIALES

- La **alergia a látex (AL)** es un tipo de reacción de hipersensibilidad inmediata causada por la exposición a productos que contienen látex de caucho natural en personas con IgE específica contra látex.
  - La presentación clínica incluye **urticaria, asma, rinoconjuntivitis, o, inclusive, anafilaxia grave.**[21]
  - Se estima que la **AL ocurre en 4-5% de la población de trabajadores de servicios de salud, lo cual es una prevalencia tres veces mayor que la registrada en la población general.**[22]
  - Se ha informado una prevalencia aumentada de AL en pacientes con espina bífida y en aquellos con antecedentes de cirugías múltiples en etapas tempranas de la vida.[23]
  - Aunque hubo un incremento dramático de AL reportada con la instauración de las precauciones universales en la década de 1980, en años más recientes se ha visto un decremento de la incidencia de AL, quizá debido a la mejora de los procesos de fabricación y la creación de entornos libres de látex.[3]
- La anafilaxia relacionada con látex ocurre cuando los individuos sensibilizados se exponen a productos de látex.
  - Es un fenómeno raro y la mayoría de los episodios ocurre durante procedimientos quirúrgicos, el parto, exploraciones ginecológicas o procedimientos dentales.

○ En pacientes sometidos a procedimientos quirúrgicos, el látex fue la segunda causa más frecuente de anafilaxia que ocurrió después de bloqueo muscular.[3,24]

○ La anafilaxia también se ha relacionado con exposición inhalatoria.

• El **diagnóstico de AL** se basa en la medición de IgE sérica específica contra látex.[3] Ninguna de las pruebas puede demostrar confiabilidad diagnóstica completa y los resultados deben interpretarse en el contexto de la sospecha clínica para AL.

○ Las pruebas cutáneas conllevan un alto riesgo de reacciones anafilácticas, por lo que no se recomiendan en Estados Unidos.[3]

○ Se han realizado pruebas de provocación en pacientes con resultados negativos en las pruebas serológicas o cutáneas por pinchazo cuando tienen antecedentes clínicos fuertes que apoyan AL.

• **Tratamiento y prevención**

○ **El tratamiento de la anafilaxia secundaria a AL es similar a otros tipos de reacciones anafilácticas con epinefrina.**

○ La mayoría de las reacciones mediadas por IgE a látex ocurre en trabajadores de servicios de salud o en individuos sensibles a látex sometidos a procedimientos médicos. La creación de clínicas y hospitales "libres de látex" ha conseguido disminuir los síntomas inducidos por látex.[25]

■ Antes de la admisión al hospital y los procedimientos quirúrgicos, deben formularse preguntas de detección para identificar a los pacientes con posible sensibilización a látex.

■ Una vez que se detecta AL, es imperativa su documentación y la educación respecto a la elusión del látex.

REFERENCIAS

1. Simons FE, Ardusso LR, Bilo MB, *et al.* International consensus on (ICON) anaphylaxis. *World Allergy Organ J.* 2014;7:9.
2. Reber LL, Hernandez JD, Galli SJ. The pathophysiology of anaphylaxis. *J Allergy Clin Immunol.* 2017;140:335–48.
3. Jimenez-Rodriguez TW, Garcia-Neuer M, Alenazy LA, *et al.* Anaphylaxis in the 21st century: phenotypes, endotypes, and biomarkers. *J Asthma Allergy.* 2018;11:121–42.
4. Samant SA, Campbell RL, Li JT. Anaphylaxis: diagnostic criteria and epidemiology. *Allergy Asthma Proc.* 2013;34:115–19.
5. Muraro A, Lemanske RF Jr, Castells M, *et al.* Precision medicine in allergic disease-food allergy, drug allergy, and anaphylaxis-PRACTALL document of the European Academy of Allergy and Clinical Immunology and the American Academy of Allergy, Asthma and Immunology. *Allergy.* 2017;72:1006–21.
6. Decker WW, Campbell RL, Manivannan V, *et al.* The etiology and incidence of anaphylaxis in Rochester, Minnesota: a report from the Rochester Epidemiology Project. *J Allergy Clin Immunol.* 2008;122:1161–5.
7. Lieberman P, Camargo CA Jr, Bohlke K, *et al.* Epidemiology of anaphylaxis: findings of the American College of Allergy, Asthma and Immunology Epidemiology of Anaphylaxis Working Group. *Ann Allergy Asthma Immunol.* 2006;97:596–602.
8. Lieberman PL. Recognition and first-line treatment of anaphylaxis. *Am J Med.* 2014;127(1 suppl):S6–11.
9. Simons FE, Ebisawa M, Sanchez-Borges M, *et al.* 2015 update of the evidence base: World Allergy Organization anaphylaxis guidelines. *World Allergy Organ J.* 2015;8:32.
10. Wood RA, Camargo CA Jr, Lieberman P, *et al.* Anaphylaxis in America: the prevalence and characteristics of anaphylaxis in the United States. *J Allergy Clin Immunol.* 2014;133:461–7.
11. Tejedor Alonso MA, Moro Moro M, Mugica Garcia MV. Epidemiology of anaphylaxis. *Clin Exp Allergy.* 2015;45:1027–39.
12. Ditto AM, Harris KE, Krasnick J, *et al.* Idiopathic anaphylaxis: a series of 335 cases. *Ann Allergy Asthma Immunol.* 1996;77:285–91.
13. Lieberman P, Nicklas RA, Randolph C, *et al.* Anaphylaxis—a practice parameter update 2015. *Ann Allergy Asthma Immunol.* 2015;115:341–84.
14. Lieberman P. Anaphylaxis. En: Adkinson NF Jr, ed. *Middleton's Allergy Principles and Practice.* Vol 2. 7th ed. Philadelphia, PA: Elsevier Inc., 2009:1027–49.

15. Sampson HA, Munoz-Furlong A, Campbell RL, *et al.* Second symposium on the definition and management of anaphylaxis: summary report—Second National Institute of Allergy and Infectious Disease/Food Allergy and Anaphylaxis Network symposium. *J Allergy Clin Immunol.* 2006;117:391–7.

16. Stark BJ, Sullivan TJ. Biphasic and protracted anaphylaxis. *J Allergy Clin Immunol.* 1986;78:76–83.

17. Schwartz LB, Irani AM. Serum tryptase and the laboratory diagnosis of systemic mastocytosis. *Hematol Oncol Clin North Am.* 2000;14:641–57.

18. Greenberger PA. Fatal and near-fatal anaphylaxis: factors that can worsen or contribute to fatal outcomes. *Immunol Allergy Clin North Am.* 2015;35:375–86.

19. Warrier P, Casale TB. Omalizumab in idiopathic anaphylaxis. *Ann Allergy Asthma Immunol.* 2009;102:257–8.

20. Song TT, Worm M, Lieberman P. Anaphylaxis treatment: current barriers to adrenaline auto-injector use. *Allergy.* 2014;69:983–91.

21. Poley GE Jr, Slater JE. Latex allergy. *J Allergy Clin Immunol.* 2000;105:1054–62.

22. Bousquet J, Flahault A, Vandenplas O, *et al.* Natural rubber latex allergy among health care workers: a systematic review of the evidence. *J Allergy Clin Immunol.* 2006;118:447–54.

23. Niggemann B. IgE-mediated latex allergy—an exciting and instructive piece of allergy history. *Pediatr Allergy Immunol.* 2010;21:997–1001.

24. Yunker NS, Wagner BJ. A pharmacologic review of anaphylaxis. *Plast Surg Nurs.* 2016;36:173–9.

25. Bernstein DI, Karnani R, Biagini RE, *et al.* Clinical and occupational outcomes in health care workers with natural rubber latex allergy. *Ann Allergy Asthma Immunol.* 2003;90:209–13.

Asma

Watcharoot Kanchongkittiphon y Leonard B. Bacharier

PRINCIPIOS GENERALES

Definición

- El asma es una **enfermedad inflamatoria crónica de las vías respiratorias asociada con hiperrespuesta de la vía aérea**, la cual provoca sibilancias recurrentes, tos, opresión torácica y dificultad para respirar.[1]
- La **obstrucción reversible y variable del flujo aéreo** es una característica distintiva del asma.
- Las **exacerbaciones asmáticas** son periodos de empeoramiento de los síntomas entre periodos de estabilidad sintomática relativa.

Clasificación

La clasificación del asma se basa en la frecuencia e intensidad de los síntomas al diagnóstico y antes de comenzar una terapia de control (tabla 5-1),[2] mientras que el grado de control de la enfermedad se evalúa en las visitas de seguimiento y se refleja por la frecuencia de los síntomas y de las exacerbaciones (tabla 5-2).[2]

Epidemiología

- Por lo general, el asma comienza en la infancia. El asma de inicio adulto ocurre con menor frecuencia y debe levantar sospechas de asma ocupacional.[3]
- En 2018, se estimó que 8.3% de los residentes de Estados Unidos tenía asma.[4]
- El incremento de la prevalencia del asma ha correlacionado con la sensibilización atópica, también reflejada en el incremento de la rinitis alérgica y el eccema.[5,6]
- Estados Unidos tuvo un incremento inicial de la tasa de mortalidad específica para asma entre 1982 y 1995. Desde entonces, la tasa de mortalidad ha disminuido.[7] En Canadá, las tasas de mortalidad específicas para asma en una población de 100 000 personas con asma disminuyó 54.4%, de 13.6% en 1999 a 6.2% en 2008.[8]
- **Consideraciones socioeconómicas**
  - Se ha encontrado una tasa más alta de prevalencia de asma en personas de ascendencia africana e hispanos que en caucásicos.[7]
  - En personas que viven en pobreza y en las zonas marginales, la mayor mortalidad por asma puede relacionarse con la falta de apego al tratamiento para asma complicada por un decremento o ausencia del acceso a la atención o seguro médicos.[9]
  - De acuerdo con los Centers for Disease Control and Prevention (CDC), el asma cuesta a Estados Unidos un total de $56 mil millones de dólares al año, lo cual incluye gastos médicos como hospitalizaciones, visitas al departamento de urgencias, atención ambulatoria y medicamentos.
  - El asma también es responsable de ausentismo laboral y escolar significativos y de la pérdida de productividad.

Etiología

- La patogenia del asma es compleja y es resultado de una combinación de factores que incluyen factores **genéticos, ambientales, inmunológicos y del desarrollo**.
- La estenosis de las vías respiratorias que provoca obstrucción del flujo aéreo produce una combinación de broncoconstricción e **inflamación de la vía aérea**, que son los factores fisiológicos dominantes que ocasionan los síntomas clínicos.1

TABLA 5-1 CLASIFICACIÓN DE LA GRAVEDAD DEL ASMA

Grado de intensidad[a]		Intermitente	Persistente		
Componente de intensidad			Leve	Moderada	Grave
Alteración	Síntomas	≤ 2 días/semana	> 2 días/semana, pero no diario	A diario	Durante el día
	Despertares nocturnos	≤ 2×/mes	3–4×/mes	> 1×/semana, pero no cada noche	Con frecuencia 7×/semana
	Uso de ABAC para control de los síntomas (no para prevenir BIE)	≤ 2 días/semana	> 2 días/semana, pero no a diario y no > 1× en cualquier día	A diario	Varias veces al día
	Interferencia con la actividad normal	Ninguna	Limitación menor	Cierta limitación	Limitada en extremo
	Función pulmonar[b]	VEF₁ normal entre exacerbaciones VEF₁ > 80% del predicho VEF₁/CVF normal	VEF₁ > 80% del predicho VEF₁/CVF normal	VEF₁ > 60% pero < 80% del predicho VEF₁/FVC CVF reducida 5%	VEF₁ < 60% del predicho VEF₁/CVF reducida > 5%
Riesgo	Las exacerbaciones requieren corticoesteroides sistémicos orales	0–1/año	≥ 2/año	≥ 2/año	≥ 2/año
Paso inicial recomendado (véase Tabla 5-5)		Paso 1	Paso 2	Paso 3	Paso 4 o 5 Considerar ciclos breves de CSO

Función pulmonar: VEF₁ > 80% del predicho, VEF₁/CVF normal (para Intermitente fila)

[a] Para pacientes ≥ 12 años.

[b] VEF₁/CVF normal: 8-19 años, 85%; 20-39 años, 80%; 40-59 años, 75%; 60-80 años, 70%. BIE, broncoespasmo inducido por ejercicio; VEF₁, volumen espiratorio forzado en 1 segundo; CVF, capacidad vital forzada; CSO, corticoesteroides sistémicos orales; ABAC, agonista β₂ de acción corta.

Adaptada de National Institutes of Health. National Heart, Lung, and Blood Institute. National Asthma Education and Prevention Program. Expert Panel Report 3 (EPR-3): Guidelines for the Diagnosis and Management of Asthma. Summary Report 2007. NIH Publication 08-5846. Bethesda, MD. August 2007.

TABLA 5-2 CLASIFICACIÓN DEL CONTROL DEL ASMA

Componentes de control		Bien controlada	Clasificación del control del asma[a] Mal controlada	Muy mal controlada
Alteración	Síntomas	≤ 2 días/semana	> 2 días/semana	Durante el día
	Despertares nocturnos	≤ 2×/mes	1–3×/semana	≥ 4×/semana
	Interferencia con la actividad normal	Ninguna	Cierta limitación	Limitada en extremo
	Uso de ABAC para controlar los síntomas (no para prevenir BIE)	≤ 2 días/semana	> 2 días/semana	Varias veces al día
	VEF$_1$ o flujo máximo	> 80% del predicho/récord personal	60–80% del predicho/récord personal	< 60% del predicho/récord personal
	Cuestionarios validados: ATAQ			
	ACQ	0	1–2	3–4
	ACT	≤ 0.75	≥ 1.5	N/A
		≥ 20	16–19	≤ 15
Riesgo	Las exacerbaciones requieren corticoesteroides sistémicos orales	0–1/año	≥ 2/año	≥ 2/año
	Pérdida progresiva de la función pulmonar	La evaluación requiere atención de seguimiento a largo plazo		
	Efectos adversos relacionados con el tratamiento	Los efectos colaterales farmacológicos pueden variar en intensidad desde ninguno hasta algunos problemáticos o preocupantes. El grado de intensidad no correlaciona con los grados específicos de control, pero debe considerarse en la valoración global del riesgo.		

[a] Para pacientes ≥ 12 años.

ACQ, cuestionario de control del asma (*asthma control questionnaire*); ACT, examen de control de asma (*asthma control test*); ATAQ, cuestionario de valoración de la terapia para asma (*asthma therapy assessment questionnaire*); BIE, broncoespasmo inducido por ejercicio; VEF$_1$, volumen espiratorio forzado en 1 segundo; ABAC, agonista β$_2$ de acción corta.

Adaptada de National Institutes of Health. National Heart, Lung, and Blood Institute. National Asthma Education and Prevention Program Expert Panel Report 3 (EPR-3): Guidelines for the Diagnosis and Management of Asthma. Summary Report 2007. NIH Publication 08-5846. Bethesda, MD. August 2007.

- La **hiperrespuesta de la vía aérea** se produce por la broncoconstricción exagerada debida a inflamación, disfunción neurorreguladora y cambios estructurales.
- La broncoconstricción también puede desencadenarse por varios estímulos, entre ellos humo de tabaco, cambios de clima, infecciones y emociones.
- La **inflamación de las vías respiratorias** es un factor predisponente importante para la broncoconstricción.[10]
  - Incluso en presencia de síntomas intermitentes bien controlados, la inflamación de la vía aérea persiste.
  - Los mastocitos activados por alérgeno a través de los receptores de IgE en la superficie celular liberan **histamina, cisteinil-leucotrienos y prostaglandina D2,** que causan broncoconstricción.
  - Los eosinófilos liberan **proteína básica principal,** lo que causa lesión de las células epiteliales de las vías respiratorias.
  - Las **células T_H2** liberan **interleucina (IL)-4, IL-5 e IL-13,** que potencian la inflamación eosinofílica y promueven la producción de IgE por las células B.
  - Los **linfocitos innatos tipo 2**, regulados por **IL-25 e IL-33** secretadas por las células epiteliales de las vías respiratorias, promueven la inflamación de la vía aérea al secretar IL-5 e IL-13.
  - La **linfopoyetina estromal tímica (TSLP,** por sus siglas en inglés) es una citocina derivada epitelial que promueve la inflamación por T_H2 al modular la función de las células dendríticas, activar la producción de citocinas tipo T_H2 por las células T e inhibir la función de las células T reguladoras.[11]
- Hay múltiples mediadores implicados en el asma que afectan las respuestas inflamatorias.[12]
  - **Quimiocinas:** el CCL11 o eotaxina recluta eosinófilos, mientras que CCL17 y CCL22 reclutan células T_H2.
  - **Citocinas:** la IL-5 apoya la diferenciación y supervivencia eosinofílicas, la IL-4 dirige la expresión de IgE y la diferenciación de las células T_H2, la IL-13 promueve la expresión de IgE, y la IL-1β y el factor de necrosis tumoral (TNF)-α amplifican la respuesta inflamatoria.
  - La acumulación de colágena y proteoglucano causa fibrosis subepitelial. La hipertrofia e hiperplasia del músculo liso, bajo la influencia de la proteína tipo quitinasa YKL-40 y de factores de crecimiento endotelial vascular, provocan un aumento del grosor de las vías respiratorias.

Factores de riesgo

- **Atopia:** estudios epidemiológicos han demostrado de forma consistente una asociación entre sensibilización alérgica y asma.[5]
- **Genéticos:** a menudo, el asma se relaciona con interacciones entre genes y entorno, de tal modo que una combinación de susceptibilidad genética y un estímulo ambiental apropiado aumenta la susceptibilidad a asma. Estudios de asociación de genoma completo han identificado múltiples genes relacionados con asma. Los estudios sugieren que una interacción compleja entre genes combinada con exposiciones ambientales contribuye al riesgo de asma.[13-15]
  - El diagnóstico por asma familiar incrementa el riesgo de asma en su descendencia.
  - Estudios en gemelos muestran mayores tasas de concordancia en gemelos monocigóticos.
- **Género:** en la infancia temprana, los varones están en mayor riesgo de desarrollar asma, mientras que en la adolescencia y adultez, las mujeres están en mayor riesgo.
- La **prematuridad** y el peso bajo al nacer se han relacionado con el desarrollo de síntomas consistentes con asma, ya sea que haya antecedentes de dificultad respiratoria neonatal o no, pero se desconoce el mecanismo y su interacción con otros factores de riesgo para asma.
- **Exposición pasiva a humo de tabaco:** la exposición al humo de tabaco dentro del útero afecta la respuesta de la vía aérea después del nacimiento. Los niños expuestos al humo de segunda mano tienen una mayor frecuencia de sibilancias y mayor riesgo de infecciones más graves de las vías respiratorias inferiores durante el primer año de vida.[16]
- Las **infecciones respiratorias**, en especial por rinovirus y virus sincicial respiratorio, se han asociado con sibilancias recurrentes en la infancia.[17] Las infecciones respiratorias también se relacionan con exacerbaciones de asma.
- La **hipótesis de la higiene** sugiere que la prevalencia creciente de asma en países de altos recursos se debe al decremento general de infecciones virales y bacterianas, lo cual aumenta la activación

de los linfocitos T_H2. Además, el uso incrementado de antibióticos en niños puede alterar la flora intestinal normal en lactantes y aumentar la respuesta inmune de T_H2.[18]

- Los **contaminantes aéreos** se han relacionado con el asma.[19]
  - La exposición a **dióxido de nitrógeno** en escolares de zonas marginales se ha asociado con mayor obstrucción del flujo aéreo.[20]
  - La exposición crónica a dióxido de nitrógeno por estufas de gas dentro de casa puede relacionarse con un incremento de los síntomas de asma en grupos de menor nivel socioeconómico.[19]
  - Las partículas de **humo de diésel** pueden modular la respuesta inmune a un fenotipo T_H2.[21]
- El **índice predictivo de asma** ayuda a predecir el desarrollo de asma persistente después de los 6 años de edad.[22] El índice se considera positivo si hay:
  - Sibilancias recurrentes en niños $\leq$ 3 años de edad, *y*
  - Un criterio mayor (asma familiar o eccema en el paciente diagnosticado por un médico) o
  - Dos criterios menores (eosinofilia > 4%, sibilancias sin resfriado, rinitis alérgica).
- **Factores de riesgo para asma fatal**
  - Los **factores de riesgo mayores** incluyen:
    - Antecedente reciente de asma mal controlada (p. ej., incremento de los síntomas diarios de asma o despertares nocturnos debidos a dificultad respiratoria o sibilancias, uso aumentado de agonista β_2 y variación en los resultados de flujo máximo).
    - Antecedente de un episodio casi fatal de asma (admisión a la unidad de cuidados intensivos o necesidad de intubación previa).[23]
  - Los **factores de riesgo menores** incluyen exposición a aeroalérgenos, exposición a ácido acetilsalicílico/AINE, humo de tabaco, consumo de drogas ilícitas, factores genéticos, múltiples visitas al departamento de urgencias o admisiones por asma, necesidad de corticoesteroide oral en múltiples ocasiones, estrés psicosocial, depresión y apego terapéutico deficiente.

Prevención

- Debe identificarse cualquier **factor desencadenante**, como la exposición a alérgenos, irritantes y virus, y **limitar la exposición** a los mismos.
- El **tratamiento de otras comorbilidades** que pueden empeorar el asma debe optimizarse para reducir la morbilidad por asma (p. ej., afecciones como rinitis alérgica, apnea del sueño, sinusitis y enfermedad por reflujo gastroesofágico).
- El **cese del tabaquismo** debe ser prioritario para cualquier individuo con asma.

Afecciones relacionadas

- Las enfermedades atópicas, que incluyen alergia a alimentos, dermatitis atópica y rinitis alérgica, se encuentran con frecuencia junto con asma.
- La **marcha atópica** denota el desarrollo sucesivo de dermatitis atópica, rinitis alérgica y asma en la infancia.[5]
- La **enfermedad respiratoria exacerbada por ácido acetilsalicílico (EREA) (triada de Samter)** es la presentación simultánea de asma, pólipos nasales y sensibilidad a ácido acetilsalicílico.

DIAGNÓSTICO

Presentación clínica

Antecedentes familiares

- Los episodios recurrentes de **broncoconstricción reversible son el distintivo del asma.**
- Cuatro **síntomas clásicos** del asma:
  - **Sibilancias** (sonido silbante de timbre alto, por lo general a la espiración) que pueden ser audibles sin estetoscopio.
  - **Tos (por lo general con empeoramiento durante la noche)** que puede ser productiva sin relacionarse con una causa infecciosa.
    - Algunos pacientes tienen sibilancias en raras ocasiones, y en su lugar presentan tos, en especial los niños. Esta es una característica importante que no debe pasarse por alto.

- Las **espirales de Curschmann** son tapones mucosos helicoidales que pueden observarse en el esputo asmático.
  - ◦ **Dificultad respiratoria** o dificultad para respirar.
  - ◦ **Opresión torácica**.
- El **broncoespasmo inducido por ejercicio** puede ser el síntoma de presentación. El asma debe considerarse si un paciente no puede mantener el paso de sus compañeros durante la actividad atlética debido a tos, opresión torácica, dificultad respiratoria o sibilancias.
- Los **despertares nocturnos** con tos o sibilancias pueden ser el síntoma de presentación. Los síntomas nocturnos en un paciente que solo ha tenido síntomas durante el día pueden representar control inadecuado de la enfermedad o progresión de la misma.
- Con frecuencia, los **antecedentes familiares** son notables por la presencia de enfermedades atópicas.
- Los **detonantes** del asma como ejercicio, infecciones virales, detonantes ambientales y humo deben identificarse al obtener la historia clínica.
- La **historia ambiental** debe revisarse con cuidado en busca de exposiciones a alérgenos e irritantes potenciales y debe incluir:
  - ◦ Detalles sobre el entorno domiciliario/laboral/escolar.
  - ◦ Si el paciente tiene un perfil sintomático estacional o perenne.
  - ◦ Exposición a animales.
  - ◦ Antecedentes de tabaquismo.

Exploración física
- Entre exacerbaciones agudas, los pacientes con asma pueden tener una exploración física normal.
- Los signos vitales pueden ser normales, incluso durante una exacerbación aguda. **El incremento de la frecuencia cardiaca y de la frecuencia respiratoria** son las anomalías más frecuentes. La desaturación de oxígeno tiende a ser un signo tardío y puede indicar insuficiencia respiratoria inminente.
- La apariencia general puede ser un indicador importante de la gravedad. **La incapacidad para hablar en oraciones completas, la agitación o el letargo son signos alarmantes** y deben dar lugar a la intervención inmediata.
- La exploración de cabeza, ojos, oídos, nariz y garganta puede mostrar signos de enfermedad alérgica o uso de los músculos accesorios (en especial en niños). **El estridor o las sibilancias que se escuchan mejor en el cuello sugieren un diagnóstico alternativo,** como disfunción de cuerdas vocales (DCV) u obstrucción de vías respiratorias superiores.
- Con frecuencia, la exploración pulmonar demuestra sibilancias polifónicas de timbre alto al final de la espiración con una fase espiratoria prolongada. **En las exacerbaciones graves de asma, pueden no escucharse sibilancias** ("tórax silencioso"), lo que puede indicar insuficiencia respiratoria inminente.
  - ◦ Los estertores o los hallazgos focales sugieren una infección pulmonar que pudo haber desencadenado la exacerbación o, en ausencia de fiebre, pueden representar las secreciones que se suelen encontrar en asmáticos.
  - ◦ La alternancia de los músculos respiratorios es el movimiento paradójico del diafragma con alternancia entre respiración abdominal y torácica. Representa a un paciente agonizante y es más común en niños.
  - ◦ Puede observarse retracción supraesternal, intercostal o subcostal durante una exacerbación, en particular en niños.

Diagnóstico diferencial
- El diagnóstico diferencial de asma en adultos se presenta en la tabla 5-3.
- La **DCV** es la aducción paradójica involuntaria o voluntaria de las cuerdas vocales verdaderas o falsas que ocasiona disnea que puede simular asma.[24]

TABLA 5-3	DIAGNÓSTICO DIFERENCIAL DEL ASMA ADULTA
Enfermedad pulmonar obstructiva crónica (EPOC)	Obstrucción mecánica de las vías respiratorias superiores:
Insuficiencia cardiaca congestiva	Tumor
Embolia pulmonar	Epiglotitis
Traqueomalacia	Disfunción de cuerdas vocales
Eosinofilia pulmonar	Cuerpo extraño
Aspergilosis broncopulmonar alérgica	Apnea obstructiva del sueño
Rinitis alérgica	

- Además de la disnea, a menudo los pacientes se presentan con sensación de asfixia, disfonía y tos.
- El estridor (respiración ruidosa) puede ser inspiratorio, espiratorio o ambos, y se escucha mejor en la laringe.
- Las curvas flujo-volumen de las pruebas de función pulmonar (PFT) pueden demostrar aplanamiento de la curva inspiratoria.
- El diagnóstico definitivo de DCV se realiza mediante visualización directa de las cuerdas vocales que demuestran un movimiento paradójico durante la respiración.
- El tratamiento consiste en terapia del lenguaje. El diagnóstico temprano es importante para evitar un tratamiento innecesario prolongado, y algunos pacientes también pueden beneficiarse con la terapia psiquiátrica.

Valoración diagnóstica

Laboratorio

- El asma es un diagnóstico clínico. No se cuenta con estudios de sangre que sean diagnósticos para asma, aunque suele haber presencia de eosinofilia en sangre periférica.
- La **medición de gases en sangre arterial** puede estar indicada en caso de una exacerbación aguda grave en pacientes con signos de insuficiencia respiratoria progresiva.
  - La mayoría de los pacientes tendrá una **alcalosis respiratoria** aguda por hiperventilación, ya que el paciente se esfuerza por aumentar su ventilación minuto.
  - Un paciente cuyo CO_2 es normal o elevado durante una exacerbación grave está en peligro de insuficiencia respiratoria. Un valor "normal" o creciente representa a un paciente que ya no puede mantener una ventilación minuto elevada y ha comenzado a fatigarse. El monitoreo estrecho es esencial.

Imagen

- Es raro que se requiera una radiografía de tórax (RxT) en el ámbito ambulatorio para un asmático establecido.
- Una RxT de un paciente pediátrico con sibilancias por primera vez puede ser útil si la historia o la exploración física sugieren la posibilidad de aspiración de cuerpo extraño u otro hallazgo atípico.
- En adultos, la RxT tiene utilidad particular en pacientes que se presentan con sibilancias de inicio reciente, tienen otras comorbilidades (p. ej., insuficiencia cardiaca congestiva, enfermedad pulmonar obstructiva crónica [EPOC], o neumonía), o presentan hallazgos focales a la exploración.
- La RxT en asma puede demostrar:
  - Hiperinflación (aplanamiento del diafragma).
  - Tapones mucosos (atelectasias lineales).
  - Estos hallazgos pueden ser indistinguibles de EPOC.

Procedimientos diagnósticos

- La **espirometría** es una prueba fisiológica que mide la función pulmonar. La medición del volumen espiratorio forzado en 1 segundo (VEF_1), la capacidad vital forzada (CVF) y la razón VEF_1/CVF proporciona información esencial para la evaluación de asma.[25]
  - Una **razón VEF_1/CVF reducida** indica obstrucción del flujo aéreo.
  - La gravedad de la limitación del flujo de aire se basa en el **porcentaje del VEF_1 predicho**.
  - Debe evaluarse la **reversibilidad** de la anomalía obstructiva al repetir la espirometría 15 minutos después de la administración de un broncodilatador. Un **incremento de VEF_1 de 12% y por lo menos 200 mL** se considera una respuesta positiva al broncodilatador.
- **Prueba de broncoprovocación:** la inhalación de **metacolina** induce broncoconstricción mediante estimulación directa de los receptores del músculo liso de la vía aérea.[25] La concentración provocadora 20 (CP20) es la dosis de metacolina que provoca un decremento de 20% de VEF_1. **Una CP20 de metacolina de 8 mg/mL o menos se considera una prueba positiva.** Esta es una prueba muy sensible utilizada para descartar asma, aunque no todas las pruebas positivas representan asma.
- Las **pruebas cutáneas para aeroalérgenos** pueden demostrar positividad a aeroalérgenos en asma atópica y es común que sean útiles para guiar la terapia y asesorar sobre cómo eludir los alérgenos.
- A menudo se encuentra **eosinofilia en sangre periférica** y puede ser útil para obtener el fenotipo de pacientes candidatos a biológicos para asma.

TRATAMIENTO

- Los **objetivos a largo plazo** para el manejo del asma incluyen reducción del riesgo y la alteración.
  - **Reducir el riesgo** de morbilidad y mortalidad al:
    - Prevenir exacerbaciones y minimizar las visitas al departamento de urgencias/hospitalizaciones.
    - Prevenir la pérdida permanente de la función pulmonar.
    - Minimizar los efectos colaterales de la farmacoterapia.
  - **Reducir la alteración funcional** al:
    - Prevenir los síntomas del día a día, que incluyen tos, sibilancias y dificultad respiratoria.
    - Minimizar el uso ($\leq$ 2 días/semana) de agonistas β_2 de acción corta (ABAC) para aliviar los síntomas (excluido el pretratamiento para asma inducida por ejercicio).
    - Mantener un grado de actividad normal para minimizar la interrupción del ejercicio y la asistencia escolar/laboral.

Medicamentos

- **ABAC**, como albuterol o levalbuterol, son medicamentos inhalados que funcionan a través de la estimulación de los receptores adrenérgicos β_2 de la vía aérea para relajar el músculo liso respiratorio.
  - Se utilizan en todos los tipos de asma para aliviar los síntomas agudos.
  - También están indicados como pretratamiento en el asma inducida por ejercicio.
- **Los corticoesteroides inhalados (CSI) son la base de la terapia para asma persistente.**
  - Son antiinflamatorios, bloquean la reacción de fase tardía al alérgeno, reducen la hiperrespuesta de la vía aérea e inhiben la migración y activación de las células inflamatorias.
  - Los CSI tienen un inicio de acción de varios días y su **actividad máxima se observa 2-3 semanas después de iniciada la terapia.**
  - Los efectos colaterales locales incluyen disfonía, irritación faríngea y candidiasis oral. El enjuague bucal después de utilizar el inhalador puede ayudar a prevenir la candidiasis.
  - La supresión suprarrenal depende de la dosis, pero el riesgo de supresión suprarrenal sintomática es muy bajo.
  - En niños, los CSI se han relacionado con una ligera reducción de la velocidad de crecimiento. Un estudio demostró una reducción cercana a 1 cm (0.4 pulgada) en la estatura adulta final.[26]

- Los **modificadores de leucotrienos** son medicamentos que alteran la señalización o síntesis de los leucotrienos, los cuales son mediadores inflamatorios lipídicos.
  - Los **antagonistas de los receptores de leucotrienos** (ARLT) (montelukast, zafirlukast y pranlukast) y un **inhibidor de 5-lipoxigenasa** (zileutón) están disponibles en el mercado.
  - Pueden tener eficacia particular en el **asma sensible a ácido acetilsalicílico**, así como en el **asma inducida por ejercicio.**[27]
- Los **estabilizadores de los mastocitos** actúan al prevenir la desgranulación de los mastocitos.
  - En general, son medicamentos menos eficaces y se consideran tratamientos alternativos para asma persistente leve.
  - **Cromolín sódico** y **nedocromil** son ejemplos de estabilizadores de los mastocitos.
- Los **anticolinérgicos** inhiben los receptores colinérgicos muscarínicos y reducen el tono vagal intrínseco de las vías respiratorias, lo que provoca broncodilatación.
  - Por lo general se consideran menos efectivos para tratar los síntomas de asma que los ABAC.
  - Se utilizan con mayor frecuencia en combinación con un ABAC para exacerbaciones moderadas a graves de asma y para quienes no toleran los ABAC (p. ej., taquiarritmias).
- Los **antagonistas muscarínicos de acción corta (AMAC).**
  - Los AMAC como ipratropio, cuando se añaden a ABAC frecuentes, pueden reducir el riesgo de hospitalización en niños con exacerbaciones graves vistas en el departamento de urgencias.[28]
- Los **antagonistas muscarínicos de acción prolongada (AMAP).**
  - Agregar tiotropio a CSI puede beneficiar a los pacientes con asma adulta descontrolada que ya reciben CSI y a los adolescentes que reciben CSI con o sin agonistas β_2 de acción prolongada (ABAP), ya que se ha relacionado con un menor riesgo de exacerbación de asma.[29]
  - La terapia triple con CSI, ABAP y AMAP no se asocia con un menor riesgo de exacerbación de asma en comparación con CSI y ABAP.[29]
- **ABAP** son medicamentos inhalados de acción prolongada que proporcionan broncodilatación hasta por 12 (p. ej., salmeterol y formoterol) o 24 (p. ej., vilanterol) horas.
  - Estudios preliminares sugieren un aumento de la mortalidad relacionada con ABAP, aunque esta parece relacionarse con la monoterapia con ABAP.[30] Cuatro estudios grandes ordenados por Food and Drug Administration (FDA) concluyeron que la terapia de ABAP + CSI no provoca un riesgo mucho mayor de eventos graves relacionados con asma en comparación con la monoterapia con CSI, pero sí produce menos exacerbaciones graves.[31]
  - **Los ABAP no deben utilizarse como monoterapia, sino solo como terapia adyuvante de CSI para controlar el asma.**[32]
- La **teofilina** es un medicamento metilxantina que funciona como inhibidor de fosfodiesterasa y como antagonista del receptor de adenosina para estimular la broncodilatación y reducir la inflamación de la vía aérea.
  - Los niveles séricos de teofilina deben medirse de manera periódica debido a que esta tiene un intervalo terapéutico relativamente estrecho. El objetivo es de 5-15 µg/mL.
  - Los efectos colaterales graves incluyen arritmia cardiaca y convulsiones.
- Los **corticoesteroides sistémicos** se administran por vía parenteral u oral.
  - La principal indicación en asma es el tratamiento de las exacerbaciones moderadas a graves.
  - Algunos pacientes con asma grave pueden requerir corticoesteroides sistémicos crónicos para lograr o mantener el control del asma.
  - Los corticoesteroides sistémicos deben reservarse para las exacerbaciones de asma después de realizado todo esfuerzo por hacer una transición a medicamentos para control a largo plazo.
  - Los efectos colaterales de los corticoesteroides son múltiples e incluyen alteraciones neuropsiquiátricas, ganancia ponderal, intolerancia a la glucosa, mayor susceptibilidad a infecciones, necrosis avascular, retraso del crecimiento e insuficiencia suprarrenal con su uso crónico.
- El **sulfato de magnesio** se administra vía IV. Tiene un efecto sobre el músculo liso, con lo que provoca broncodilatación adicional. El sulfato de magnesio es seguro y se utiliza como terapia adyuvante en pacientes con exacerbaciones graves.[33]

- **Biológicos**
  - **Omalizumab (anti-IgE):**[34] anticuerpo monoclonal humanizado contra IgE humana aprobado por la FDA para pacientes de 6 años de edad o más. Indicado como terapia adyuvante para asma alérgica con sensibilidad demostrada a aeroalérgenos perennes. La dosis se basa en los niveles de IgE y el peso corporal. Se administra cada 2-4 semanas por vía subcutánea.
  - **Mepolizumab (anti-IL-5):**[35] anticuerpo monoclonal humanizado dirigido contra la citocina proeosinofílica IL-5, aprobado por la FDA como terapia adyuvante para pacientes con asma de 6 años de edad o más con un fenotipo eosinofílico y para pacientes con granulomatosis eosinofílica con poliangitis. Es una inyección subcutánea mensual en pacientes con asma grave con un recuento de eosinófilos $\geq$ 150 células/μL al inicio o $\geq$ 300 células/μL durante el año previo.
  - **Reslizumab (anti-IL-5):**[36] anticuerpo monoclonal humanizado dirigido contra la citocina proeosinofílica IL-5. Es un tratamiento adyuvante de mantenimiento para pacientes de 18 años de edad o más con asma eosinofílica grave. Está disponible como preparación IV (dosis 3 mg/kg) administrada cada 4 semanas para pacientes con recuento de eosinófilos sanguíneos $\geq$ 400 células/μL.
  - **Benralizumab (anti-IL-5Rα):**[37] anticuerpo monoclonal que se une a la subunidad α del receptor de IL-5 en los eosinófilos y basófilos, lo que evita la unión de IL-5 y refuerza la citotoxicidad mediada por células dependiente de anticuerpos de estas células. Está indicado para el manejo adyuvante del asma grave en pacientes de 12 años de edad o más con un fenotipo eosinofílico. Benralizumab se administra por vía subcutánea 30 mg cada 8 semanas (las primeras tres dosis son cada 4 semanas).
  - **Dupilumab (anti-IL-4Rα):**[38] anticuerpo monoclonal humanizado que se une a la subunidad IL-4Rα, que inhibe la señalización de IL-4 e IL-13 y reduce la producción de IgE. Dupilumab está indicado como adyuvante en el manejo del asma eosinofílica moderada a grave y para dermatitis atópica en pacientes de 12 años de edad o más, y se administra por vía subcutánea cada 2 semanas.

Manejo del asma

- **Manejo de las exacerbaciones agudas** (véase tabla 5-4)
  - El objetivo del tratamiento es mejorar de inmediato la oxigenación, reducir la obstrucción e inflamación del flujo aéreo, y aliviar los síntomas.
  - Los **antibióticos** no están indicados como rutina para las exacerbaciones, a menos que haya signos o síntomas de infección simultánea.
  - El **sulfato de magnesio** IV (2 g infundidos en 20 minutos) puede brindar cierto beneficio en pacientes con exacerbaciones graves.[39]
- **Manejo a largo plazo**
  - Se recomienda una estrategia escalonada para incrementar la terapia (tabla 5-5).
  - El control del asma debe revaluarse de manera periódica mientras se administra tratamiento y este debe individualizarse según el grado de control (tabla 5-3).
  - La reducción gradual de la terapia debe considerarse cuando el asma ha estado bien controlada durante al menos 3 meses para determinar la cantidad mínima de medicamentos necesarios.
- La necesidad frecuente de **corticoesteroides orales** debe apuntar a una revaluación del manejo terapéutico.
  - La **educación del paciente** es clave para el control a largo plazo del asma.
    - El **monitoreo del flujo máximo** casero puede ser útil para vigilar el control del asma, en especial en pacientes que tienen dificultad para evaluar sus propios síntomas.
    - Los **planes de acción para asma** indican un plan terapéutico escalonado individualizado para cada paciente. Por lo regular, indican los signos de alerta de empeoramiento de los síntomas, como disminución del flujo máximo, junto con una intervención terapéutica.
    - Los **detonantes deben identificarse y reconocerse** para que el paciente sea capaz de implementar controles ambientales dirigidos a reducir las exacerbaciones.
  - Se recomienda la **vacunación anual contra influenza** debido a que los pacientes asmáticos son más susceptibles a complicaciones.

TABLA 5-4 — MANEJO DE LAS EXACERBACIONES AGUDAS DEL ASMA

	Signos y síntomas	FEM inicial (o VEF_1)	Evolución clínica
Leve	Disnea solo con la actividad (evaluar taquipnea en niños pequeños)	FEM ≥ 70% del predicho o récord personal	• Por lo general se cuida en casa • Pronto alivio con ABAC inhalados • Posible ciclo breve de corticoesteroides sistémicos orales
Moderada	La disnea interfiere con la actividad habitual o la limita	FEM 40-69% del predicho o récord personal	• Por lo general requiere una visita al consultorio o al departamento de urgencias • Alivio con ABAC inhalados con frecuencia • CSO; algunos síntomas duran 1-2 días después de iniciado el tratamiento
Grave	Disnea en reposo; interfiere con la conversación	FEM < 40% del predicho o récord personal	• Por lo general requiere una visita al departamento de urgencias y posible hospitalización • Alivio parcial con ABAC inhalados con frecuencia • CSO; algunos síntomas duran >3 días después de iniciado el tratamiento • Las terapias adyuvantes pueden ser útiles
Mortal	Demasiado disneico para hablar; sudoroso	FEM < 25% del predicho o récord personal	• Requiere ingreso al departamento de urgencias/hospitalización; posible UCI • Alivio nulo o mínimo con ABAC inhalados con frecuencia • Corticoesteroides IV • Las terapias adyuvantes son útiles

VEF_1, volumen espiratorio forzado en 1 segundo; UCI, unidad de cuidados intensivos; CSO, corticoesteroide sistémico oral; FEM, flujo espiratorio máximo; ABAC, agonista β_2 de acción corta.

Adaptada de National Institutes of Health. National Heart, Lung, and Blood Institute. National Asthma Education and Prevention Program. Expert Panel Report 3 (EPR-3): Guidelines for the Diagnosis and Management of Asthma. Summary Report 2007. NIH Publication 08-5846. Bethesda, MD. August 2007.

TABLA 5-5	MANEJO ESCALONADO DEL ASMA PARA PACIENTES ≥12 AÑOS					
	Paso 1	Paso 2	Paso 3	Paso 4	Paso 5	Paso 6
	Asma intermitente		Asma persistente: medicamento diario			
Preferido	ABAC PRN	Dosis bajas de CSI	Dosis bajas de CSI + ABAP o dosis intermedias de CSI	Dosis intermedias de CSI + ABAP	Dosis altas de CSI + ABAP	Dosis altas de CSI + ABAP + corticoesteroide oral
Alternativo		Cromolín, ARLT Nedocromil o teofilina	Dosis bajas de CSI + ARLT, teofilina o zileutón	Dosis intermedias de CSI + ARLT, teofilina o zileutón	Considerar omalizumab para pacientes con asma alérgica	Considerar omalizumab para pacientes con asma alérgica

Educación del paciente, control ambiental y manejo de comorbilidades en cada paso.

Pasos 2-4: considerar inmunoterapia con alérgeno SC para pacientes con asma alérgica.

Medicamento de rescate
- ABAC PRN para síntomas — hasta tres tratamientos con intervalos iniciales de 20 minutos. La intensidad del tratamiento depende de la intensidad de los síntomas.
- Considerar un ciclo breve de corticoesteroides orales.
- Aumentar el uso de ABAC o usar > 2 días/semana para aliviar los síntomas (no para prevenir BIE) por lo general indica control inadecuado y la necesidad de incrementar un paso terapéutico.

Nota
- Si se utiliza un tratamiento alternativo y la respuesta es inadecuada, suspenderlo y utilizar el tratamiento preferido antes de seguir al paso siguiente.
- La teofilina requiere monitoreo del nivel de las concentraciones séricas; el zileutón requiere monitoreo de la función hepática.
- Los ABAP no están indicados para el alivio agudo de los síntomas y deben utilizarse en combinación con un CSI.

BIE, broncoconstricción inducida por ejercicio; CSI, corticoesteroide inhalado; ABAP, agonista β_2 de acción prolongada; ARLT, antagonista de los receptores de leucotrienos; ABAC, agonista β_2 de acción corta; PRN, *pro re nata* (cuando sea necesario).

Adaptada de National Institutes of Health. National Heart, Lung, and Blood Institute. National Asthma Education and Prevention Program. Expert Panel Report 3 (EPR-3): Guidelines for the Diagnosis and Management of Asthma. Summary Report 2007. NIH Publication 08-5846. Bethesda, MD. August 2007.

COMPLICACIONES

Estado asmático

- Definido como una exacerbación grave que no responde a ciclos repetidos de terapia β-agonista, como albuterol o levalbuterol inhalados, o epinefrina SC.[40]
- Los pacientes en riesgo de estado asmático son aquellos que reciben corticoesteroides orales, fuman o han sido intubados con anterioridad, quienes han sido admitidos a la unidad de cuidados intensivos en el transcurso del último año y quienes visitan el departamento de urgencias con frecuencia o en fecha reciente.

CONSIDERACIONES ESPECIALES

Asma durante el embarazo

- El control del asma durante el embarazo es variable, y casi un tercio de las mujeres mejora, un tercio de ellas permanece estable y un tercio se deteriora.[41]
- En general, los estudios son tranquilizadores respecto a que los efectos adversos para el embarazo son raros con albuterol y CSI.
- Los objetivos y principios generales del tratamiento del asma son similares a aquellos para pacientes no embarazadas.[42,43]
- Las ventajas de tratar el asma durante el embarazo superan en grado sumo los riesgos potenciales de los medicamentos de control y alivio.[42,43]
- El asma descontrolada aumenta el riesgo para el feto debido a hipoxia materna.
- La revaluación cuidadosa de los medicamentos para el control del asma antes del embarazo y su discusión con la paciente son necesarias para minimizar el riesgo para el feto.

Broncoconstricción inducida por ejercicio (BIE)

- Los pacientes desarrollan síntomas de asma con broncoconstricción durante o después del ejercicio.
- El pretratamiento con ABAC antes del ejercicio es el tratamiento preferido.
- Si el uso de ABAC es frecuente, se recomienda el pretratamiento o el uso diario de ARLT.[44]
- El calentamiento antes del ejercicio también reduce la ocurrencia de BIE.

REFERENCIAS

1. Boulet LP. Diagnosis of asthma in adults. En: Adkinson NF, Bochner B, Burks AW, *et al.*, eds. *Middleton's Allergy: Principles and Practice.* 8th ed. Philadelphia, PA: Elsevier Saunders, 2014: 892–901.
2. National Institutes of Health. National Heart, Lung, and Blood Institute. National Asthma Education and Prevention Program. Expert Panel Report 3 (EPR-3): guidelines for the diagnosis and management of asthma. Summary Report 2007. NIH Publication 08-5846. Bethesda, MD. August 2007. https://www.nhlbi.nih.gov/sites/default/files/media/docs/EPR-3_Asthma_Full_Report_2007.pdf
3. de Nijs SB, Venekamp LN, Bel EH. Adult-onset asthma: is it really different? *Eur Resp J.* 2013;22(127):44–52.
4. Centers for Disease Control and Prevention. Most recent asthma data. 2019. Último acceso 3/22/20. https://www.cdc.gov/asthma/most_recent_data.htm
5. Hill DA, Spergel JM. The atopic march: critical evidence and clinical relevance. *Ann Allergy Asthma Immunol.* 2018;120(2):131–7.
6. Masoli M, Fabian D, Holt S, *et al.* The global burden of asthma: executive summary of the GINA Dissemination Committee report. *Allergy.* 2004;59(5):469–78.
7. Moorman JE, Akinbami LJ, Bailey CM, *et al.* National surveillance of asthma: United States, 2001–2010. *Vital Health Stat 3.* 2012;(35):1–58.
8. To T, Simatovic J, Zhu J, *et al.* Asthma deaths in a large provincial health system. A 10-year population-based study. *Annals Am Thorac Soc.* 2014;11(8):1210–7.
9. Keet CA, Matsui EC, McCormack MC, *et al.* Urban residence, neighborhood poverty, race/ethnicity, and asthma morbidity among children on Medicaid. *J Allergy Clin Immunol.* 2017;140(3):822–7.

10. Holgate ST, Thomas M. Asthma. En: O'Hehir R, Holgate S, Sheikh A, eds. *Middleton's Allergy Essentials.* 1st ed. Philadelphia, PA: Elsevier, 2017.

11. Cianferoni A, Spergel J. The importance of TSLP in allergic disease and its role as a potential therapeutic target. *Expert Rev Clin Immunol.* 2014;10(11):1463–74.

12. Al Selahi EM, Cooke AJ, Kempe E, *et al.* Hypersensitivity disorders. En: Lee G, Stukus D, Yu J, eds. *ACAAI Review for the Allergy & Immunology Boards.* 3rd ed. Arlington Heights, IL: American College of Allergy, Asthma & Immunology, 2016.

13. Mathias RA. Introduction to genetics and genomics in asthma: genetics of asthma. *Adv Exp Med Biol.* 2014;795:125–55.

14. Ramasamy A, Kuokkanen M, Vedantam S, *et al.* Genome-wide association studies of asthma in population-based cohorts confirm known and suggested loci and identify an additional association near HLA. *PLoS One.* 2012;7(9):e44008.

15. Toncheva AA, Potaczek DP, Schedel M, *et al.* Childhood asthma is associated with mutations and gene expression differences of ORMDL genes that can interact. *Allergy.* 2015;70(10):1288–99.

16. Gaffin JM, Kanchongkittiphon W, Phipatanakul W. Perinatal and early childhood environmental factors influencing allergic asthma immunopathogenesis. *Int Immunopharmacol.* 2014;22(1):21–30.

17. Bacharier LB, Cohen R, Schweiger T, *et al.* Determinants of asthma after severe respiratory syncytial virus bronchiolitis. *J Allergy Clin Immunol.* 2012;130(1):91–100.e3.

18. von Mutius E, Vercelli D. Farm living: effects on childhood asthma and allergy. *Nat Rev Immunol.* 2010;10(12):861–8.

19. Kanchongkittiphon W, Mendell MJ, Gaffin JM, *et al.* Indoor environmental exposures and exacerbation of asthma: an update to the 2000 review by the Institute of Medicine. *Environ Health Perspect.* 2015;123(1):6–20.

20. Gaffin JM, Hauptman M, Petty CR, *et al.* Nitrogen dioxide exposure in school classrooms of inner-city children with asthma. *J Allergy Clin Immunol.* 2018;141(6):2249–55.e2.

21. Alexis NE, Carlsten C. Interplay of air pollution and asthma immunopathogenesis: a focused review of diesel exhaust and ozone. *Int Immunopharmacol.* 2014;23(1):347–55.

22. Castro-Rodriguez JA, Holberg CJ, Wright AL, *et al.* A clinical index to define risk of asthma in young children with recurrent wheezing. *Am J Respir Crit Care Med.* 2000;162(4 Pt 1):1403–6.

23. Alvarez GG, Schulzer M, Jung D, *et al.* A systematic review of risk factors associated with near-fatal and fatal asthma. *Can Respir J.* 2005;12(5):265–70.

24. Matrka L. Paradoxic vocal fold movement disorder. *Otolaryngol Clin North Am.* 2014;47(1):135–46.

25. Miller MR, Hankinson J, Brusasco V, *et al.* Standardisation of spirometry. *Eur Respir J.* 2005;26(2):319–38.

26. Loke YK, Blanco P, Thavarajah M, *et al.* Impact of inhaled corticosteroids on growth in children with asthma: systematic review and meta-analysis. *PloS One.* 2015;10(7):e0133428.

27. de Benedictis FM, Vaccher S, de Benedictis D. Montelukast sodium for exercise-induced asthma. *Drugs Today (Barc).* 2008;44(11):845–55.

28. Griffiths B, Ducharme FM. Combined inhaled anticholinergics and short-acting β₂-agonists for initial treatment of acute asthma in children. *Cochrane Database Syst Rev.* 2013(8):CD000060.

29. Sobieraj DM, Baker WL, Nguyen E, *et al.* Association of inhaled corticosteroids and long-acting muscarinic antagonists with asthma control in patients with uncontrolled, persistent asthma: a systematic review and meta-analysis. *JAMA.* 2018;319(14):1473–84.

30. Cazzola M, Page CP, Rogliani P, *et al.* β₂-agonist therapy in lung disease. *Am J Respir Crit Care Med.* 2013;187(7):690–6.

31. Busse WW, Bateman ED, Caplan AL, *et al.* Combined analysis of asthma safety trials of long-acting β₂-agonists. *N Engl J Med.* 2018;378(26):2497–505.

32. Tovey D. Asthma challenges: the place of inhaled long-acting β-agonists. *Cochrane Database Syst Rev.* 2010;2011:ED000002.

33. Song WJ, Chang YS. Magnesium sulfate for acute asthma in adults: a systematic literature review. *Asia Pac Allergy.* 2012;2(1):76–85.

34. Humbert M, Busse W, Hanania NA, *et al.* Omalizumab in asthma: an update on recent developments. *J Allergy Clin Immunol Pract.* 2014;2(5):525–36.e1.

35. Bel EH, Wenzel SE, Thompson PJ, *et al.* Oral glucocorticoid-sparing effect of mepolizumab in eosinophilic asthma. *N Engl J Med.* 2014;371(13):1189–97.

36. Castro M, Zangrilli J, Wechsler ME, *et al.* Reslizumab for inadequately controlled asthma with elevated blood eosinophil counts: results from two multicentre, parallel, double-blind, randomised, placebo-controlled, phase 3 trials. *Lancet Respir Med.* 2015;3(5):355–66.

37. Bleecker ER, FitzGerald JM, Chanez P, *et al.* Efficacy and safety of benralizumab for patients with severe asthma uncontrolled with high-dosage inhaled corticosteroids and long-acting β₂-agonists (SIROCCO): a randomised, multicentre, placebo-controlled phase 3 trial. *Lancet.* 2016;388(10056):2115–27.

38. Wenzel S, Ford L, Pearlman D, *et al.* Dupilumab in persistent asthma with elevated eosinophil levels. *N Engl J Med.* 2013;368(26):2455–66.

39. Kew KM, Kirtchuk L, Michell CI. Intravenous magnesium sulfate for treating adults with acute asthma in the emergency department. *Cochrane Database Syst Rev.* 2014(5):CD010909.

40. Shah R, Saltoun CA. Chapter 14: acute severe asthma (status asthmaticus). *Allergy Asthma Proc.* 2012;33(suppl 1):47–50.

41. McCallister JW. Asthma in pregnancy: management strategies. *Curr Opin Pulm Med.* 2013; 19(1):13–17.

42. Murphy VE, Gibson PG. Asthma in pregnancy. *Clin Chest Med.* 2011;32(1):93–110, ix.

43. Alqalyoobi S, Zeki AA, Louie S. Asthma control during pregnancy: avoiding frequent pitfalls. *Consultant.* 2017;57(11):662–5.

44. Parsons JP, Hallstrand TS, Mastronarde JG, *et al.* An official American Thoracic Society clinical practice guideline: exercise-induced bronchoconstriction. *Am J Respir Crit Care Med.* 2013;187(9):1016–27.

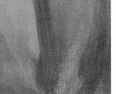

Asma ocupacional

6

Kelsey Ann Childs Moon y Maya Jerath

PRINCIPIOS GENERALES

Definición

- El asma ocupacional (AO) se define como la limitación variable del flujo aéreo o hiperrespuesta bronquial causadas por exposiciones en el sitio de trabajo.
- El AO también incluye al asma preexistente que empeora al exponerse en el sitio de trabajo.
- Hay dos tipos de AO:
  - **AO inducida por sensibilizador,** antes conocida como AO latente.
  - **AO inducida por irritante,** antes conocida como AO no latente.

Clasificación

AO inducida por sensibilizador

- Los síntomas de asma ocurren tras un **periodo de latencia** de meses o años después de la exposición inicial a una sustancia sensibilizadora en el sitio laboral.
- Después de que el paciente se ha sensibilizado, la reacción en la vía aérea comienza a desarrollarse a grados menores al sensibilizador que el grado tolerable previo. **Por lo regular, esta es una reacción mediada por inmunidad.**
- Diferentes tipos de sensibilizadores se clasifican por tamaño:
  - **Peso molecular alto (PMA):** agentes > 10 kD, **con frecuencia proteínas inhaladas.**
  - **Peso molecular bajo (PMB):** agentes < 10 kD, **químicos formadores de haptenos.**

AO inducida por irritante

- La exposición a cantidades grandes de un irritante puede provocar **síndrome de disfunción reactiva de la vía aérea (SDRVA).**
- **No hay un periodo latente** y los síntomas de asma ocurren dentro de las 24 horas siguientes a la exposición a la sustancia irritante.
- El caso típico es un accidente ocupacional que provoca la exposición a cantidades inusualmente altas del irritante.
- **El diagnóstico no puede hacerse en pacientes con asma preexistente.**

Epidemiología

- Se estima que 15–25% del asma adulta *de novo* se debe a asma relacionada con el trabajo.[1,2]
- En Estados Unidos, 2.7 millones de personas podrían tener asma causada o exacerbada por las condiciones del sitio de trabajo.[3]
- Hasta 48% de los adultos con asma actual tiene síntomas relacionados con el trabajo.[4]
- La prevalencia de AO es difícil de evaluar debido a que no hay muchos estudios prospectivos. Además, las definiciones de AO son variables, lo cual dificulta reunir datos sobre la incidencia de la enfermedad.[1]
- Profesiones relacionadas con AO:
  - Personas que manipulan animales.
  - Panaderos y molineros.
  - Profesionales de servicios de salud.

- ○ Estilistas.
- ○ Carpinteros y ebanistas.
- ○ Trabajadores de la industria textil.

Fisiopatología

Hay más de 250 agentes identificados como causas de AO. En la tabla 6-1 se listan los alérgenos comunes relacionados que ocasionan AO.[5]

TABLA 6-1	AGENTES RELACIONADOS CON ASMA OCUPACIONAL		
Mecanismo	**Tipo de agente**	**Agente causal**	**Profesiones**
Inmunológico dependiente de IgE	Agentes PMA	Orina, pelo, caspa, suero de animales	Trabajadores de laboratorio, veterinarios
		Harina de cereales y soya	Panaderos, molineros
		Enzimas:	
		α-amilasa, celulasa	Panaderos, trabajadores farmacéuticos
		Papaína, pepsina	Trabajadores farmacéuticos y alimenticios
		Derivados de *Bacillus subtilis, Aspergillus*	Trabajadores de la industria de detergentes
		Gomas (acacia, guar)	Impresores, fabricantes de alfombras, estilistas
		Psyllium	Trabajadores farmacéuticos, enfermería
		Proteínas de huevo	Trabajadores en el procesamiento del huevo
		Semillas —de algodón, lino, linaza	Panaderos, productores de aceites
		Ácaros por almacenamiento	Agricultores, trabajadores del almacenamiento de granos
		Látex	Trabajadores de servicios de salud, obreros
Inmunológico dependiente de IgE (con frecuencia haptenos)	Químicos de PMB	Anhídridos de ácido: ftálico, trimelítico	Trabajadores de la industria de plásticos, resina epóxica
		Sales de platino	Trabajadores de refinerías de platino
		Tintes reactivos	Trabajadores textiles y de tinturas
		Sales persulfato	Estilistas

(continúa)

TABLA 6-1 AGENTES RELACIONADOS CON ASMA OCUPACIONAL (*continuación*)

Mecanismo	Tipo de agente	Agente causal	Profesiones
Inmunológico	Químicos de PMB	Diisocianatos, tolueno, metileno difenil, hexametileno	Trabajadores de la industria de poliuretano, fundiciones, pintores
		Cedro rojo occidental-ácido plicático	Trabajadores de aserraderos, carpinteros
		Aminas	Fotógrafos, trabajadores de goma laca, químicos
		Colofonía	Trabajadores de electrónicos, soldadores
No inmunológico (efecto tóxico)	Químicos/ irritantes de PMB	Cloro	Trabajadores de la industria química y de celulosa
		Dióxido de azufre	Mineros, trabajadores de la industria de pirita
		Amoniaco	Pintores con aerosol, trabajadores químicos
		Gases de sodio	Limpiadores, trabajadores químicos
		Humo	Bomberos, policías
		Diisocianatos	Pintores con aerosol, trabajadores de la industria de poliuretano

PMA, peso molecular alto; PMB, peso molecular bajo.

AO inducida por sensibilizador

- Sensibilizador de PMA
  - Las proteínas o glicoproteínas actúan **como antígenos en un mecanismo mediado por IgE**. En ocasiones, el alérgeno puede caracterizarse. Sin embargo, varios sensibilizadores son difíciles de identificar.[1]
  - Esta respuesta mediada por IgE provoca una **patología similar a la encontrada en el asma no ocupacional** (véase cap. 5), con engrosamiento de la pared bronquial, infiltración eosinofílica secundaria, hipertrofia del músculo liso, proliferación fibroblástica del subepitelio y obstrucción de la vía aérea.
- Sensibilizador de PMB
  - Los sensibilizadores de PMB pueden causar AO a través de **mecanismos mediados por IgE y no mediados por ella.**
  - Los sensibilizadores de PMB pueden formar **haptenos con las proteínas del huésped y dirigir la expresión de IgE.**
  - Los procesos mediados por células pueden provocar algunos de los mecanismos inmunológicos contra los sensibilizadores de PMB.

AO inducida por irritante

- En contraste con la AO inducida por sensibilizador, la AO inducida por irritante se produce por **efectos tóxicos directos** de estos agentes sobre los tejidos de las vías respiratorias (véase tabla 6-1 para una lista de agentes irritantes comunes).
- Debido a que estas reacciones **no están mediadas por inmunidad**, la exposición previa no es necesaria para inducir patología.
- La exposición a grandes cantidades de agentes irritantes puede provocar una cascada de eventos que implican la respuesta inmune no adaptativa.
- Al inicio hay una **lesión de las células epiteliales bronquiales** que causa la liberación de mediadores inflamatorios e inflamación neurogénica. Ocurre activación inespecífica de los macrófagos con desgranulación de mastocitos.

Factores de riesgo

- El factor de riesgo más importante es el **grado y duración de la exposición** a los agentes capaces de causar AO. Las concentraciones altas y la larga duración tienen una mayor probabilidad de desarrollar AO.
- La **atopia** es un factor de riesgo para alérgenos de PMA.
- Los pacientes que desarrollan **rinitis o conjuntivitis ocupacional** tienen más riesgo de desarrollar AO.
- La incidencia de AO tiene una variación geográfica. Sustancias similares en diferentes partes del mundo se relacionan con diferentes tasas de AO. Esto puede deberse a la variación en la exposición, coexposiciones y el reconocimiento de la enfermedad.
- **Tabaquismo.**

Prevención

- Los esfuerzos de prevención primaria deben enfocarse en implementar **intervenciones que reduzcan la exposición** a los agentes causales conocidos de AO.[1]
- En sitios donde hay sensibilizadores conocidos, los casos nuevos de AO pueden reducirse al limitar la exposición ambiental a sensibilizadores PMA e identificar a los pacientes con síntomas alérgicos ocupacionales nuevos.

DIAGNÓSTICO

Presentación clínica

- Los pacientes se presentan con síntomas de asma que incluyen disnea, sibilancias, opresión torácica y tos.
- A menudo, los síntomas de rinitis y conjuntivitis precederán al desarrollo del asma.
- En AO, estos **síntomas deben relacionarse con una exposición laboral** a un agente causal conocido de AO.
- La historia debe incluir detalles sobre la **historia ocupacional** y todos los trabajos previos realizados. Debe preguntarse al paciente sobre el uso de **equipo de protección**.
- Los antecedentes adicionales ayudarán a diferenciar AO del asma que no se relaciona con el trabajo, la disfunción de cuerdas vocales y la neumonitis por hipersensibilidad.

Diagnóstico diferencial

Además de otras enfermedades que pueden enmascararse como asma, deben considerarse otras enfermedades respiratorias junto con AO.

- Por lo general, la **neumonitis por hipersensibilidad** puede distinguirse de AO mediante los hallazgos radiográficos, que con frecuencia indican nodularidad en vidrio esmerilado, y las pruebas de función pulmonar (PFP), que muestran la enfermedad restrictiva típica.
- La **bronquiolitis obliterante** ("pulmón de palomitas de maíz") se ha vinculado con la exposición a diacetilo en el sitio laboral.

Valoración diagnóstica

- La limitación reversible de las vías respiratorias debe documentarse por espirometría o reto de reactividad bronquial con histamina, manitol o metacolina (descrito en cap. 8).
  - Metacolina[6]
    - PC_{20} (concentración de metacolina que induce un decremento de 20% del volumen espiratorio forzado en un segundo [FEV_1]) < 16 mg/mL basal: sensibilidad 80%, especificidad 47%, valor predictivo positivo (VPP) 36%, valor predictivo negativo (VPN) 86%.
    - $PC_{20} < 16$ mg/mL en el trabajo —sensibilidad 98%, especificidad 39%, VPP 44%, VPN 97%.
  - Manitol[7]
    - Pacientes que presentan sibilancias, opresión torácica y disnea durante el día y la noche: sensibilidad 62%, especificidad 90%, VPP 14%, VPN 99%.
    - Cualquier síntoma listado antes: sensibilidad 24%, especificidad 95%, VPP 73%, VPN 71%.
- Además de establecer la presencia de obstrucción reversible de las vías respiratorias, el diagnóstico de AO debe confirmarse por la evidencia de **empeoramiento de los síntomas relacionado con el trabajo**.
- Los datos objetivos que pueden utilizarse para asociar la exposición laboral con AO incluyen espirometría, flujo máximo y pruebas inmunológicas.
- Con frecuencia se utiliza la **espirometría seriada o la tasa de flujos espiratorios máximos** (TFEM) para demostrar empeoramiento temporal de la obstrucción de las vías respiratorias después de exposiciones laborales.
  - Esta estrategia se limita por el apego del paciente, pero cuando se utiliza de modo correcto, tiene sensibilidad y especificidad elevadas.
  - Por lo regular, un paciente con sospecha de AO registrará tasas de flujo seriadas durante 2-4 semanas.
  - Es ideal que el paciente mida la TFEM cuatro veces al día: por la mañana, a medio turno, después del trabajo y antes de dormir.
  - Una de estas semanas incluye una semana fuera del trabajo.
  - Es común que los pacientes con AO muestren el siguiente patrón:[1]
    - Empeoramiento del flujo máximo a medida que el día progresa, con mejora durante el fin de semana.
    - Empeoramiento progresivo del flujo máximo a medida que progresa la semana laboral.
    - Mejoría de los flujos máximos durante la semana fuera del trabajo o durante las vacaciones.
- Puede utilizarse una prueba de **reto inhalatorio específico (SIC,** por sus siglas en inglés) para demostrar obstrucción reversible de la vía aérea después de la exposición a un sensibilizador específico.
  - Durante un SIC, se expone al paciente a un sensibilizador específico en un ambiente controlado.
  - Esto permite al médico identificar una relación causal directa entre el sensibilizador y la obstrucción de la vía aérea.
  - El AO es muy poco probable si la hiperrespuesta de la vía aérea está ausente en presencia de la exposición continua al agente agresor.[8]
  - Considerado el **estándar de oro en el diagnóstico de AO mediada por IgE**.
  - La evaluación se encuentra limitada por la necesidad de personal capacitado y equipo de emergencia.
  - El **recuento de eosinófilos en esputo** es útil en el diagnóstico de AO durante un SIC. Su utilidad se limita por la falta de disponibilidad de la inducción y el procesamiento del esputo.[8]
  - El recuento de eosinófilos en sangre no es un sustituto confiable para el recuento de eosinófilos en esputo.
  - Un decremento de PC_{20} de por lo menos el triple o un incremento $> 3\%$ del recuento de eosinófilos en esputo tienen sensibilidad de 84%, especificidad de 74%, VPN de 91%.[8]
- La **valoración inmunológica** puede establecer sensibilización a un sensibilizador particular.
  - Esta tiene un **elevado valor predictivo negativo**, que indica que si un paciente tiene una prueba negativa a un sensibilizador que se sabe es un sensibilizador relacionado con el trabajo, entonces es probable que el paciente no tenga AO.
  - Es más útil para sensibilizadores de PMA, ya que la valoración depende de una reacción mediada por IgE.
  - La demostración de sensibilización no necesariamente establece que el agente evaluado sea responsable de los síntomas respiratorios del paciente (puede ser necesario un SIC).
- Un flujo simplificado del proceso diagnóstico para AO se presenta en la figura 6-1.

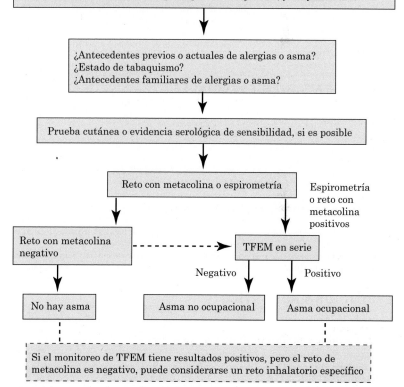

Historia clínica

¿Tos? ¿Sibilancias? ¿Estornudos? ¿Rinorrea? ¿Congestión? ¿Prurito ocular, lagrimeo?

¿Desarrolla síntomas durante el día o la semana?

¿Qué labores realiza en el trabajo y a qué agentes o materiales está expuesto?

¿Ha tenido una exposición recurrente con síntomas recurrentes, o una sola exposición masiva?

¿Sus síntomas mejoran en sus días de descanso o vacaciones?

¿Alguien más en su trabajo tiene síntomas similares?

Describa su sitio de trabajo a detalle, incluido el tipo de ventilación.

¿Ha habido algún cambio reciente de procedimientos en el trabajo?

¿Utiliza equipo de protección? ¿Siempre está disponible, y le ajusta bien?

↓

¿Antecedentes previos o actuales de alergias o asma?
¿Estado de tabaquismo?
¿Antecedentes familiares de alergias o asma?

↓

Prueba cutánea o evidencia serológica de sensibilidad, si es posible

↓

Reto con metacolina o espirometría

Espirometría o reto con metacolina positivos

Reto con metacolina negativo - - - - - - → TFEM en serie

Negativo   Positivo

No hay asma   Asma no ocupacional   Asma ocupacional

Si el monitoreo de TFEM tiene resultados positivos, pero el reto de metacolina es negativo, puede considerarse un reto inhalatorio específico

FIGURA 6-1 Algoritmo para el diagnóstico de asma ocupacional. Una tasa del flujo espiratorio máximo (TFEM) promedio que se reduce de modo consistente < 20% con mejoría lejos del trabajo es diagnóstica para asma ocupacional.

TRATAMIENTO

- El tratamiento más importante y de primera elección para AO inducida por sensibilizador es el **retiro del paciente del ambiente laboral.**
- El tratamiento farmacológico de AO es el mismo que para el asma que no se relaciona con el trabajo, utilizándose los mismos lineamientos terapéuticos y control sintomático que en este.
  - ○ El tratamiento farmacológico es la terapia de segunda elección después del retiro del ambiente laboral.
  - ○ **Los pacientes expuestos de manera continua a un sensibilizador pese al uso óptimo de medicamentos tienen una mala evolución debido a la remodelación crónica de las vías respiratorias.**
  - ○ La inmunoterapia con alérgenos es una opción terapéutica para AO por sensibilizador de PMA que también ha demostrado una reacción mediada por IgE (p. ej., animales de laboratorios, látex e himenópteros). Estos son estudios pequeños y la inmunoterapia conlleva un riesgo de reacciones sistémicas.[9]
  - ○ El uso de omalizumab en una cohorte pequeña de 10 pacientes con sensibilización a un agente de PMB o PMA demostró mejorar los síntomas de asma con exposición disminuida al agente sensibilizador.[10]
- Los pacientes con AO inducida por irritante no necesitan ser retirados del ambiente laboral; simplemente se deben tomar medidas para **prevenir un mayor grado de exposición.**

CONSIDERACIONES ESPECIALES

- Las consecuencias socioeconómicas de ser diagnosticado con AO pueden tener efectos duraderos sobre el paciente.
- Una vez que el paciente ha dejado de trabajar en el sitio detonante, es posible que se le dificulte encontrar un nuevo empleo. Esto puede provocarle depresión al momento de enfrentar las obligaciones financieras.
- En este caso, el médico especialista tiene la obligación de avalar que reúne los requisitos para obtener compensaciones laborales o una cobertura por discapacidad.

MONITOREO/SEGUIMIENTO

- Debe mantenerse el monitoreo estrecho en aquellos pacientes que han sido retirados de la exposición al agente sensibilizador para resolver los síntomas o su persistencia.
- Si los pacientes no pueden dejar el sitio laboral, quizá esté indicado un monitoreo más frecuente, y el paciente debe comprender que los síntomas pueden empeorar con la exposición continua.

EVOLUCIÓN/PRONÓSTICO

- La evolución de los pacientes con AO depende del cese de la exposición al agente detonante, la duración de la exposición previa al cese y la gravedad de los síntomas durante la exposición.[1]
- Si el paciente ya no está expuesto al agente ofensor, los síntomas de asma pueden persistir años después de la exposición en casi 70% de los pacientes.[11]
- La exposición continua al agente ocupacional detonante puede provocar una exacerbación fatal del asma.[12]

REFERENCIAS

1. Dykewicz M. Occupational asthma: current concepts in pathogenesis, diagnosis and management. *J Allergy Clin Immunol.* 2009;123:519–28.
2. Bernstein IL, Chang-Yeung M, Malo J-L, *et al.*, eds. *Asthma in the Workplace.* New York, NY: Marcel Dekker, 1993.
3. *Sheehan* WJ, Gaffin JM, Peden DB, *et al.* Advances in environmental and occupational disorders in 2016. *J Allergy Clin Immunol.* 2017;140:1683–92.
4. Dodd KE, Mazurek JM. Asthma among employed adults, by industry and occupation—21 states, 2013. *MMWR Morb Mortal Wkly Rep.* 2016;65:1325–31.
5. Malo JL, Chang-Yeung M. Agents causing occupational asthma. *J Allergy Clin Immunol.* 2009;123:545–50.
6. Pralong JA, Lemiere C, Rochat T, *et al.* Predictive value of nonspecific bronchial responsiveness in occupational asthma. *J Allergy Clin Immunol.* 2015;137:412–6.
7. de Menezes MB, Ferraz E, Brannan JD, *et al.* The efficacy and safety of mannitol challenge in a workplace setting for assessing asthma prevalence. *J Asthma.* 2018;55:1278–85.
8. Racine G, Castano R, Cartier A, *et al.* Diagnostic accuracy of inflammatory markers for diagnosing occupational asthma. *J Allergy Clin Immunol Pract.* 2017;5:1371–7.
9. Moscato G, Pala G, Sastre J. Specific immunotherapy and biological treatments for occupational allergy. *Curr Opin Allergy Clin Immunol.* 2014;14(6):576–81.
10. Lavaud F, Bonniaud P, Dalphin JC, *et al.* Usefulness of omalizumab in ten patients with severe occupational asthma. *Allergy.* 2013;68:813–5.
11. Rachiotis G, Savani R, Brant A, *et al.* Outcome of occupational asthma after cessation of exposure: a systematic review. *Thorax.* 2007;62(2):147–52.
12. Ortega HG, Kreiss K, Schill DP, *et al.* Fatal asthma from powdering shark cartilage and review of fatal occupational asthma literature. *Am J Ind Med.* 2002;42(1):50–4.

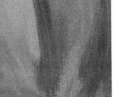

Neumonitis por hipersensibilidad

7

Zhen Ren y Andrew L. Kau

PRINCIPIOS GENERALES

Definición

- La neumonitis por hipersensibilidad (NH), antes llamada **alveolitis alérgica extrínseca**, es ocasionada por una **reacción inmune inapropiada a antígenos inhalados**, que provoca síntomas respiratorios y sistémicos.
- El diagnóstico se basa en los antecedentes de exposición a antígenos, las características clínicas, los hallazgos radiológicos y laboratoriales y, en ocasiones, los hallazgos histopatológicos.
- La NH es un síndrome complejo cuya presentación clínica y progresión patológica pueden variar en grado sumo entre pacientes. Puede simular otras enfermedades pulmonares parenquimatosas difusas, como sarcoidosis y fibrosis pulmonar idiopática (FPI).

Clasificación

- De manera clásica, la NH se clasifica como aguda, subaguda y crónica con base en la presentación clínica de cada paciente (véase la sección Presentación clínica).
- Puede ser difícil distinguir entre las tres formas del síndrome, y no constituyen necesariamente etapas de un solo proceso patológico, ya que los pacientes con NH aguda no siempre progresan a enfermedad crónica, y aquellos que se presentan con la forma crónica pueden no haber tenido una presentación aguda.[1]

Epidemiología

- La NH es una enfermedad rara, con una prevalencia estimada a 1 año de 1.67-2.71 y una incidencia de 1.28-1.94/100 000 personas.[2]
- El factor de riesgo principal para desarrollar NH es la **exposición a partículas y compuestos químicos orgánicos inhalados.** El contacto con pájaros (p. ej., pichones, pericos), humidificadores, madera enmohecida y otros entornos también puede aumentar el riesgo (véase tabla 7-1).[3] La NH es más común en agricultores ("pulmón de agricultor").
- Se sabe que ocurren brotes esporádicos de NH y se relacionan con exposiciones laborales y estacionales.
- Los **factores genéticos** también se han postulado como factores que influyen sobre la susceptibilidad a NH.
- El tabaquismo se ha relacionado con un riesgo disminuido para desarrollar NH. Sin embargo, cuando la NH ocurre en fumadores, se asocia con una evolución clínica más grave y una peor tasa de supervivencia.[4]

Etiología

- Hay una amplia gama de antígenos que pueden causar NH. Estos antígenos se encuentran en varios lugares, como el sitio laboral, el hogar y sitios recreativos (véase tabla 7-1).[3] **La mayoría de los antígenos es orgánica**, pero algunos compuestos químicos de bajo peso molecular pueden formar haptenos con la albúmina sérica para crear una partícula antigénica.[5]
- Las partículas inhaladas deben tener un tamaño pequeño (< 5 μm) para alcanzar el parénquima pulmonar y desencadenar una respuesta inmune.
- Los agentes causales de NH continúan en aumento a medida que cambian las prácticas sociales.

TABLA 7-1	EJEMPLOS DE AGENTES ETIOLÓGICOS DE NEUMONITIS POR HIPERSENSIBILIDAD	
Enfermedad	**Origen ambiental**	**Antígeno**
Pulmón de agricultor	Heno y granos mohosos	Actinomicetos termófilos, como *Saccharopolyspora rectivirgula*
Pulmón del aficionado a los pájaros	Pichones, pericos	Suero, desechos y proteínas de plumas de aves
Bagazosis	Caña de azúcar mohosa	*Thermoactinomyces sacchari, Tylenchorhynchus vulgaris*
Pulmón del vitivinicultor	Uvas mohosas	*Botrytis cinerea*
Pulmón del cafetalero	Polvo del grano de café	Desconocido
Pulmón del tabacalero	Plantas de tabaco	*Aspergillus* spp.
Fiebre por humidificador	Reservorios de humidificadores, aire acondicionado, acuarios	Actinomicetos termófilos, como *Klebsiella oxytoca, Naegleria gruberi, Acanthamoeba* spp.
Pulmón por hidromasaje	Vapor, techos y tuberías mohosos	Complejo *Mycobacterium avium, Cladosporium* spp.
Pulmón del laboratorista	Ratas de laboratorio	Proteínas del suero, piel y orina de rata
Enfermedad del trabajador de la malta	Cebada mohosa	*Aspergillus clavatus, Aspergillus fumigatus*
Neumonitis por aserrín	Aserrín de roble, cedro, caoba, pino	*Alternaria* spp., *Bacillus subtilis*
Pulmón del químico		Diisocianato de difenilmetano, diisocianato de tolueno, entre otros

Adaptada de Hirschmann JV, Pipavath SN, Godwin JD. Hypersensitivity pneumonitis: a historical, clinical, and radiologic review. *Radiographics*. 2009;29:1921-38.

Fisiopatología

- NH es una enfermedad inflamatoria mediada por inmunidad del parénquima pulmonar con posible mediación de la inmunidad celular y por anticuerpos.
  - La respuesta inmune al antígeno incitante puede causar la **expresión de anticuerpos**, que provoca la formación de inmunocomplejos (hipersensibilidad tipo III).
    - Los títulos altos de anticuerpos séricos precipitantes contra un antígeno incitante específico pueden provocar la fijación del complemento.
    - La presencia de anticuerpos precipitantes contra un antígeno específico es un marcador diagnóstico importante para NH.
  - Es probable que los **mecanismos mediados por células** (hipersensibilidad tipo IV) también contribuyan.
    - La fijación del complemento provoca el reclutamiento de las células inflamatorias, incluidos linfocitos y macrófagos.
    - Una vez presentes en el tejido pulmonar, se cree que estas células inmunológicas secretan citocinas manipuladas por Th1, incluido interferón-γ, que promueven la persistencia de la inflamación y la formación de granulomas.

- La genética también influye sobre el desarrollo de NH. Los alelos del complejo mayor de histocompatibilidad clase II (CMH clase II) y los polimorfismos de los genes relacionados con el telómero, así como otros genes, se han implicado en la patogenia de NH.

Prevención

- La NH puede prevenirse al reducir la exposición a los agentes causales y utilizar equipo de protección.
- La **reducción de antígenos** se enfoca en la eliminación de partículas antigénicas en el ambiente.
  ○ Mojar la composta antes de manipularla reduce la dispersión de las esporas de actinomicetos.
  ○ Utilizar antimicrobianos mientras se procesa la caña de azúcar reduce el crecimiento de moho.
- El **diseño de las instalaciones** puede reducir la probabilidad de contaminar el ambiente laboral.
  ○ La humedad tiene un papel importante en el sobrecrecimiento microbiano en interiores.
  ○ La humedad en los edificios debe mantenerse por debajo de 60%, las alfombras deben evitarse en áreas húmedas y el agua en los sistemas de ventilación no debe recircular.
- **Dispositivos protectores:** en circunstancias en que es imposible eliminar por completo los antígenos ambientales, deben utilizarse controles, como respiradores.[6]

DIAGNÓSTICO

- El diagnóstico se basa en la historia de exposiciones, la presentación clínica y los hallazgos radiográficos y fisiológicos. El lavado bronquioalveolar (LBA) y la biopsia pulmonar son herramientas útiles para apoyar el diagnóstico de NH o descartar otras enfermedades potenciales.
- Identificar el agente causal tiene importancia particular para prevenir la exposición continua.

Presentación clínica

A pesar de la diversidad de los agentes inhalados que pueden causar NH, hay varias enfermedades que se presentan con síntomas similares, lo que sugiere que pueden compartir características patogénicas.

- **NH aguda:** por lo general, esta forma ocurre en las siguientes 4-6 h de la exposición. Es la forma más reconocible de NH y se presenta con **fiebre, escalofríos, tos y disnea**. Los síntomas duran horas o días y pueden confundirse con una enfermedad viral o bacteriana. Con frecuencia, la exploración física revela taquipnea y crepitaciones inspiratorias finas, en especial en las bases pulmonares; es raro escuchar sibilancias.
- **NH subaguda:** esta se caracteriza por un **inicio más gradual de fiebre de bajo grado, tos, disnea progresiva, fatiga y, en ocasiones, anorexia y pérdida ponderal**. Esto puede superponerse con episodios agudos. La exploración revela taquipnea, estertores crepitantes y, a veces, cianosis. Al igual que la NH aguda, es usual que sea reversible al retirar el antígeno detonante.
- **NH crónica:** a menudo, esta forma ocurre después de la exposición a un antígeno durante un periodo prolongado. Se presenta con un **inicio insidioso** durante un periodo de meses o años, con **tos progresiva, disnea, fatiga y pérdida ponderal**. La exploración puede revelar cianosis y acropaquia, que, si se observa, sugiere un mal pronóstico. Es común que esta forma sea discapacitante y **es usual que sea irreversible**.[5] Los pacientes con NH crónica pueden desarrollar empeoramiento agudo de sus síntomas y superponerse con NH aguda.

Diagnóstico diferencial

- Además de la NH, hay numerosas enfermedades que se relacionan con la inhalación de agentes orgánicos. Inclusive, otros síndromes tienen características clínicas o histológicas similares a NH.
- **Fiebre por inhalación** (p. ej., fiebre por gases de metales): ocurre unas cuantas horas después de inhalar la sustancia; se caracteriza por fiebre, malestar general, mialgias y cefalea, sin síntomas pulmonares significativos. Es autolimitada (por lo general en 24 h) sin efectos a largo plazo.[7]
- **Síndrome tóxico por polvo orgánico (STPO):** es una reacción a antígenos inhalados que ocurre alrededor de 6 h después de la exposición a **micotoxinas o endotoxinas** producidas por microorganismos encontrados en heno y granos mohosos y materiales textiles contaminados. Es

más común en agricultores que la NH. Los síntomas y hallazgos incluyen fiebre, mialgias, tos y disnea. En ocasiones, la evaluación adicional documenta leucocitosis, opacidades difusas en RxT y función pulmonar normal o restricción leve con capacidad de difusión de los pulmones para monóxido de carbono (DLCO, por sus siglas en inglés) disminuida. Cabe destacar que con STPO, las precipitinas séricas son negativas, y no se presentan secuelas a largo plazo.[8]

* **Enfermedad pulmonar obstructiva:** tanto el asma como la bronquitis crónica son **mucho más comunes que la NH** (véase cap. 5). Se piensa que la bronquitis crónica comparte algunas características patológicas con la NH.

* **Sarcoidosis:** tanto la NH como la sarcoidosis muestran linfocitosis en LBA y pueden demostrar granulomas no caseificantes en la biopsia pulmonar. No obstante, es común que la sarcoidosis se relacione con afección orgánica extrapulmonar. Además, los granulomas en la sarcoidosis están bien formados y distribuidos en un patrón linfangítico, mientras los granulomas de la NH tienen una distribución centrolobulillar.

* **FPI:** la forma crónica de la NH puede ser difícil de distinguir de FPI, pero en ocasiones puede diferenciarse por hallazgos de opacidades centrolobulillares y la ausencia de fibrosis de predominio lobular en NH.[3]

Valoración diagnóstica

Laboratorio

* **Precipitinas séricas:** los pacientes con NH pueden tener anticuerpos IgG precipitantes específicos contra el antígeno inhalado.
  ○ A menudo, estos anticuerpos se encuentran en personas expuestas asintomáticas. La **presencia de precipitinas séricas solo indica exposición** y no necesariamente enfermedad.
  ○ La ausencia de precipitinas séricas **no descarta NH** debido a que algunos antígenos relacionados con NH pueden no encontrarse en el perfil habitual de precipitinas y algunos antígenos aún no se han descubierto.
  ○ Hay varios métodos para detectar precipitinas. La prueba de inmunodifusión doble de Ouchterlony convencional es limitada por sensibilidad y especificidad. El ensayo inmunoabsorbente ligado a enzima (ELISA, por sus siglas en inglés) y la prueba de ImmunoCAP también están disponibles.

* Otras pruebas de laboratorio:
  ○ Pruebas de laboratorio inespecíficas como la velocidad de sedimentación globular (VSG), proteína C reactiva (PCR), factor reumatoide (FR) y lactato deshidrogenasa (LDH) pueden estar aumentadas en la NH.
  ○ No es común encontrar cifras altas de IgE y eosinófilos en suero.
  ○ **Las pruebas cutáneas no son útiles** en el diagnóstico de NH.

Imagen

* En numerosos pacientes con NH, la **RxT** puede ser normal. Se observan infiltrados mal definidos, opacidades difusas de los espacios aéreos o nódulos en la forma aguda o subaguda de la enfermedad. La NH crónica puede mostrar infiltrados reticulonodulares, fibrosis o formación de panales.

* La **TC de alta resolución** (TC-AR) es una herramienta importante en el diagnóstico de NH.
  ○ **Las opacidades centrolobulillares en vidrio esmerilado u opacidades nodulares predominantes en los lóbulos superior y medio con signos de atrapamiento de aire son características diferenciadoras de NH.**
  ○ En la NH aguda, la TC-AR puede ser normal o mostrar opacificación difusa en vidrio esmerilado.
  ○ En la NH subaguda, los hallazgos típicos en la TC-AR incluyen nódulos centrolobulillares mal definidos, atenuación en vidrio esmerilado, atrapamiento focal de aire o enfisema y cambios fibróticos leves.
  ○ En la NH crónica pueden observarse varios cambios, que incluyen la formación de panales y fibrosis con predominio en las zonas superior y media del pulmón.
  ○ Los hallazgos inusuales relacionados con NH son cavidades pulmonares, adenopatía hiliar y engrosamiento pleural.[1]

Procedimientos diagnósticos

- Reto inhalatorio
  - El reto inhalatorio puede usarse para vincular los síntomas de NH con el antígeno sospechoso.
  - Puede exponerse al paciente al ambiente detonante, después de lo cual se observan síntomas.
  - Los cambios en el cuadro clínico, las pruebas de función pulmonar (PFP) y las radiografías de tórax se estudian durante 24 horas.
  - Estas pruebas tienen utilidad limitada debido a que los **protocolos inhalatorios carecen de estandarización.**[5]
- Pruebas de función pulmonar
  - Las PFP no pueden distinguir NH de otras enfermedades pulmonares intersticiales.
  - Las PFP se utilizan para medir la alteración funcional y pueden ayudar a guiar el tratamiento (p. ej., quién debe recibir tratamiento corticoesteroide).
  - **De modo característico, las PFP muestran un patrón restrictivo con DLCO disminuida.**
  - Un patrón obstructivo puede predominar en las formas más insidiosas de NH, en especial a medida que se desarrollan cambios enfisematosos.
  - También pueden ocurrir defectos restrictivos y obstructivos mixtos.
- Lavado bronquioalveolar
  - El LBA es una herramienta importante para respaldar el diagnóstico de NH.
  - **Los neutrófilos en el líquido de LBA aumentan pronto después de la exposición al antígeno.**
  - **El líquido del LBA en las formas subaguda y crónica de NH tiene linfocitosis marcada > 20%** (normal, 6-8%).
  - Los eosinófilos no están incrementados (excepto en algunos casos avanzados), pero puede haber aumento de mastocitos y basófilos.[1,5]
- Biopsia pulmonar
  - En ocasiones se requiere una biopsia pulmonar para confirmar el diagnóstico y pronóstico de NH y puede obtenerse por vía transbronquial o quirúrgica.
  - La biopsia pulmonar debe reservarse para pacientes con una presentación muy inusual o una respuesta inesperada al tratamiento, dada la posible morbilidad relacionada con la biopsia quirúrgica.
  - Los hallazgos histopatológicos incluyen **infiltrados intersticiales de linfocitos y células plasmáticas, granulomas no caseificantes pequeños mal formados, y macrófagos con citoplasma espumoso en los alveolos y el intersticio.**
  - En las etapas crónicas puede encontrarse fibrosis peribronquiolar. También pueden observarse cuerpos de Schaumann (inclusiones de calcio y proteína) dentro de las células gigantes aisladas de Langhans.[5]

TRATAMIENTO

- Los principios del manejo de NH son dobles: **evitar la exposición al antígeno y glucocorticoides.**
- Evitar el antígeno detonante mediante el control ambiental es la base de la terapia en la NH.
- Si la exposición al antígeno se relaciona con el trabajo del paciente, la elusión puede ser difícil debido a la pérdida potencial del sustento.
- Con frecuencia, el antígeno puede persistir en el hogar pese a eliminar el agente detonante primario (p. ej., pájaros). En dichos casos, pueden buscarse medidas de control profesionales y la modificación del entorno.
- Medicamentos
  - Algunos pacientes se benefician con el uso de corticoesteroides, los únicos medicamentos utilizados en la actualidad para NH.
  - Las indicaciones para su uso son especialmente para pacientes con NH subaguda o crónica con síntomas persistentes.
  - Los glucocorticoides ayudan a controlar los síntomas, pero no mejoran la evolución a largo plazo.
  - El esquema recomendado es 40-60 mg de prednisona o su equivalente en corticoesteroide. La duración del tratamiento es de 1-2 semanas seguidas por reducción gradual en un lapso de 2-4 semanas.[5,9,10]
  - Se han utilizado medicamentos inmunomoduladores como azatioprina y micofenolato en pacientes con NH crónica refractaria.

EVOLUCIÓN/PRONÓSTICO

- **La mayoría de los pacientes con NH se recupera por completo tras retirarse del ambiente detonante,** y algunos se recuperan pese a continuar la exposición.
- Entre los tipos mejor estudiados de NH, el pulmón del aficionado a los pájaros tiene un peor pronóstico que el pulmón del agricultor.
- **Los pacientes con NH crónica que tienen fibrosis o cambios en panal a la TC-AR o en la biopsia pulmonar tienen un peor pronóstico** y su enfermedad puede ser irreversible pese al control ambiental o la terapia corticoesteroide.
- **Alrededor de 20% de los pacientes con NH crónica desarrolla hipertensión pulmonar, que se relaciona con una mayor tasa de mortalidad.**[11]

REFERENCIAS

1. Knutsen AP, Amin RS, Temprano J, *et al.* Hypersensitivity pneumonitis and eosinophilic pulmonary diseases. In: Victor C, Kendig E, eds. *Kendig's Disorders of the Respiratory Tract in Children.* 7th ed. Philadelphia, PA: Saunders/Elsevier, 2006:686–93.
2. Perez ERF, Kong AM, Raimundo K, *et al.* Epidemiology of hypersensitivity pneumonitis among an insured population in the United States: a claims-based cohort analysis. *Ann Am Thorac Soc.* 2018;15:460–9.
3. Hirschmann JV, Pipavath SN, Godwin JD. Hypersensitivity pneumonitis: a historical, clinical, and radiologic review. *Radiographics.* 2009;29:1921–38.
4. Ohtsuka Y, Munakata M, Tanimura K, *et al.* Smoking promotes insidious and chronic farmers lung-disease, and deteriorates the clinical outcome. *Intern Med.* 1995;34:966–71.
5. Girard M, Lacasse Y, Cormier Y. Hypersensitivity pneumonitis. *Allergy.* 2009;64:322–34.
6. Dion G, Duchaine A, Meriaux A, *et al.* Hypersensitivity pneumonitis (HP) prevention: benefits of industry and research community collaboration. *Am J Respir Crit Care Med.* 2008;177:A555.
7. Kaye P, Young H, O'Sullivan I. Metal fume fever: a case report and review of the literature. *Emerg Med J.* 2002;19:268–9.
8. Seifert SA, Von Essen S, Jacobitz K, *et al.* Organic dust toxic syndrome: a review. *J Toxicol Clin Toxicol.* 2003;41:185–93.
9. Mönkäre S. Influence of corticosteroid treatment on the course of farmer's lung. *Eur J Respir Dis.* 1983;64:283–93.
10. Kokkarinen JI, Tukiainen HO, Terho EO. Effect of corticosteroid treatment on the recovery of pulmonary function in farmer's lung. *Am Rev Respir Dis.* 1992;145:3–5.
11. Koschel DS, Cardoso C, Wiedemann B, *et al.* Pulmonary hypertension in chronic hypersensitivity pneumonitis. *Lung.* 2012;190:295–302.

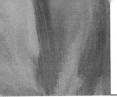

Pruebas de función pulmonar

Stacy Ejem y Aaron M. Ver Heul

PRINCIPIOS GENERALES

Definición

- Las pruebas de función pulmonar (PFP) incluyen múltiples métodos para evaluar las características funcionales de los pulmones de un individuo y son útiles para el diagnóstico de enfermedades pulmonares y la vigilancia de la respuesta al tratamiento.
- Las PFP utilizadas con frecuencia en la práctica clínica incluyen espirometría, flujometría máxima, medición volumétrica pulmonar y la capacidad de difusión del pulmón para monóxido de carbono (DLCO).
- Los acrónimos y abreviaturas utilizados en este capítulo se resumen en la tabla 8-1.

Clasificación

- La **espirometría** mide el flujo aéreo dinámico durante el ciclo respiratorio. Se cuenta con lineamientos detallados publicados por la American Thoracic Society (ATS)/European Respiratory Society (ERS),[1] los cuales se actualizaron en fecha reciente.[2]
  - Es común que se realice con uno de dos métodos.
    - Por lo general, la implementación de la espirometría de circuito abierto es menos costosa.
    - Usualmente, la espirometría de circuito cerrado es más precisa, pero la higiene es una preocupación debido a que los pacientes respiran directamente del instrumento.
  - Los valores basales normales para la espirometría dependen de varios factores, que incluyen el sexo, la edad, el peso y la estatura.
    - Los valores de referencia multiétnicos para la espirometría GLI-2012 ahora se recomiendan para su uso en Norteamérica.[2]
    - Los valores de referencia de la National Health and Nutrition Examination Survey (NHANES) III (recomendados para Norteamérica en los documentos de ATS/ERS de 2005)[1] aún son apropiados cuando es importante mantener la continuidad.
  - La espirometría depende del **esfuerzo del paciente**. Los pacientes deben contar con la capacidad física y mental para seguir instrucciones y realizar los procedimientos, a fin de obtener resultados confiables. Los **criterios para una espirometría aceptable** en pacientes > 6 años de edad incluyen:[1]
    - Un inicio dudoso o falso (definido como capacidad vital forzada [CVF] $< 5\%$ o 0.150 L, la que sea mayor).
    - Una espiración continua regular durante > 6 segundos que demuestre una meseta, con cese del flujo definido como < 0.025 L en 1 segundo durante la espiración.
      - En algunos pacientes pueden obtenerse resultados aceptables con el tiempo espiratorio forzado (TEF) < 6 segundos si logran una meseta verdadera.
      - La programación del instrumento puede dejar de registrar TEF de modo prematuro debido a que se satisface el criterio de flujo bajo o debido a artefactos, pese al esfuerzo o flujo continuos del paciente.[2]
      - Los valores precisos del volumen espiratorio forzado en 1 segundo (VEF_1) solo requieren datos de alta calidad en el primer segundo de la prueba.
- Ausencia de artefactos, como tos, cierre glótico, terminación temprana de la espiración o boquilla obstruida.
- Equipo calibrado de modo apropiado sin fugas.
  - La reproducibilidad es importante para seguir las tendencias longitudinales y asegurar que los resultados puedan compararse entre centros de prueba. Los **criterios para reproducibilidad** incluyen:[1]

TABLA 8-1	ABREVIATURAS UTILIZADAS EN LAS PRUEBAS DE FUNCIÓN PULMONAR

Medición	Abreviatura	Descripción
Gases en sangre arterial	GSA	
Capacidad de difusión del pulmón para monóxido de carbono (CO)	DLCO	La capacidad de difusión entre la pared capilar y la alveolar utilizando CO
Volumen de reserva espiratoria	VRE	El volumen máximo de gas que puede espirarse a partir del final de la espiración durante la respiración normal
Capacidad vital forzada	CVF	El volumen de gas que puede expulsarse a la fuerza después de una inhalación máxima
Volumen espiratorio forzado en 1 segundo	VEF_1	El volumen medido en el primer segundo de una espiración forzada máxima
Flujo espiratorio forzado durante 25-75% de la capacidad vital	FEF 25-75%	La tasa de flujo máximo a la mitad de la espiración
Tiempo espiratorio forzado	TEF	El tiempo que toma espirar un volumen dado o una fracción dada de CV durante la medición de CVF
Capacidad residual funcional	CRF	El volumen de gas presente en los pulmones después de una espiración normal (CPT – CI)
Capacidad inspiratoria	CI	El volumen máximo de gas que puede inspirarse después de una espiración normal
Flujo espiratorio máximo	FEM	La tasa de flujo aéreo máxima lograda durante la espiración
Capacidad pulmonar total	CPT	El volumen de los pulmones después de una inspiración máxima
Capacidad vital lenta	CVL	Es el volumen total de aire espirado con lentitud. Puede ser útil para diagnosticar obstrucción de la vía aérea cuando la CVF está reducida
Capacidad vital	CV	El volumen de gas medido con la espiración lenta después de una inhalación máxima

- Un mínimo de tres respiraciones completas. Se ha demostrado que realizar más de ocho mediciones consecutivas afecta los resultados debido a fatiga y no se recomienda hacerlo.
- Deben utilizarse los mejores valores para VEF_1 y CVF para su interpretación.
- Los valores más grandes para CVF y VEF_1 deben estar dentro de 0.15 L de sus segundos valores más grandes respectivos.
  - Una actualización reciente de ATS/ERS[2] indica que los resultados que no satisfacen los estándares ideales aún pueden brindar información útil y recomienda aplicar una escala de clasificación (tabla 8-2) antes de su interpretación. Los grados A-C se consideran de utilidad clínica, D-E de utilidad limitada y F no interpretable.
  - ATS/ERS han modificado los criterios para niños < 5 años de edad, pero los lineamientos para asma, incluidos el Global Initiative for Asthma (GINA[3]) y la Expert Panel Review 3 (EPR3),[4] no recomiendan PFP en este grupo de edad debido a problemas para obtener resultados confiables.

TABLA 8-2	CATEGORÍAS DE CALIDAD PARA FVC O FEV_1 EN ADULTOS Y NIÑOS	

Grado	Criterios para adultos, niños mayores y niños de 2 a 6 años de edad
A	$\geq$ 3 pruebas aceptables con repetibilidad dentro de 0.150 L Para 2-6 años de edad, 0.100 L, o 10% del valor más alto, cualesquiera sea mayor
B	$\geq$ 2 pruebas aceptables con repetibilidad dentro de 0.150 L Para 2-6 años de edad, 0.100 L, o 10% del valor más alto, cualesquiera sea mayor
C	$\geq$ 2 pruebas aceptables con repetibilidad dentro de 0.200 L Para 2-6 años de edad, 0.150 L, o 10% del valor más alto, cualesquiera sea mayor
D	$\geq$ 2 pruebas aceptables con repetibilidad dentro de 0.250 L Para 2-6 años de edad, 0.200 L, o 10% del valor más alto, cualesquiera sea mayor
E	Una prueba aceptable
F	Ninguna prueba aceptable

La FVC y la FEV_1 se estadifican por separado. Las categorías de calidad para FVC y FEV_1 son las mismas, pero la definición de una curva aceptable es diferente en cuanto a que la aceptabilidad de FEV_1 no considera ningún dato posterior al primer segundo, mientras que la FVC sí lo hace. Los criterios de calidad en adultos se extienden para los niños de 7 años de edad y mayores.

- La **tasa de flujo espiratorio máximo (TFEM)** se calcula a partir del espirograma o se mide con un flujómetro portátil. Los dispositivos portátiles son útiles **solo para monitoreo**, no para diagnóstico.
  - Cada medición debe ser el valor más alto de tres maniobras consecutivas.
  - Los valores normales de la TFEM se basan en la edad, el género y la estatura.
  - Los valores de flujo máximo muestran una **variación diurna** bien documentada, con los valores mínimos temprano por la mañana al despertar y los valores máximos al final de la tarde.
    - Los lineamientos GINA señalan que las variaciones diurnas > 10% en adultos o > 13% en niños justifican una evaluación o tratamiento adicionales.[3]
    - Los lineamientos de EPR3 ya no recomiendan el monitoreo dos veces al día para la variación diurna.[4]
  - El flujo espiratorio máximo (FEM) es útil para el monitoreo ambulatorio de:
    - La respuesta a la terapia.
    - La identificación de factores provocadores.
    - La detección temprana de exacerbaciones de asma, en particular en pacientes con percepción deficiente de empeoramiento de los síntomas de asma.
- La **medición volumétrica pulmonar** determina la capacidad absoluta de los pulmones de un paciente. ATS/ERS han publicado lineamientos para medir los volúmenes pulmonares.[5]
  - Los volúmenes pulmonares se relacionan con el tamaño corporal. La estatura de pie es la variable con una correlación más importante.
  - La **capacidad pulmonar total (CPT)** es la medición volumétrica pulmonar más importante, junto con la espirometría, para la interpretación de patologías pulmonares.
  - La **capacidad residual funcional (CRF)** es un componente clave de la medición volumétrica pulmonar y es necesaria para calcular CPT. Los métodos para determinar CRF incluyen pletismografía corporal, lavado de nitrógeno y dilución de helio.

▪ Pletismografía: incluye los compartimentos ventilados y no ventilados de los pulmonares y brinda más resultados que los métodos de dilatación/lavado de gases. Los métodos de dilatación/lavado de gases se utilizan con mayor frecuencia debido a que son menos costosos y más fáciles de realizar. Refiérase a la tabla 8-1 y la figura 8-1[5] para las definiciones y los ejemplos de los resultados de estas pruebas.

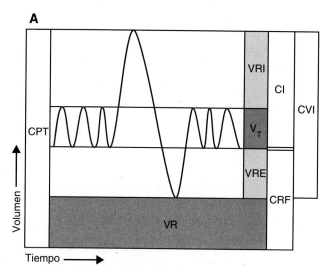

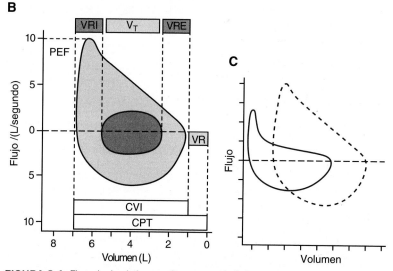

FIGURA 8-1 Ejemplo de pletismografía y curvas de flujo-volumen. **A:** volúmenes y capacidades pulmonares estáticos con base en un espirograma volumen-tiempo (V_T) de una capacidad vital inspiratoria (CVI). **B:** curva flujo-volumen normal. El área rosa oscuro representa la curva de respiración normal y el área rosa claro representa el esfuerzo inspiratorio y espiratorio máximo durante el procedimiento. **C:** defecto ventilatorio obstructivo. Nótese el decremento de FEM, el "infradesnivel" de la porción espiratoria y la curva desviada a la izquierda con aumento de CPT (atrapamiento de aire).

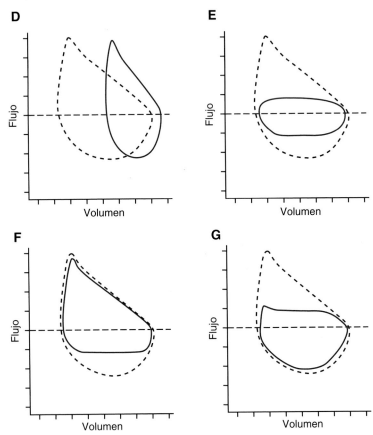

FIGURA 8-1 (*continuación*) **D:** enfermedad pulmonar restrictiva. Nótese la curva flujo-volumen estrecha y desviada a la derecha. **E:** obstrucción fija de las vías respiratorias superiores (p. ej., estenosis traqueal). Nótese el aplanamiento de las porciones inspiratoria y espiratoria. **F:** obstrucción extratorácica variable (p. ej., disfunción de cuerdas vocales). Nótese el aplanamiento de la porción inspiratoria. **G:** obstrucción intratorácica variable (p. ej., traqueomalacia o bocio). Nótese el aplanamiento de la porción espiratoria. VRE, volumen de reserva espiratoria; CRF, capacidad residual funcional; CI, capacidad inspiratoria; VRI, volumen de reserva inspiratorio; FEM, flujo espiratorio máximo; VR, volumen residual; CPT, capacidad pulmonar total.

- Lavado de nitrógeno: el paciente respira oxígeno al 100%, y se compara la concentración alveolar inicial de N_2 con la cantidad de N_2 "lavado" hacia fuera a los 7 minutos para calcular los volúmenes pulmonares al principio del lavado.
- Dilución de helio: se basa en el equilibrio de gas en los pulmones con un volumen conocido de gas que contiene helio.[5]
  - La capacidad inspiratoria (CI) y el volumen de reserva espiratoria (VRE) deben medirse para calcular CPT y volumen residual (VR).
    - El método preferido para calcular el VRE implica tomar mediciones justo después de obtener la CRF, seguidas por maniobras de CI lenta.

- ▪ Un segundo método consiste en realizar maniobras de CI justo antes de adquirir la CRF para medir la CPT. Este método puede realizarse en pacientes con obstrucción grave y en aquellos incapaces de seguir la maniobra de VRE relacionada debido a disnea.
  - ○ La capacidad vital (CV) puede derivarse de la maniobra de CI o de la capacidad vital espiratoria (CVE) lenta que sigue a una maniobra de CI después de la determinación de la CRF.
- Las mediciones de **DLCO** evalúan la habilidad de los pulmones para transportar gases al medir la difusión del gas inspirado a través de la interfaz alveolocapilar hacia los eritrocitos. Los lineamientos de ATS/ERS se actualizaron hace poco.[6]
  - ○ Numerosos factores pueden afectar la capacidad del intercambio gaseoso, que incluyen el volumen pulmonar, la longitud del trayecto para la difusión, el grosor y área de superficie de las membranas alveolocapilares, el volumen de hemoglobina, los niveles absolutos de ventilación y perfusión, la composición del gas alveolar y las características de difusión de la membrana.
  - ○ En el **método de respiración única**, el paciente se conecta al gas en estudio (0.3% CO, gas de rastreo, oxígeno y nitrógeno), luego inhala con rapidez de VR a CPT en < 4 segundos. Después de sostener la respiración durante 10 a 12 segundos, el paciente espira con rapidez y se recolecta una muestra alveolar del gas espirado.
  - ○ Los criterios para DLCO aceptable incluyen un volumen inspiratorio > 90% de la medición más alta de CV y por lo menos 85% del gas de prueba inhalado en < 4 segundos.
  - ○ La DLCO cambia con anemia, los niveles de carboxihemoglobina, la altitud y el volumen pulmonar, por lo que puede requerir ajustes para la varianza.
  - ○ Una DLCO baja aislada puede deberse a hipertensión pulmonar o embolia pulmonar. Por lo regular, los pacientes asmáticos tienen DLCO normal o alta. Una enfermedad pulmonar restrictiva aunada a DLCO baja sugiere enfermedad pulmonar intersticial, mientras que una DLCO normal con volúmenes pulmonares bajos sugiere una causa extrapulmonar para la restricción, como obesidad o cifoescoliosis.[6]
- Con la **prueba de caminata de 6 minutos (PC6M)** se evalúa el estado funcional del paciente, su saturación de oxígeno y la frecuencia cardiaca en respuesta al ejercicio.
  - ○ PC6M es un buen índice de la función física y la respuesta terapéutica, y tiene un valor pronóstico para enfermedades respiratorias crónicas.[7]
  - ○ El trayecto a caminar debe ser de 30 m (100 pies) a nivel del piso. Los individuos sanos normales pueden caminar 400-700 m en 6 minutos.
  - ○ Aunque la saturación de oxígeno, la frecuencia cardiaca y el ejercicio percibido (p. ej., escala de Borg) se miden al inicio y al final del estudio, la PC6M no está diseñada para ser un estudio de valoración de oxígeno.

DIAGNÓSTICO

- Las PFP se obtienen por varias razones.
- Diagnóstico
  - ○ Determinar la presencia de una enfermedad pulmonar.
  - ○ Evaluar los síntomas de disnea, tos o sibilancias.
  - ○ Tamizaje para individuos de alto riesgo (p. ej., fumadores o aquellos con exposiciones ocupacionales).
  - ○ Evaluación prequirúrgica.
  - ○ Las **curvas de flujo-volumen** pueden ser invaluables en casos diagnósticos difíciles al brindar información sobre las características funcionales de las vías respiratorias altas y bajas, así como posibles causas extratorácicas. En la figura 8-1 se muestran ejemplos de curvas de flujo-volumen.
  - ○ La **espirometría supina y sedente** puede utilizarse para diagnosticar debilidad de los músculos respiratorios. La debilidad diafragmática se sugiere por una disminución de CV supina > 10%. La parálisis diafragmática unilateral tendrá un decremento de 15-25% en la CV, mientras la parálisis bilateral se relaciona con una reducción de 50%.[8]
  - ○ Las PFP pueden identificar **obstrucción de las vías respiratorias.**
  - ○ Los valores de VEF_1 y CVF pueden estar disminuidos, pero el VEF_1 se afecta de manera desproporcionada, lo que provoca un **VEF_1/CVF baja.**
  - ○ El criterio principal para el diagnóstico de obstrucción es VEF_1/CVF < 0.7 de la predicha para la edad.[9]

- o Hay cierta indicación de que un decremento del flujo espiratorio forzado (FEF) 25-75% puede detectar cambios obstructivos tempranos en las vías respiratorias más pequeñas y periféricas en caso de un VEF_1 normal y predecir síntomas más graves en niños[10,11] y adultos.[12] Sin embargo, en la actualidad, ATS/ERS no han encontrado evidencia suficiente para recomendar el uso rutinario de esta medición.[2]
- Monitoreo
  - o Evaluar la respuesta a la terapia (p. ej., corticoesteroides inhalados, broncodilatadores, biológicos).
  - o Dar seguimiento a la progresión de una enfermedad pulmonar conocida.
  - o Monitorear las reacciones farmacológicas adversas que pueden tener efectos colaterales pulmonares (p. ej., amiodarona).
  - o Clasificar la disfunción pulmonar en respuesta a exposiciones ambientales.
- Otras
  - o Documentar alguna discapacidad para cobro de seguros.
  - o Evaluar la cualificación para programas de rehabilitación.

Valoración diagnóstica

- **Asma**
  - o Los lineamientos EPR3 recomiendan una evaluación diagnóstica inicial con PFP seguida de mediciones repetidas:
    - Después de iniciar tratamiento y estabilizar la función pulmonar (los lineamientos GINA especifican 3-6 meses).
    - Durante periodos de pérdida progresiva o prolongada del control del asma.
    - Por lo menos cada 1-2 años.
  - o Los hallazgos característicos en asma incluyen **obstrucción reversible de la vía aérea e hiperrespuesta bronquial (HRB).**
  - o La **obstrucción reversible de la vía aérea** puede demostrarse en la espirometría gracias a la medición de VEF_1 y CVF antes y después de la administración de broncodilatadores.
    - **Un incremento de VEF_1 > 12% y un incremento de 200 mL de la basal** apoya un diagnóstico de asma.[3,4] Inclusive, hay una mayor confianza si el incremento es > 400 mL.[3]
    - Los lineamientos EPR3 utilizan valores de VEF_1 y CVF en esquemas para determinar la gravedad del asma al momento del diagnóstico y también para determinar el nivel de control. Estas clasificaciones se muestran en la tabla 8-3 y se comparan con aquellas para enfermedad pulmonar obstructiva crónica (EPOC).
    - En la tabla 8-4 se listan valores muestra de PFP de un paciente con asma.
    - La ausencia de mejora después del tratamiento broncodilatador no excluye obstrucción reversible. La obstrucción puede deberse a inflamación, que solo se consigue revertir después de terapia antiinflamatoria prolongada.
  - o La **HRB** puede documentarse mediante **broncoprovocación** con sustancias conocidas por provocar broncoconstricción.[13,14]
    - La HRB es demostrable en casi todos los pacientes con asma.
    - La broncoprovocación se realiza para:
      - □ Sospecha de asma según la historia con PFP que no son diagnósticas.
      - □ Evaluar el riesgo relativo para desarrollar asma ocupacional.
      - □ Evaluar la gravedad del asma ocupacional.
    - Las **contraindicaciones absolutas** para la broncoprovocación son:
      - □ Obstrucción grave del flujo aéreo (VEF_1 < 60% del predicho o < 1.5 L).
      - □ Infarto miocárdico o evento vascular cerebral en los últimos 3 meses.
      - □ Hipertensión descontrolada con presión arterial sistólica > 200 mm Hg o presión arterial diastólica > 100 mm Hg.
      - □ Aneurisma aórtico conocido.
      - □ Cirugía ocular reciente o riesgo de incremento de la presión intracraneal.
    - Las contraindicaciones relativas son:
      - □ Incapacidad para cooperar o seguir indicaciones para la prueba.
      - □ Uso actual de medicamentos inhibidores de colinesterasa.
      - □ Embarazo o lactancia (la metacolina se considera categoría C en el embarazo).

TABLA 8-3 CLASIFICACIÓN DE EPOC O ASMA CON BASE EN LOS PARÁMETROS DE LA ESPIROMETRÍA

Clasificación GOLD—EPOC		Clasificación EPR3—Asma				
$VEF_1/CVF < 0.7$		Gravedad (en pacientes que no reciben medicamentos controladores)		Control (en pacientes que reciben medicamentos controladores)		
Etapa	VEF_1	5-11 años de edad	> 12 años de edad		5-11 años de edad	> 12 años de edad
GOLD 1	>80%	Intermitente $VEF_1 > 80\%$ $VEF_1/CVF > 0.85$	$VEF_1 > 80\%$ VEF_1/CVF normal	Bien controlada	$VEF_1 > 80\%$ $VEF_1/CVF > 0.8$	$VEF_1 > 80\%$
GOLD 2	50-80%	Leve $VEF_1 > 80\%$ $VEF_1/CVF > 0.8$	$VEF_1 > 80\%$ VEF_1/CVF normal	Mal controlada	VEF_1 60-80% VEF_1/CVF 0.75-0.8	VEF_1 60-80%
GOLD 3	30-49%	Moderada VEF_1 60-80%; VEF_1/CVF 0.75-0.8	VEF_1 60-80% Decremento de VEF_1/CVF de 5%	Muy mal controlada	$VEF_1 <60\%$ $VEF_1/CVF > 0.75$	$VEF_1 < 60\%$
GOLD 4	<30%	Grave $VEF_1 < 60\%$ $VEF_1/CVF < 0.75$	VEF_1 60-80% Decremento de $VEF_1/CVF > 5\%$			

CVF, capacidad vital forzada; GOLD, Global Initiative for Chronic Obstructive Lung Disease; EPOC, enfermedad pulmonar obstructiva crónica; EPR3, Expert Panel Review 3; VEF_1, volumen espiratorio forzado en 1 segundo.

Para la clasificación de asma, los valores normales para VEF_1/CVF varían con la edad. Edad: 8-19 años: 85%; 20-39 años: 80%; 40-59 años: 75%; 60-80 años: 70%. Un decremento de VEF_1/CVF por debajo del límite inferior normal debe calcularse con base en la edad para adultos asmáticos.

Adaptada de U.S. Department of Health and Human Services, National Institutes of Health. Expert Panel Report 3: Guidelines for the Diagnosis and Management of Asthma [EPR3]. Publicada en julio de 2007. Último acceso 31/7/18. http://www.nhlbi.nih.gov/health-pro/guidelines/current/asthma-guidelines; Global Initiative for Chronic Obstructive Lung Disease. Global strategy for the diagnosis, management, and prevention of chronic obstructive lung disease (2020 Report). https://goldcopd.org.

| TABLA 8-4 | MUESTRA DE PRUEBAS DE FUNCIÓN PULMONAR DE PACIENTES CON ASMA, EPOC Y ENFERMEDAD PULMONAR RESTRICTIVA |

	Asma		EPOC		Enfermedad pulmonar restrictiva	
	Real (L)	Porcentaje del predicho	Real (L)	Porcentaje del predicho	Real (L)	Porcentaje del predicho
CVF (L)	3.14	67	2.5	62	1.8	45
VEF$_1$ (L)	2.12	53	1.58	50	1.62	47
VEF$_1$/CVF	–	67	–	63	–	90
FEF 25-75% (L/s)	0.63	14	1.3	33	1.4	41
CPT (L)	6.45	100	7.12	110	4.16	65
VR	–	–	4	160	–	–
DLCO (mL/min/mm Hg)	32	100	25	78	–	–

CPT, capacidad pulmonar total; CVF, capacidad vital forzada; DLCO, capacidad de difusión del pulmón para monóxido de carbono; EPOC, enfermedad pulmonar obstructiva crónica; FEF, flujo espiratorio forzado; VEF$_1$, volumen espiratorio forzado en 1 segundo; VR, volumen residual.

| TABLA 8-5 | MEDICAMENTOS A SUSPENDER ANTES DE LA VALORACIÓN CON METACOLINA |

Medicamento	Tiempo mínimo de suspensión (horas)
β-agonistas de acción corta en dosis convencionales (p. ej., salbutamol)	6
β-agonistas de acción prolongada (p. ej., salmeterol, formoterol)	36
β-agonistas de acción ultraprolongada (p. ej., indacaterol, olodaterol, vilanterol)	48
Ipratropio	12
Antimuscarínicos de acción prolongada (p. ej., tiotropio)	≥ 168
Teofilina oral	12–24
Las siguientes sustancias no tienen efecto sobre HRB inducida por metacolina, pero pueden afectar otras formas de provocación	
Modificadores de leucotrienos	24
Antihistamínicos	72
Cafeína (café, té, chocolate)	Día del estudio

HRB, hiperrespuesta bronquial.

Adaptada de Coates AL, Wanger J, Cockcroft DW, *et al*. ERS technical standard on bronchial challenge testing: general considerations and performance of methacholine challenge tests. *Eur Respir J*. 2017;49:1-17; Crapo RO, Casaburi R, Coates AL, *et al*. Guidelines for methacholine and exercise challenge testing—1999. *Am J Respir Crit Care Med*. 2000;161:309-29.

- Los medicamentos que pueden disminuir la respuesta bronquial se listan en la tabla 8-5.
- Las **pruebas directas** utilizan sustancias que actúan de modo directo sobre el músculo liso bronquial para estimular la constricción de la vía aérea. Algunos ejemplos incluyen:
  - **Metacolina: el compuesto de elección** para numerosos clínicos debido a la extensa experiencia clínica y efectos colaterales reducidos.
  - Histamina: los retos pueden tener efectos colaterales sistémicos, como cefalea, taquicardia y rubor. También puede desarrollarse taquifilaxia.
- Las **pruebas indirectas** utilizan métodos para estimular el músculo liso bronquial a través de mecanismos intermedios. Algunos ejemplos incluyen:
  - Manitol: un medicamento que induce HRB al cambiar la osmolaridad de la superficie epitelial bronquial, lo cual provoca desgranulación de mastocitos.
  - Ejercicio: se piensa que induce HRB mediante cambios en la osmolaridad relacionados con una tasa ventilatoria incrementada.
  - Hiperventilación eucápnica: para aquellos incapaces de realizar actividad física, permite cambios osmóticos debido a hiperventilación sin anomalías relacionadas del pH sanguíneo.
  - Adenosina monofosfato: causa broncoconstricción mediante la estimulación de células y mediadores inflamatorios de los nervios sensitivos.
- Métodos para realizar retos de broncoprovocación farmacológica:
  - En el **protocolo de respiración normal** (recomendado), el paciente recibe una dosis de la sustancia broncoprovocadora a través de un nebulizador continuo o dosímetro mientras realiza respiraciones normales durante por lo menos 1 minuto seguido por la medición de VEF$_1$ a los 30 y 90 segundos después de la dosificación. Las dosis iniciales son entre 1 y 2 µg. En cada ciclo subsecuente, las dosis se duplican o cuadruplican hasta que el VEF$_1$ cambie > 20% con respecto a la basal o hasta la concentración máxima recomendada.
  - En el **protocolo de cinco respiraciones con dosímetro**, el paciente utiliza un nebulizador con dosímetro para inhalar el broncoprovocador elegido después de una espiración completa. El paciente realiza cinco respiraciones lentas (> 5 segundos) y profundas a través de una boquilla. Se mide el VEF$_1$ alrededor de 30 y 90 segundos después de la quinta inhalación. Al igual que antes, el ciclo se repite con dosis crecientes hasta que el VEF$_1$ disminuya > 20% con respecto a la basal o hasta la concentración máxima recomendada.
- Hay numerosas maneras para documentar las respuestas del reto bronquial, que incluyen cambios en el VEF$_1$, resistencia de la vía aérea, flujo espiratorio máximo o resistencia respiratoria total.
  - El **decremento del VEF$_1$** es la más común y se reporta junto con la **dosis provocadora 20 (PD20, por sus siglas en inglés)**, que se define como la dosis administrada de constrictor a la cual el VEF$_1$ disminuye 20% con respecto a la basal. El resultado de PD20 ahora se favorece debido a que permite una comparación entre diferentes dispositivos o protocolos.[13,14]
  - Los lineamientos previos de ATS/ERS establecieron un punto de corte de PC20 como < 8 mg/mL (equivalente a ~PD20 de 200 µg) para asma,[15] pero datos recientes muestran que esta concentración solo sugiere hiperrespuesta limítrofe de la vía aérea.[13,14]
  - La metacolina es un broncoconstrictor inespecífico y puede provocar una respuesta en todas las personas que reciben dosis suficientemente altas. Una prueba de provocación con metacolina es más útil para excluir que para confirmar un diagnóstico de asma debido a que su valor predictivo negativo es mucho mayor que su valor predictivo positivo. La utilidad de esta prueba es máxima para aquellos pacientes con probabilidad de asma prepreuba entre 30 y 70%. **Una PD20 < 25 µg (PC20 < 1 mg/mL)** tiene especificidad elevada para un diagnóstico de asma. Una PD20 > 400 µg (PC20 > 16 mg/mL) es una prueba negativa. **Una prueba negativa tiene un valor predictivo elevado y descarta el diagnóstico de asma.**

- **Enfermedad pulmonar obstructiva crónica**
  ○ La enfermedad se caracteriza por obstrucción persistente que, por lo general, **no responde a la administración de broncodilatadores.**
  ○ En contraste con el asma, a menudo la EPOC presenta DLCO disminuida.
  ○ En la enfermedad avanzada, el atrapamiento de aire se vuelve más evidente —el VR aumenta de manera desproporcionada respecto a la CPT, lo cual provoca una razón VR/CPT elevada.
  ○ Los lineamientos recomiendan repetir la evaluación con PFP para cualquier cambio en los síntomas.[9,16]
  ○ En la tabla 8-3 se muestran las clasificaciones de gravedad para EPOC según la Global Initiative for Chronic Obstructive Lung Disease (GOLD) con base en la función pulmonar en comparación con aquellas para asma. En la tabla 8-4 se listan los valores muestra de PFP para un paciente con EPOC.
- **Superposición entre asma y EPOC**
  Los lineamientos GINA y GOLD reconocen las condiciones clínicas en las cuales los pacientes tienen características superpuestas de asma y EPOC. No obstante, también enfatizan que esto ya no se considera una entidad separada. Según los lineamientos GINA,[3] "esta no es una definición de una sola entidad patológica, sino un término descriptivo para uso clínico que incluye varios fenotipos clínicos diferentes que reflejan distintos mecanismos subyacentes".
- **Características de PFP sugerentes de superposición:**
  ■ Obstrucción persistente del flujo aéreo con $VEF_1/CVF < 0.7$, una característica particular de EPOC.
  ■ Un incremento posbroncodilatador de $VEF_1 > 12\%$ y > 400 mL, que indica reversibilidad significativa (a menudo se encuentra > 200 mL en EPOC), lo cual es tanto un rasgo característico de asma como uno inusual en EPOC por sí solo.
  ○ La edad, comorbilidades como tabaquismo e incluso el asma sola pueden predisponer al desarrollo de superposición con EPOC.[17,18]
  ○ El monitoreo rutinario con PFP es crucial para el reconocimiento y tratamiento tempranos, ya que algunos estudios demuestran que los pacientes con características superpuestas de asma y EPOC tienen mayor morbimortalidad que aquellos con asma o EPOC solos.[19]
- La **disfunción de cuerdas vocales (DCV),** también conocida como **movimiento paradójico de los pliegues vocales (MPPV),** se manifiesta como una obstrucción transitoria de las vías respiratorias superiores asociada con la aducción inadecuada de las cuerdas vocales durante la inhalación y en ocasiones durante la espiración.[20]
  ○ En medicina clínica no se ha valorado suficiente y con frecuencia se diagnostica de forma errónea como asma refractaria.[3,4,20]
  ○ Los síntomas pueden variar desde disnea leve hasta dificultad respiratoria de inicio agudo.
  ○ Es probable que su etiología fisiológica sea la hiperrespuesta y la acentuación del cierre glótico reflejo causado por detonantes intrínsecos o extrínsecos, que incluyen factores psicógenos, ejercicio o irritantes (enfermedad por reflujo gastroesofágico [ERGE] o goteo retronasal).
  ○ **Las curvas de flujo-volumen características muestran aplanamiento de la porción inspiratoria.**
  ○ Las curvas de flujo-volumen tienen valor predictivo negativo bajo y no deben evitar la rinolaringoscopia, la cual es el estándar de oro para el diagnóstico, en caso de sospecha clínica.
- La **enfermedad pulmonar restrictiva** se caracteriza por una disminución de **CPT $< 80\%$ del predicho.**[13]
  ○ Es usual que el VEF_1 y la CVF presenten una disminución proporcional; por lo tanto, la razón de VEF_1/CVF será normal.
  ○ A medida que progresa el proceso patológico, la CVF puede disminuir con mayor rapidez que el VEF_1, por lo que la razón VEF_1/CVF puede aumentar. Véanse la figura 8-1 y la tabla 8-4 para un ejemplo de PFP de un paciente con enfermedad pulmonar restrictiva.
  ○ Los defectos restrictivos se clasifican con base en la gravedad del decremento de CPT o CV.

REFERENCIAS

1. Miller MR, Hankinson J, Brusasco V, *et al.* Standardisation of spirometry. *Eur Respir J.* 2005;26:319–38.
2. Culver BH, Graham BL, Coates AL, *et al.* Recommendations for a standardized pulmonary function report. An official American Thoracic Society technical statement. *Am J Respir Crit Care Med.* 2017;196:1463–72.
3. Global Initiative for Asthma. Global strategy for asthma management and prevention. 2020. www.ginasthma.org
4. U.S. Department of Health and Human Services, National Institutes of Health. Expert Panel Report 3: guidelines for the diagnosis and management of asthma [EPR3]. Published July 2007. Último acceso 7/31/18. http://www.nhlbi.nih.gov/health-pro/guidelines/current/asthma-guidelines
5. Wanger J, Clausen JL, Coates A, *et al.* Standardisation of the measurement of lung volumes. *Eur Respir J.* 2005;26:511–22.
6. Graham BL, Brusasco V, Burgos F, *et al.* 2017 ERS/ATS standards for single-breath carbon monoxide uptake in the lung. *Eur Respir J.* 2017;49(1):1600016.
7. Holland AE, Spruit MA, Troosters T, *et al.* An official European Respiratory Society/American Thoracic Society technical standard: field walking tests in chronic respiratory disease. *Eur Respir J.* 2014;44:1428–46.
8. Dubé B-P, Dres M. Diaphragm dysfunction: diagnostic approaches and management strategies. *J Clin Med.* 2016;5(12):113.
9. Global Initiative for Chronic Obstructive Lung Disease. Global strategy for the diagnosis, management, and prevention of chronic obstructive lung disease (2020 Report). https://goldcopd.org/wp-content/uploads/2019/12/GOLD-2020-FINAL-ver1.2-03Dec19_WMV.pdf
10. Kanchongkittiphon W, Gaffin JM, Kopel L, *et al.* Association of FEF 25%–75% and bronchodilator reversibility with asthma control and asthma morbidity in inner-city children with asthma. *Ann Allergy Asthma Immunol.* 2016;117:97–9.
11. Rao DR, Gaffin JM, Baxi SN, *et al.* The utility of forced expiratory flow between 25% and 75% of vital capacity in predicting childhood asthma morbidity and severity. *J Asthma.* 2012;49:586–92.
12. Riley CM, Wenzel SE, Castro M, *et al.* Clinical implications of having reduced mid forced expiratory flow rates (FEF 25–75%), independently of FEV_1, in adult patients with asthma. *PLoS One.* 2015;10:e0145476.
13. Ranu H, Wilde M, Madden B. Pulmonary function tests. *Ulster Med J.* 2011;80(2):84–90. Último acceso 7/31/18. http://www.ncbi.nlm.nih.gov/pubmed/22347750
14. Coates AL, Wanger J, Cockcroft DW, *et al.* ERS technical standard on bronchial challenge testing: general considerations and performance of methacholine challenge tests. *Eur Respir J.* 2017;49:1–17.
15. Crapo RO, Casaburi R, Coates AL, *et al.* Guidelines for methacholine and exercise challenge testing—1999. *Am J Respir Crit Care Med.* 2000;161:309–29.
16. Qaseem A, Wilt TJ, Weinberger SE, *et al.* Diagnosis and management of stable chronic obstructive pulmonary disease: a clinical practice guideline update from the American College of Physicians, American College of Chest Physicians, American Thoracic Society, and European Respiratory Society. *Ann Intern Med.* 2011;155:179–91.
17. Lange P, Celli B, Agustí A, *et al.* Lung-function trajectories leading to chronic obstructive pulmonary disease. *N Engl J Med.* 2015;373:111–22.
18. McGeachie MJ, Yates KP, Zhou X, *et al.* Patterns of growth and decline in lung function in persistent childhood asthma. *N Engl J Med.* 2016;374:1842–52.
19. Alshabanat A, Zafari Z, Albanyan O, *et al.* Asthma and COPD overlap syndrome (ACOS): a systematic review and meta analysis. *PLoS One.* 2015;10:e0136065.
20. Dunn NM, Katial RK, Hoyte FCL. Vocal cord dysfunction: a review. *Asthma Res Pract.* 2015;1:9.

Rinitis alérgica y sinusitis

Niharika Thota y Jennifer Marie Monroy

9

RINITIS

PRINCIPIOS GENERALES

- Una de las enfermedades crónicas más comunes, la rinitis alérgica (RA) se caracteriza por rinorrea, congestión nasal, goteo retronasal, prurito nasofaríngeo y estornudos.
- Los síntomas de RA son resultado de una reacción de hipersensibilidad a los alérgenos ambientales.
- La prevalencia de RA está en aumento.[1]
- A grandes rasgos, la rinitis puede clasificarse como alérgica, no alérgica (RNA), o infecciosa.

Definición

- RA es la inflamación mucosa dirigida por alérgeno.
- RA debe contener uno o más de los síntomas siguientes:[1]
  - Congestión nasal
  - Estornudos
  - Prurito
  - Rinorrea
  - Goteo retronasal
- Para que la rinitis se clasifique como alérgica, el paciente debe tener evidencia de sensibilización de IgE a un alérgeno mediante pruebas cutáneas o ImmunoCAP.

Clasificación

- La rinitis puede clasificarse como
  - RA
  - RNA: vasomotora, gustativa, infecciosa
  - Síndrome de RNA con eosinofilia (NARES, por sus siglas en inglés)
  - Atrófica
- RA puede subclasificarse como:
  - **Estacional:** los pacientes tienen signos y síntomas de RA que ocurren en una o más estaciones, pero no todo el año. Están sensibilizados a alérgenos estacionales, como árboles, pastos o hierbas.
  - **Perenne:** los pacientes tienen signos y síntomas de RA todo el año, y también pueden tener exacerbaciones estacionales si están sensibilizados a alérgenos estacionales.
    - Por lo regular, los alérgenos incluyen ácaros, mohos, caspa de mascotas o cucarachas.
    - Los síntomas deben estar presentes > 2 horas/día, > 9 meses del año.
  - **Episódica:** los pacientes tienen signos y síntomas de RA, pero los aeroalérgenos a los cuales están sensibilizados no están presentes de modo habitual en su entorno. Un ejemplo sería el paciente que tiene síntomas solo cuando visita a un amigo que tiene un gato, manteniéndose asintomático cuando no hay tal contacto.[1]
  - **Local:** los pacientes tienen signos y síntomas de RA, pero no evidencia de atopia en la valoración convencional. Sin embargo, los pacientes tienen una respuesta positiva a un reto nasal con alérgeno. Se caracteriza por la producción de IgE específica, eosinófilos y mastocitos en la mucosa nasal.
  - **Mixta:** los pacientes tienen una combinación de RA y RNA.

Epidemiología

- La RA afecta a 10-30% de la población mundial y la prevalencia en Estados Unidos es de 19.9%.[2,3]
- El 43% de los pacientes tiene RA, 34% tiene rinitis mixta y 23% tiene RNA.[4]
- En 2010, se atribuyeron alrededor de 17.5 mil millones de dólares a la atención relacionada con RA.[5]
- La mayoría de los individuos desarrolla síntomas antes de los 20 años de edad, y 40% de los pacientes se vuelve sintomático a los 6 años de edad. La RA es más común en varones en la población pediátrica, pero más común en mujeres en la población adulta.[6]
- Los adultos tienen una mayor prevalencia de RA perenne y los niños tienen una mayor prevalencia de RA estacional.

Etiología

- La RA es una enfermedad **mediada por IgE** que se produce por alérgenos inhalados perennes o estacionales. La sensibilización a aeroalérgenos puede ocurrir incluso en los primeros 2 años de vida.[1]
- Las causas anatómicas de rinitis incluyen desviación septal, cuerpos extraños, hipertrofia adenoidea, atresia de coanas y tumores.

Fisiopatología

- Los mastocitos y basófilos localizados en la mucosa superficial de las vías respiratorias tienen IgE específica fija a las membranas celulares. Cuando los alérgenos se unen y entrelazan con IgE, ocurre la desgranulación celular.
  - Los mastocitos se desgranulan y liberan mediadores preformados y recién sintetizados que causan la reacción alérgica.[7]
  - Los mediadores preformados incluyen histamina, triptasa, quimasa, cininogenasa, heparina y otras enzimas. Los mediadores recién formados incluyen prostaglandinas, leucotrienos (LT)C4, LTD4 y LTE4.
- La RA puede caracterizarse por una reacción de fase dual.
  - **Fase temprana:** ocurre unos cuantos minutos después de la exposición a un alérgeno inhalado. Se caracteriza por estornudos, rinorrea y goteo retronasal. Estos síntomas disminuyen en cerca de 1 hora.
  - **Fase tardía:** recurrencia de los síntomas unas cuantas horas después con obstrucción nasal predominante. Los eosinófilos liberan mediadores, los cuales provocan daño de los tejidos en la respuesta de fase tardía.[1]
- La **imprimación** ocurre con la exposición prolongada al alérgeno, la cual provoca respuestas de fase tardía repetidas incluso con exposiciones muy pequeñas, de tal modo que los mediadores inflamatorios continúan liberándose y la resolución de los síntomas puede tardar después de la reducción del polen.[1]
- Las causas de RNA incluyen hormonas, causas gustativas, vasomotoras y farmacológicas.

Factores de riesgo

- Antecedentes familiares de atopia.
- Marcha atópica: la dermatitis atópica y las alergias alimentarias en la infancia y la niñez temprana se relacionan con un riesgo incrementado de RA.[8]
- IgE sérica > 100 UI/mL antes de los 6 años de edad.
- Nivel socioeconómico alto.
- Presencia de una prueba percutánea positiva.[1]
- Los primogénitos tienen mayor probabilidad de tener RA.
- Exposición a humo.
- Se encontró que la exposición a mascotas en las primeras etapas de la vida tiene una relación inversa con la incidencia de rinitis en la adolescencia.[9]
- Los factores protectores incluyen la exposición a un entorno rural en las primeras etapas de la vida y una mayor cantidad de hermanos.

DIAGNÓSTICO

Presentación clínica

- Por lo regular, los pacientes se presentan con estornudos, rinorrea, goteo retronasal, congestión y prurito nasal.[1]
- Otros síntomas incluyen prurito del paladar, conjuntivas, faringe, trompas de Eustaquio y oído medio.
- Puede reportarse plenitud y tronido óticos, así como opresión sobre las mejillas y frente.
- En ocasiones, la tos crónica puede ser el síntoma de presentación.
- Con frecuencia, los pacientes pueden relacionar el inicio de los síntomas con un detonante particular.

Antecedentes familiares

- La historia clínica es vital para obtener el diagnóstico.
- Elementos importantes a preguntar:
  - Frecuencia de los síntomas.
  - Intensidad de los síntomas, tanto previos como actuales.
  - Variación estacional de los síntomas.
  - Asociación temporal de los síntomas con alérgenos potenciales (en interiores y exteriores).
  - Relación de los síntomas con el hecho de estar en el hogar o el trabajo.
- Evaluación de las **condiciones ambientales domésticas**
  - Daños causados por agua o moho.
  - Mascotas.
  - Alfombras.
  - Plantas de interiores.
  - Infestación por cucarachas o ratones.
  - Antigüedad del colchón y almohadas, así como el tipo de relleno (p. ej., sintético o de plumas).
  - Presencia de irritantes cercanos (p. ej., fábricas, granjas, bosque, lotes baldíos).
  - Tipo de calefacción y aire acondicionado (central, unidad de ventana). Presencia de filtros de aire y tiempo entre recambios.
  - Uso de chimeneas, estufas de leña o humidificadores.
  - Exacerbación de los síntomas por actividades como sacudir el polvo o aspirar la casa.
- Medicamentos
  - Ácido acetilsalicílico, AINE, anticonceptivos orales, inhibidores de la enzima convertidora de angiotensina (ECA), o β-bloqueadores.
  - Medicamentos actuales o previos utilizados para tratar los síntomas.
- Otras enfermedades relacionadas:
  - Asma: encontrada en 19-38% de los pacientes con RA; alrededor de 85-95% de los asmáticos tiene RA.[10]
  - Conjuntivitis alérgica.
  - Alergias alimentarias.
  - Dermatitis atópica.
  - Síndrome de alergia oral.
  - Otitis media o efusiones óticas recurrentes.
  - Apnea obstructiva del sueño.
  - Obstrucción nasal por desviación grave del tabique nasal.
  - Sinusitis refractaria.
- Antecedentes familiares de enfermedad atópica.
- Valoración de la calidad de vida.
  - Presencia de fatiga, problemas de atención y aprendizaje, alteraciones del sueño.
  - Tiempo perdido en la escuela o el trabajo.
  - A menudo, el efecto sobre la calidad de vida no se reconoce y se trata de manera inadecuada.[1]

- Momento de las exacerbaciones.
  - ¿Es peor al despertar?
  - ¿Algunas estaciones son peores que otras? ¿Hay estaciones en que no presenta síntomas?
- Evaluación de la intensidad de los síntomas:
  - Leves: sueño normal, actividades diarias y laborales/escolares sin afectar, no presenta síntomas molestos.
  - Moderados a graves: alteraciones del sueño, disrupción de las actividades diarias y del desempeño escolar/laboral, síntomas molestos.
- Evaluación de la duración de los síntomas.
  - Intermitentes: los síntomas ocurren menos de 4 días a la semana o durante < 4 semanas.[11]
  - Persistentes: los síntomas ocurren > 4 días a la semana o > 4 semanas.[11]

Exploración física
- Debe realizarse una exploración exhaustiva de la cabeza, los ojos, oídos, nariz y garganta.
- Debe notarse si los hallazgos son unilaterales o bilaterales.
- Los hallazgos comunes en RA incluyen:
  - El **saludo alérgico** es un pliegue a través del puente nasal y es resultado de frotarse la nariz.
  - Las **líneas de Dennie** son pliegues infraorbitarios.
  - Puede haber **conjuntivitis** en aquellos con síntomas oculares.
  - Las **ojeras alérgicas** se deben a hiperpigmentación infraorbitaria secundaria a la congestión nasal.
  - Debe examinarse cuidadosamente el interior de cada narina con un otoscopio portátil con adaptador nasal. Puede utilizarse un otoscopio neumático para evaluar la motilidad de la membrana timpánica.
  - Con frecuencia, los cornetes se encuentran edematizados y pálidos. En ocasiones pueden ser azulados.
  - La presencia de **empedrado** en la región orofaríngea posterior indica goteo retronasal.
  - Los oídos deben evaluarse en busca de otitis o disfunción de las trompas de Eustaquio.
  - Debe notarse la presencia de **desviación septal** o **pólipos nasales**.
  - Buscar sinusitis, sibilancias y eccema concomitantes.
- En caso de **perforación septal**, el diagnóstico diferencial incluye:
  - Técnica inadecuada de uso de esteroides intranasales o efectos colaterales de medicamentos nasales.
  - Abuso de narcóticos intranasales.
  - Cirugía previa.
  - Enfermedad sistémica, como granulomatosis con poliangeítis.

Diagnóstico diferencial

- La **RNA** se caracteriza por síntomas periódicos o perennes de rinitis sin evidencia de sensibilización a alérgenos. Hay inflamación de la mucosa nasal y los síntomas son similares a RA, pero la ausencia de prurito es común.
- La **rinitis vasomotora** es un tipo de RNA en la cual la actividad vasomotora excesiva causa congestión nasal crónica.
  - Se desconoce el mecanismo subyacente.
  - Las causas incluyen **aromas, cloro, humo de tabaco, alcohol, alimentos condimentados, emociones, cambios de temperatura, aire frío y seco, y estados emocionales y sexuales**.
  - Cuando se relaciona con la alimentación, se denomina **rinitis gustativa**. Los anticolinérgicos son el tratamiento preferido.
- El síndrome de **NARES** causa síntomas similares a RA y hay grandes cantidades de eosinófilos en el frotis nasal.
  - Los pacientes tienden a ser de mediana edad y es común que tengan exacerbaciones paroxísticas.
  - El riesgo de desarrollar apnea obstructiva del sueño se incrementa.[1]
- **Rinitis inducida por fármacos:** los detonantes comunes incluyen inhibidores de ECA, β-bloqueadores, ácido acetilsalicílico, AINE, anticonceptivos orales, inhibidores selectivos de fosfodiesterasa-5, antagonistas de los receptores α y cocaína.

- **Rinitis medicamentosa:** ocurre por el uso prolongado de **descongestionantes α-adrenérgicos intranasales.**
  - ○ La congestión de rebote ocurre seguida por hipertrofia mucosa nasal que aparece como una mucosa carnosa rojiza.
  - ○ Una vez suspendido el medicamento y comenzado el uso de corticoesteroides intranasales ocurre la resolución.
- **Rinitis hormonal:** los eventos que alteran las hormonas inducen obstrucción e hipersecreción nasal.
  - ○ Los eventos incluyen **hipotiroidismo, uso de anticonceptivos orales, menstruación y embarazo.**
  - ○ En el caso de las mujeres embarazadas, los síntomas suelen aparecer durante el segundo trimestre, pero desaparecen 2 semanas después del parto.
- **Rinitis ocupacional**
  - ○ Puede separarse en mediada por IgE (panaderos, agricultores, laboratoristas) o mediada por irritantes (anhídridos, amoniaco, diisocianatos).
  - ○ Diferenciada de RA exacerbada por el trabajo, en la que los síntomas de la rinitis preexistente empeoran en el sitio laboral.
- **Poliposis nasal**
  - ○ Excrecencia de las cavidades nasales que suele comenzar a lo largo de las paredes laterales y tiene una apariencia redonda, pálida y gelatinosa.
  - ○ Es probable que el crecimiento ocurra debido a factores de crecimiento asociados con eosinófilos en los eosinófilos e inmunoglobulinas contenidos.
  - ○ La persistencia de congestión nasal, anosmia y disgeusia deben aprontar su consideración.
  - ○ Cuando se encuentra en niños, debe descartarse fibrosis quística.
- Deben considerarse **anomalías anatómicas**, en particular en la rinitis difícil de tratar.
- Si se **sospecha rinorrea de líquido cefalorraquídeo (LCR)**, buscar la presencia de β-transferrina en las secreciones nasales.
- Las **enfermedades inflamatorias** como granulomatosis con poliangeítis, granulomatosis eosinofílica con poliangeítis, sarcoidosis, amiloidosis, policondritis recidivante y otras infecciones granulomatosas se relacionan con rinitis.

Valoración diagnóstica

- Las **pruebas cutáneas e ImmunoCAP** se utilizan para determinar la sensibilización a alérgenos y se explican con detalle en el capítulo 3.
- El propósito de la valoración es determinar la evidencia de una base alérgica para confirmar o negar los presuntos alérgenos, además de implementar medidas de elusión, control sintomático o inmunoterapia.
- Las pruebas epicutáneas son el estudio inicial preferido, mientras que las pruebas intradérmicas podrían considerarse después dada su mayor sensibilidad.
- Los alérgenos evaluados incluyen árboles, hierbas y pastos locales, mientras que los mohos y otros alérgenos perennes también se incluyen de manera habitual.

Estudios de laboratorio/imagen

- **La valoración con ImmunoCAP** (IgE específica) se utiliza cuando las pruebas cutáneas no pueden realizarse, como durante el uso continuo de antihistamínicos, enfermedad cutánea extensa, antecedentes de anafilaxia con las pruebas cutáneas, o la incapacidad para mantenerse quieto durante los 15-20 minutos que tarda la realización de las pruebas.
- La sensibilidad promedio de los estudios de IgE sérica específica es de 70-75%.[1]
- Las subclases de IgE e IgG séricas **no** se utilizan como herramientas diagnósticas para RA.
- Si se sospechan anomalías anatómicas o sinusitis crónica, puede ser útil un rastreo por TC.

Procedimientos diagnósticos

- La **rinoscopia** puede utilizarse para evaluar la estructura de las vías respiratorias nasales, buscar pólipos nasales y sinusitis, y evaluar las cuerdas vocales.

- La **prueba de provocación nasal** no se utiliza de manera rutinaria en la práctica clínica, pero se utiliza en investigación para confirmar la sensibilidad a un alérgeno. Es el estudio de elección en RA local.[1]
- Puede utilizarse **citología nasal** en busca de eosinófilos para diagnosticar NARES.
- Puede emplearse una **prueba de sacarina/biopsia ciliar** como tamizaje para disfunción mucociliar primaria y secundaria, pero tienen valor limitado y no son diagnósticas.
- **Otros diagnósticos** incluyen pruebas de función pulmonar en asmáticos, evaluación del sueño para apnea obstructiva del sueño y prueba de cloruro en sudor para fibrosis quística.

TRATAMIENTO

- Las opciones incluyen control ambiental, farmacoterapia para tratar los síntomas e inmunoterapia con alérgenos.[12]
- Si la RA es leve, la monoterapia o la terapia combinada pueden usarse además de las medidas de elusión.
- Para todas las preparaciones intranasales, debe instruirse a los pacientes sobre aplicar el medicamento **lejos del tabique nasal** para evitar su irritación y perforación.

Medicamentos

Primera línea
- Los **esteroides intranasales** son la base de la terapia debido a que ayudan a prevenir tanto la respuesta de fase temprana como la de fase tardía.
  - Los esteroides intranasales reducen de manera significativa la liberación de mediadores y citocinas, lo que disminuye el reclutamiento de basófilos, eosinófilos, neutrófilos y células mononucleares hacia las secreciones nasales.[12]
  - Las opciones incluyen beclometasona, budesonida, flunisolida, furoato de fluticasona, propionato de fluticasona, mometasona, triamcinolona y ciclesonida.
  - La dosificación adulta típica es dos aspersiones en cada narina una vez al día. El uso diario es más efectivo que el uso PRN.
  - También mejora los síntomas de conjuntivitis, como prurito, enrojecimiento y lagrimeo.
  - Para RA estacional, los esteroides intranasales deben iniciarse 1-2 semanas antes de comenzar la temporada de polen.
- Los **antihistamínicos orales** también se utilizan con frecuencia.
  - Estos reducen los síntomas de rinorrea, prurito nasal, estornudos, prurito ocular y lagrimeo, pero son menos eficaces para disminuir la congestión nasal.
  - Los antihistamínicos no sedantes de segunda generación incluyen loratadina, desloratadina, fexofenadina, cetirizina y levocetirizina.
  - Los antihistamínicos de primera generación, como clorfeniramina, difenhidramina, doxepina e hidroxizina, por lo general no se utilizan para RA debido a sus propiedades sedantes.
    - El uso acumulativo de antihistamínicos de primera generación con propiedades anticolinérgicas potentes se ha relacionado con mayor riesgo de demencia.
    - Los antihistamínicos de segunda generación son más específicos para los receptores H_1 periféricos y tienen penetración limitada de la barrera hematoencefálica.
- Los **antihistamínicos intranasales** pueden ser tan efectivos o superiores a los antihistamínicos orales de segunda generación.[1]
  - Tienen un inicio de acción rápido y ayudan a reducir la congestión nasal, pero por lo general son menos eficaces que los esteroides intranasales.
  - Algunos ejemplos incluyen azelastina y olopatadina.
  - Estos se encuentran combinados con esteroides intranasales en ciertas preparaciones como azelastina/propionato de fluticasona.
- La **irrigación con solución salina** es beneficiosa para tratar los síntomas de rinorrea y rinosinusitis crónicas como modalidad única o como tratamiento adyuvante.

Segunda línea

- **Montelukast** está aprobado para RA estacional y perenne.
  - ○ Puede considerarse para pacientes con RA y asma.
  - ○ Los efectos colaterales incluyen cefalea, sueños anormales, agresividad y depresión.
- El **cromolín intranasal** inhibe la desgranulación de mastocitos.[1,11]
  - ○ El inicio de acción es de 4-7 días y es eficaz para RA episódica.
  - ○ Debe utilizarse cuatro veces al día para obtener un efecto máximo y no es tan eficaz como los esteroides o antihistamínicos intranasales.
- El **anticolinérgico intranasal (ipratropio)** reduce la rinorrea.
  - ○ No es útil para congestión nasal y los efectos colaterales incluyen epistaxis y xerosis nasal.
  - ○ Debe utilizarse con precaución en pacientes con glaucoma o hipertrofia prostática.
- **Descongestionantes nasales (oximetazolina, fenilefrina)**
  - ○ Causan vasoconstricción y mejoran el edema, pero no afectan la respuesta nasal provocada por antígenos.[1]
  - ○ No deben utilizarse como monoterapia y su uso continuo debe limitarse a 5 días para prevenir la rinitis medicamentosa.[11]
- **Descongestionantes orales (seudoefedrina, fenilefrina)**
  - ○ Pueden tener un papel en pacientes selectos durante las exacerbaciones agudas, pero no se recomienda su uso crónico.[11]
  - ○ No se recomiendan en niños, ancianos ni pacientes con antecedentes de arritmia, cardiopatía coronaria, enfermedad cerebrovascular, hipertensión, glaucoma, disfunción del cuello vesical ni hipertiroidismo.[12]
- Es raro que se indiquen **esteroides orales** debido a sus efectos colaterales, pero puede considerarse un ciclo de 5 a 7 días para síntomas graves intratables.

Inmunoterapia

- El único tratamiento que se sabe modifica la evolución natural de la RA y es exitoso en aproximadamente 80% de las veces.[12]
- Puede usarse para tratar RA estacional y perenne cuando se ha identificado un alérgeno específico.
- El tratamiento es para 3-5 años y se considera fallido si no hay alivio de los síntomas después de 1 año de terapia de mantenimiento.
- Se administra por vía subcutánea (SCIT, *subcutaneous immunotherapy*) o sublingual (SLIT, *sublingual immunotherapy*). Véase el capítulo 11 para más detalles.
- Opciones de SLIT aprobadas por la Food and Drug Administration (FDA):
  - ○ Hierba timotea
  - ○ Ambrosía
  - ○ *Anthoxanthum odoratum*, pasto ovillo, centeno perenne, hierba timotea y pasto azul de Kentucky
  - ○ Ácaros

Modificación del estilo de vida/riesgo

- Evitar los ácaros[1]
  - ○ Las cubiertas a prueba de ácaros para colchones y almohadas están diseñadas para ayudar a disminuir la exposición.
  - ○ Aspirar con un filtro de aire particulado de alta eficiencia (HEPA).
  - ○ Lavar la ropa de cama con agua caliente.
  - ○ Mantener una humedad < 50% en interiores para evitar el crecimiento de ácaros, así como de hongos.
  - ○ Preferir pisos de superficie dura en lugar de alfombras.
  - ○ Una estrategia multifacética es más eficaz que cualquier intervención única.
  - ○ No se recomienda usar acaricidas.
- Animales peludos[1,13]
  - ○ Retirar la mascota del entorno o mantenerla fuera del dormitorio.
  - ○ Se ha demostrado que bañar a los gatos o perros por lo menos dos veces por semana reduce la cantidad de alérgenos.

- Polen
  - Su cantidad es máxima los días soleados y ventosos en los que la humedad es menor.
  - Mantener puertas y ventanas cerradas durante las temporadas de polen.
  - Las actividades al aire libre deben realizarse al atardecer cuando las cifras son menores.
- Moho
  - Deben eliminarse los sitios con daño por agua o humedad, y remplazarse las superficies porosas.
  - Una solución de cloro diluido desnaturalizará los alérgenos de moho en las superficies no porosas.
- Eliminar las cucarachas (es mucho más fácil decirlo que hacerlo).

CONSIDERACIONES ESPECIALES

Embarazo

- Los síntomas de RA aumentan en un tercio de las pacientes embarazadas.[1]
- Pueden utilizarse antihistamínicos de primera y segunda generación.
- Los descongestionantes orales deben evitarse, en particular durante el primer trimestre.
- Otros medicamentos que pueden utilizarse incluyen esteroides intranasales, montelukast y cromolín sódico.
- La inmunoterapia puede continuarse sin escalar la dosis, pero no iniciarse durante el embarazo.

Pacientes adultos mayores

- Los cambios relacionados con la edad, como la hiperactividad colinérgica, los cambios anatómicos o el uso concomitante de otros medicamentos, pueden afectar la rinitis.
- La alergia no es una causa común de rinitis de nuevo inicio en personas > 65 años de edad.[7]
- La rinitis gustativa se observa con mayor frecuencia.
- Los esteroides intranasales y el ipratropio pueden utilizarse de manera segura.
- Si se utilizan antihistamínicos, se prefieren aquellos no sedantes.[7]

Rinitis en atletas

- El desempeño puede afectarse por la rinorrea y la congestión nasal crónica o de rebote.
- Deben realizarse consideraciones especiales al prescribir tratamiento para evitar prescribir medicamentos en la lista de dopaje.

COMPLICACIONES

- El impacto psicológico de la RA que no recibe tratamiento puede incluir depresión, ansiedad y baja autoestima.
- La RA subtratada o que recibe tratamiento inadecuado puede provocar rinosinusitis, otitis media y rinitis medicamentosa.[1]

DERIVACIÓN

- Indicaciones para derivar a Alergología e Inmunología.
  - Se ha demostrado que la consulta de Alergoinmunología mejora desenlaces como el apego terapéutico, la calidad de vida y la satisfacción del paciente.[1]
  - Pacientes que consideran la inmunoterapia con alérgenos para prevenir la progresión de la enfermedad.
- Indicaciones para derivar a Otorrinolaringología.
  - Obstrucción nasal por desviación grave del tabique nasal.
  - Hipertrofia del cornete inferior que requiere reducción en aquellos con fracaso del tratamiento médico.
  - Poliposis nasal (PN) que requiere polipectomía.
  - Complicaciones por rinosinusitis refractaria.

MONITOREO/SEGUIMIENTO

- La mejoría clínica es una mejor medida de control ambiental apropiado que la cantidad de concentración de alérgeno.[1]
- Los pacientes deben evaluarse 2-4 semanas después de comenzar tratamiento.
- Si un esquema farmacológico no parece ser eficaz, puede justificarse agregar otro medicamento o cambiar a otra clase medicamentosa.

SINUSITIS

PRINCIPIOS GENERALES

La función sinusal normal requiere una función mucociliar y de los orificios sinusales, y una función inmunológica local y sistémica normales.[7]

Definición

- La **sinusitis** se define como la inflamación de uno o más de los senos paranasales.
- Se caracteriza por dos o más síntomas, uno de los cuales debe ser bloqueo/obstrucción/congestión o secreción nasal.[14]
  - +/− dolor facial.
  - +/− anosmia.
- Más signos endoscópicos de:
  - Pólipos nasales.
  - Secreción mucopurulenta.
  - Edema/obstrucción mucosa.
- O TC que revela cambios mucosos dentro del complejo osteomeatal o sinusal.
- Rinosinusitis es el término preferido debido a que la inflamación de las cavidades sinusales casi siempre se acompaña de inflamación de las cavidades nasales.[15]

Clasificación

- La sinusitis puede ser **aguda, crónica** o **recurrente**.
- No se cuenta con un consenso para definir la rinosinusitis crónica (RSC) *vs.* la rinosinusitis aguda (RSA).
- Por lo general, en la RSA se logra la resolución completa de los síntomas en < 4 semanas.[14]
- La RSC consiste en la inflamación de las cavidades nasales que dura un mínimo de 12 semanas pese a manejo médico.[7]
- La RSC se caracteriza por hallazgos anormales en la endoscopia nasal o la TC sinusal.[15]
- La sinusitis recurrente se caracteriza por tres episodios de sinusitis aguda por año.[16] Los pacientes pueden requerir evaluación para RA subyacente, inmunodeficiencia primaria, PN o lesiones neoplásicas.

Epidemiología

- Cerca de 90-98% de los episodios de sinusitis va precedido por una infección respiratoria superior viral.[1]
- Casi 31 millones de personas en Estados Unidos presentan rinosinusitis de manera anual.[7]
- Las infecciones respiratorias superiores virales evolucionan a rinosinusitis bacteriana en 0.5-2% de la población.[7]
- La RSC se relaciona con RA en 60% de los adultos.[7]
- La resistencia creciente a las terapias de primera elección es bien conocida e incluye la producción de β-lactamasa (microorganismos gramnegativos) y alteraciones en las proteínas de unión a penicilina (microorganismos grampositivos).
  - Más de una tercera parte de las cepas de *Haemophilus influenzae* y casi todas las cepas de *Moraxella catarrhalis* son resistentes a penicilina.

Etiología

- Por lo general, la RSA es infecciosa, ya sea viral, bacteriana o micótica.
- Los **virus** son la causa más común de RSA y es usual que los síntomas duren menos de 10 días. La **rinosinusitis posviral aguda** se define como un incremento de los síntomas después de 5 días o síntomas persistentes después de 10 días con una duración $<$ 12 semanas.[14]
- Las etiologías **bacterianas** más comunes incluyen *Streptococcus pneumoniae, H. influenzae y Staphylococcus aureus.*
- *S. aureus, Staphylococcus* coagulasa negativo y las bacterias anaerobias son más comunes en la RSC, pero esta es con mayor frecuencia inflamatoria.[7]
- *S. aureus* tiene una mayor prevalencia en RSC con PN.[7]
- Es común encontrar *Pseudomonas aeruginosa* en pacientes con fibrosis quística.
- La rinosinusitis **micótica** se clasifica en tres formas.
  - **Rinosinusitis micótica alérgica (RSMA)**
    - Encontrada en pacientes con asma y pólipos nasales.
    - Las imágenes por TC demuestran áreas hiperatenuadas dentro de senos opacificados que corresponden a depósitos de mucina eosinofílica.
  - **Bola fúngica**
    - Por lo regular, ocurre en los senos maxilares o esfenoidales, y es usual que sea unilateral.
    - Causa congestión nasal crónica y cefalea.
- **Sinusitis micótica invasiva**
    - Encontrada en pacientes inmunocomprometidos; la presentación aguda es una enfermedad agresiva fulminante.
    - *Aspergillus fumigatus* es el patógeno con el que se asocia con mayor frecuencia.

Fisiopatología

- A menudo, la sinusitis aguda se desarrolla cuando los orificios sinusales se obstruyen, lo cual da paso a infecciones.
- Las condiciones que **alteran la depuración mucociliar** de las secreciones y **promueven la obstrucción de los orificios** predisponen a los pacientes a sinusitis, e incluyen:
  - Rinitis
  - Pólipos nasales
  - Anomalías anatómicas
  - Cuerpos extraños
  - Transporte mucociliar alterado
    - Fibrosis quística
    - Discinesia ciliar primaria
    - Las infecciones virales y otras causas de inflamación pueden provocar disfunción ciliar
- La obstrucción de los orificios puede provocar impactación mucosa y disminuir la oxigenación de las cavidades sinusales, lo que provoca crecimiento bacteriano.

DIAGNÓSTICO

Presentación clínica

- Por lo general, el diagnóstico de rinosinusitis es por completo clínico, y la diferenciación entre infecciones virales y bacterianas puede ser difícil.
- La investigación sobre la utilidad de los signos y síntomas para diagnosticar sinusitis aguda ha producido conclusiones diversas. No todos los estudios han utilizado el verdadero estándar de oro (punción sinusal y cultivo), sino que han empleado un estándar sucedáneo (p. ej., radiografías simples de senos paranasales y TC). Las radiografías no pueden diferenciar entre sinusitis viral y bacteriana.

- Es común que los síntomas de RSA que duran 7-10 días indiquen una rinosinusitis viral, mientras que aquellos que duran más sugieren una infección bacteriana.[7]
- Los síntomas de rinosinusitis bacteriana aguda (RSBA) incluyen congestión nasal, rinorrea purulenta, dolor facial y dental, goteo retronasal, cefalea y tos.
- Los signos incluyen hipersensibilidad sinusal, secreción nasal purulenta, mucosa eritematosa, secreciones faríngeas y edema periorbitario.
- La fiebre puede o no estar presente. La mayoría de las veces, el diagnóstico de RSBA es clínico y no es esencial la confirmación radiológica, excepto en casos complicados.
- La RSC puede diferenciarse en RSC con PN y RSC sin PN. La congestión nasal, la opresión sinusal y la hiposmia/anosmia son prominentes en RSC con PN, mientras que el dolor facial es más prominente en RSC sin PN.[15]

Valoración diagnóstica

Laboratorio
Si se sospecha **inmunodeficiencia**, debe obtenerse una biometría hemática completa (BHC) con diferencial, cifras cuantitativas de inmunoglobulinas y titulación de vacunas. De otro modo, los estudios de laboratorio tienen poca importancia.

Imagen
- Por lo general, no son necesarios estudios de imagen para confirmar el diagnóstico de rinosinusitis aguda no complicada.[17–19]
- La radiografía estándar no puede diferenciar la sinusitis aguda viral de la bacteriana.
- La TC limitada a los senos se ha convertido en el estudio radiográfico utilizado con mayor frecuencia para el diagnóstico de sinusitis.
  - Se obtiene en la proyección coronal con cortes a través de los senos frontales, los senos maxilares/etmoidales anteriores, etmoidales posteriores y esfenoidales.
  - Permite la valoración de la permeabilidad de la unidad osteomeatal y la confluencia crítica del drenaje de los senos etmoidales anteriores y maxilares.
  - En la RSC, los estudios de imagen revelarán engrosamiento de la mucosa y taponamiento de los orificios.
  - También puede evaluarse en busca de variantes (etmoides infraorbitario, celdillas de Haller, mucoceles).[15]
- La IRM es útil para evaluar la sinusitis infecciosa micótica o alérgica a fin de descartar la extensión de los tejidos blandos hacia el espacio orbitario o intracraneal.

Procedimientos diagnósticos
- Pruebas cutáneas para evaluar RA subyacente.
- El cultivo del meato medio dirigido por endoscopia puede ser útil en adultos.[1]
- La rinoscopia puede ayudar a determinar la anatomía sinusal y nasal.
- La biopsia está indicada en caso de sospecha de tumor o vasculitis. También puede ser necesaria para confirmar la presencia de una infección micótica invasiva.
- La valoración de la función ciliar está indicada en caso de otitis recurrente, sinusitis y neumonía con bronquiectasias (discinesia ciliar primaria o síndrome de Kartagener).
- La microscopia electrónica de la biopsia de la mucosa nasal es la única manera de documentar las anomalías de la estructura ciliar.
- Citología nasal.
  - La presencia de eosinófilos puede indicar RA, NARES y pólipos nasales.
  - La presencia de neutrófilos es más indicativa de una infección.

TRATAMIENTO

- La mayoría de los casos de RSA es resultado de virus y se espera que mejore de modo significativo sin tratamiento antibiótico en 10-14 días. Por lo tanto, el tratamiento debe ser sintomático para aquellos sin signos clínicos sugestivos de una infección bacteriana.[19]

- La RSBA no complicada puede tratarse con o sin antibióticos.[7,17,18] Aquellos sin síntomas graves o prolongados pueden tratarse para aliviar los síntomas y recibir seguimiento para resolución. Los síntomas que empeoran deben aprontar la reconsideración de la terapia antibiótica.
- Es común administrar antibióticos a los pacientes que presentan síntomas iniciales graves, síntomas que persisten > 10 días después del diagnóstico o recrudescencia de los síntomas tras una mejoría.
  - Se recomienda amoxicilina-clavulanato como terapia de primera elección, aunque la duración óptima de la terapia aún no es clara.[19,20]
  - Debe aclararse si hay alergia a penicilina para prevenir resistencia a antibióticos.
- La terapia antibiótica alternativa debe considerarse en pacientes que empeoran o que no mejoran durante los primeros 7 días de terapia.[19,20]
- Aunque la evidencia es un tanto limitada, la adición de esteroides intranasales puede tener un beneficio positivo modesto en el tratamiento de RSA.[7,17,21]
- No se cuenta con estudios controlados sobre esteroides sistémicos, por lo que no se recomiendan como rutina.
- Deben utilizarse analgésicos para aquellos con dolor significativo.[17]
- Se carece de datos que apoyen el uso de descongestionantes, antihistamínicos, mucolíticos/expectorantes o irrigación sinusal, pero al menos en teoría son benéficos y se recomiendan con frecuencia.[7,19]
  - Los esteroides intranasales, ya sea como monoterapia o en combinación con antibióticos, se utilizan en la rinosinusitis no complicada.[7]
  - Puede considerarse utilizar antibióticos sistémicos y un ciclo corto de esteroides orales en el tratamiento de RSC, con mayor beneficio en aquellos con RSC sin PN que en RSC con PN.[15]
  - Con frecuencia se recomienda la irrigación nasal.[22]
- La RA debe recibir el tratamiento máximo.
- Puede considerarse la desensibilización de ácido acetilsalicílico en pacientes con enfermedad respiratoria exacerbada por ácido acetilsalicílico (EREA).[23]
- El sistema de administración a la espiración con propionato de fluticasona está aprobado para tratar RSC con PN.[24]
- El anticuerpo monoclonal dupilumab inhibe la señalización de interleucina (IL)-4 e IL-13 y puede usarse en pacientes con RSC con PN, así como en aquellos con dermatitis atópica y asma moderadas o graves.[25]

COMPLICACIONES

- Pueden ocurrir complicaciones raras pero peligrosas cuando la enfermedad sinusal se extiende fuera de la cavidad sinusal; entre ellas, celulitis orbitaria, trombosis venosa cavernosa, absceso cerebral, meningitis, osteomielitis, fístula oroantral y mucoceles.[1,7,16]
- Debe recordarse que la colitis por *Clostridium difficile* y la candidiasis pueden ser una complicación de la antibioticoterapia prolongada.

REFERENCIA

Indicaciones para referencia a Otorrinolaringología:[1,7,16]
- Evidencia de defectos anatómicos por TC o exploración física, que incluyen cuerpos extraños y tumores.
- Pólipos nasales que obstruyen el drenaje sinusal pese al tratamiento médico.
- Sinusitis persistente pese a manejo médico agresivo.
- Afección sinusal que requiere biopsia (enfermedad granulomatosa, neoplasia, discinesia ciliar, o bola fúngica).

- Sinusitis complicada por extensión a estructuras locales.
- Cuando los defectos anatómicos obstruyen el tracto de salida sinusal, en particular el complejo osteomeatal (y los tejidos adenoideos en niños).

MONITOREO/SEGUIMIENTO

- Se espera que los síntomas se resuelvan entre episodios de RSA.
- Si los síntomas persisten después de un ciclo de antibióticos para RSA, puede considerarse un antibiótico alternativo.
- Si los síntomas no se han resuelto después de múltiples ciclos de antibióticos, debe realizarse un rastreo por TC y estudios adicionales en busca de afecciones subyacentes.

REFERENCIAS

1. Wallace DV, Dykewicz MS, Bernstein DI, *et al*. The diagnosis and management of rhinitis: an up-dated practice parameter. *J Allergy Clin Immunol*. 2008;122:S1–84
2. Pawanker R, Canonica G, Holgate S, *et al*. *White Book on Allergy 2011–2012 Executive Summary.* Milwaukee, WI: World Health Organization, 2011.
3. Wallace DV, Dykewicz MS. Seasonal allergic rhinitis: a focused systematic review and practice para-meter update. *Curr Opin Allergy Clin Immunol*. 2017;17:286–94.
4. Bernstein JA. Allergic and mixed rhinitis: epidemiology and natural history. *Allergy Asthma Proc.* 2010;31:365–9.
5. Blaiss MS, Hammerby E, Robinson S, *et al*. The burden of allergic rhinitis and allergic rhinoconjunc-tivitis on adolescents: a literature reviews. *Ann Allergy Asthma Immunol*. 2018;121:43–52.
6. Meltzer EO, Blaiss MS, Derebery MJ, *et al*. Burden of allergic rhinitis: results from the Pediatric Allergies in America survey. *J Allergy Clin Immunol*. 2009;124:S43–70.
7. Dykewicz MS, Hamilos DL. Rhinitis and sinusitis. *J Allergy Clin Immunol*. 2010;125:S103–15.
8. Berger WE. Overview of allergic rhinitis. *Ann Allergy Asthma Immunol*. 2003;90:7–12.
9. Matheson MC, Dharmage SC, Abramson MJ, *et al*. Early-life risk factors and incidence of rhinitis: re-sults from the European Community Respiratory Health Study—an international population-based cohort study. *J Allergy Clin Immunol*. 2011;128:816–23
10. Khan DA. Allergic rhinitis and asthma: epidemiology and common pathophysiology. *Allergy Asthma Proc.* 2014;25:357–61.
11. Brozek JL, Bousquet J, Agache I, *et al*. Allergic rhinitis and its impact on asthma (ARIA) guidelines: 2016 revision. *J Allergy Clin Immunol*. 2017;140:950–8.
12. Dykewicz MS, Wallace DV, Baroody F, *et al*. Treatment of seasonal allergic rhinitis: an evidence-based focused 2017 guideline update. *Ann Allergy Asthma Immunol*. 2017;119(6):489–511.
13. Portnoy J, Kennedy K, Sublett J, *et al*. Environmental assessment and exposure control: a practice parameter—furry animals. *Ann Allergy Asthma Immunol*. 2012;108(4):223.e1–15.
14. Fokkens WJ, Lund VJ, Mullol J, *et al*. EPOS 2012: European position paper on rhinosinusitis and nasal polyps 2012. A summary for otorhinolaryngologists. *Rhinology*. 2012;23:S1–229.
15. Peters AT, Spector S, Hsu J, *et al*. Diagnosis and management of rhinosinusitis: a practice parameter update. *Ann Allergy Asthma Immunol*. 2014;113:347–85.
16. Bachert C, Gevaert P, Cauwenberge P. Nasal polyps and rhinosinusitis. En: Adkinson NF, Holgate ST, Bochner BS, *et al.*, eds. *Middleton's Allergy: Principles and Practice*. 7th ed. Philadelphia, PA: Mosby/Elsevier, 2009:995–1004.
17. Rosenfeld RM. Clinical practice guideline on adult sinusitis. *Otolaryngol Head Neck Surg*. 2007;137:365–77.
18. Hickner JM, Bartlett JG, Besser RE, *et al*. Principles of appropriate antibiotic use for acute rhinosi-nusitis in adults: background. *Ann Intern Med*. 2001;134:498–505.
19. Slavin RG, Spector SL, Bernstein IL, *et al*. The diagnosis and management of sinusitis: a practice parameter update. *J Allergy Clin Immunol*. 2005;116:S13–47.
20. Piccirillo JF. Acute bacterial sinusitis. *N Engl J Med*. 2004;351:902–10.
21. Snidvongs K, Kalish L, Sacks R, *et al*. Topical steroid for chronic rhinosinusitis without polyps. *Cochrane Database Syst Rev.* 2011;(8):CD009274.

22. Harvey R, Hannan SA, Badia L, *et al.* Nasal saline irrigations for the symptoms of chronic rhinosinusitis. *Cochrane Database Syst Rev.* 2007;(3):CD006394.

23. Stevenson DD. Aspirin desensitization in patients with AERD. *Clin Rev Allergy Immunol.* 2003;24(2):159–68.

24. Leopold DA, Elkayam D, Messina JC, *et al.* NAVIGATE II: randomized, double-blind trial of the exhalation delivery system with fluticasone for nasal polyposis. *J Allergy Clin Immunol.* 2019;143:126–34.

25. Bachert C, Hellings PW, Mullol J, *et al.* Dupilumab improves patient-reported outcomes in patients with chronic rhinosinusitis with nasal polyps and comorbid asthma. *J Allergy Clin Immunol Pract.* 2019;7(7):2447–9.e2.

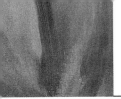

Enfermedades alérgicas oculares

10

Xiaowen Wang y Brooke Ivan Polk

PRINCIPIOS GENERALES

Las enfermedades alérgicas oculares pueden considerarse un espectro de enfermedades que varían desde prurito y enrojecimiento leves asociados con conjuntivitis alérgica (CA) estacional hasta secuelas graves, que ponen en riesgo la vista, secundarias a queratoconjuntivitis atópica (QCA).

Definición

Inflamación mediada por IgE de la conjuntiva, la membrana transparente que cubre la esclerótica y la superficie interna de los párpados.

Clasificación

Las afecciones alérgicas oculares pueden clasificarse como:[1]
- **CA, estacional o perenne:** conjuntivitis autolimitada, por lo general bilateral, en individuos sensibilizados a alérgenos ambientales.
- **Queratoconjuntivitis vernal (QCV):** afección que pone en riesgo la vista; consiste en fotofobia intensa, prurito y secreción viscosa espesa que afecta de modo predominante a varones jóvenes que viven en climas áridos y calientes.
- **QCA:** afección crónica bilateral que pone en riesgo la vista; consta de prurito ocular intenso, descamación de la piel periocular y secreción mucoide, por lo general en adultos con dermatitis atópica.
- **Conjuntivitis papilar gigante (CPG):** afección benigna con prurito ocular leve, intolerancia a cuerpos extraños y papilas gigantes, por lo general causada por lentes de contacto que no requiere sensibilización a aeroalérgenos.

Epidemiología

Alrededor de 20-30% de la población de Estados Unidos (60-90 millones de personas) tiene enfermedades alérgicas oculares.[2]

Etiología

Predisposición genética para atopia y formación de IgE específica después de la exposición a alérgenos ambientales.

Fisiopatología

- La CA es el prototipo del grupo de enfermedades que comienza como una **interacción antígeno-anticuerpo IgE en la superficie de los mastocitos conjuntivales** (véase también cap. 2).[3]
- El alérgeno se une a dos moléculas separadas de IgE, creando un dímero (entrecruzamiento) que inicia la cadena de reacciones en la membrana plasmática del mastocito.
- El entrecruzamiento de IgE provoca la liberación de mediadores preformados (p. ej., histamina) y mediadores recién formados producidos a través del metabolismo del ácido araquidónico (AA).
- El metabolismo de AA produce **prostaglandinas** a través de la vía de la ciclooxigenasa y **leucotrienos** a través de la vía de la lipoxigenasa.
- La superficie conjuntival contiene receptores de histamina H1 y H2.
  - La unión de histamina al receptor H1 provoca síntomas de **prurito** ocular.
  - La unión de histamina a los receptores H2 produce **vasodilatación de los vasos conjuntivales**.

- Otros mediadores:
  - ○ Los eosinófilos liberan **proteína básica principal** (MBP, por sus siglas en inglés) que se ha demostrado causa toxicidad epitelial.
  - ○ Los linfocitos liberan **interleucinas** que están implicadas en el reclutamiento adicional de células inflamatorias, las cuales liberan mediadores inflamatorios.

Factores de riesgo

- CA (estacional y perenne)
  - ○ Antecedentes familiares de atopia.
  - ○ Enfermedad atópica, como rinitis alérgica, asma o dermatitis atópica.
  - ○ Sensibilización a aeroalérgenos.
- QCV
  - ○ Género masculino (razón M:F, 3:1).
  - ○ Clima cálido y seco.
  - ○ Antecedentes familiares potentes de enfermedad atópica.
  - ○ Sensibilización a aeroalérgenos.
- QCA
  - ○ Edad 20-60 años.
  - ○ No tiene predilección de género.
  - ○ Larga historia de dermatitis atópica.
  - ○ Sensibilización a aeroalérgenos.
- CPG
  - ○ Materiales exógenos que causan inflamación crónica de la superficie conjuntival tarsal superior.
  - ○ La mayoría de los casos es secundaria al **uso de lentes de contacto,** pero las prótesis oculares y las suturas de nailon en procedimientos oftálmicos quirúrgicos pueden ser un agente etiológico.

DIAGNÓSTICO

- Es usual que el diagnóstico se realice a través de una historia clínica adecuada en combinación con pruebas cutáneas por pinchazo para alérgenos ambientales, con el objetivo de demostrar la presencia de sensibilización alérgica.
- La exploración física de los ojos, que incluye la valoración de los párpados, conjuntiva y calidad de la lágrima formada, y la exploración mediante lámpara de hendidura pueden auxiliar en el diagnóstico, pero los hallazgos pueden no siempre ser aparentes (en especial si el paciente se encuentra asintomático).

Presentación clínica

Antecedentes familiares
- CA
  - ○ Prurito y enrojecimiento bilateral asociados con lagrimeo y ardor.
  - ○ En ocasiones puede ocurrir una respuesta unilateral en caso de contacto mano-ojo con el alérgeno (p. ej., caspa animal).
  - ○ Por lo general se relaciona con rinitis.
- QCV
  - ○ Por lo regular, un niño (edad 3-20 años) que se presenta con prurito marcado asociado con secreción mucosa, que es viscosa y en hebras.
  - ○ Los casos graves pueden relacionarse con fotofobia, dolor y agudeza visual disminuida.
- QCA
  - ○ Prurito crónico durante todo el año; asociado con ardor, fotosensibilidad, lagrimeo y enrojecimiento ocular.
  - ○ Piel periocular rojiza o descamada.
  - ○ El frote puede causar erosiones y cicatrización corneales.

- CPG
  - ○ Irritación crónica, enrojecimiento, secreción y prurito leve.
  - ○ Menor tiempo de uso de lentes de contacto, sensación de cuerpo extraño.

Exploración física

- CA
  - ○ Tejidos periocular edematosos y eritematosos.
  - ○ Conjuntiva con quemosis leve a moderada con secreción mucosa en la película lagrimal, **sin afectar el limbo**.
  - ○ Es raro que la córnea esté afectada.
  - ○ Puede haber **ojeras alérgicas** debido al retorno venoso disminuido a la piel suprayacente.
- QCV
  - ○ Párpado superior edematoso y ptósico.
  - ○ La exploración corneal puede revelar infiltrados superficiales y, en casos graves, **úlceras en escudo**, que son defectos epiteliales con acumulación de material tipo placa en la base, de localización central justo sobre el eje visual.
  - ○ La superficie tarsal superior desarrolla **papilas en empedrado** grandes y elevadas, que son patognomónicas de la enfermedad.
  - ○ Las papilas parecen inyectadas y es común que haya hebras de moco a lo largo de las fisuras.
  - ○ **Puntos de Horner-Trantas** causados por la agregación de eosinófilos, que tienen apariencia macroscópica de elevaciones gelatinosas con inclusiones blanquecinas localizadas en el limbo.
- QCA
  - ○ Cambios eccematosos del párpado superior e inferior, induración, eritema y descamación.
  - ○ La exploración con lámpara de hendidura revela tapones marcados de los orificios de las glándulas de Meibomio con secreciones purulentas y una película lagrimal precorneal deficiente.
  - ○ La conjuntiva bulbar puede mostrar inyección leve a moderada y cambios consistentes con queratoconjuntivitis seca (QCS) (ojo seco).
  - ○ Los casos graves pueden provocar fibrosis subepitelial conjuntival y formación de **simbléfaron**.
  - ○ Por lo general, las superficies conjuntivales tarsales revelan inyección leve a moderada.
  - ○ La afección corneal en QCA puede variar según la gravedad de la enfermedad.
    - En las formas leves, la córnea puede mostrar tinción puntiforme mínima con el tinte de fluresceína.
    - Los casos graves demuestran irregularidad marcada de la superficie con desecación epitelial asociada con neovascularización, queratinización y cicatrización corneales.
- CPG
  - ○ La exploración puede revelar patología mínima.
  - ○ Puede desarrollarse hiperemia y **papilas gigantes** con el traumatismo crónico de las superficies conjuntivales tarsales superiores.
  - ○ Las papilas son resultado del depósito crónico de colágeno y tienden a tener una distribución más uniforme, más pequeña y aplanada que aquellas observadas en la apariencia de empedrado de los pacientes con QCV.
  - ○ Con la progresión de la enfermedad, la córnea puede presentar queratitis puntiforme difusa o incluso abrasiones epiteliales corneales.

Diagnóstico diferencial

- Conjuntivitis viral[4]
  - ○ Por lo general caracterizada por ojo rojo unilateral de inicio agudo relacionado con tumefacción de los ganglios linfáticos preauriculares.
  - ○ Los pacientes se quejan de no poder despegar los párpados y secreción transparente o mucopurulenta.
  - ○ La exploración de la conjuntiva tarsal revela una apariencia folicular.
  - ○ A menudo la infección se propaga al ojo contralateral 3-9 días después.
  - ○ Puede haber una infección respiratoria superior simultánea.

- Conjuntivitis bacteriana
  - Por lo general se caracteriza por ojo rojo unilateral o bilateral de inicio agudo relacionado con eritema palpebral.
  - Los pacientes se quejan de tener las pestañas pegadas con secreción purulenta amarillenta a verdosa.
  - La exploración de la conjuntiva tarsal revela una apariencia papilar.
- Conjuntivitis por *Chlamydia*
  - Se suele caracterizar por ojo rojo leve unilateral o bilateral de inicio indolente crónico de por lo menos 6 semanas.
  - La exploración de la conjuntiva tarsal revela una apariencia mixta folicular y papilar.
- No infecciosa
  - Dermatitis por contacto con irritante.
  - Dermatitis alérgica por contacto inducida por fármacos.
  - QCS (síndrome de ojo seco).
  - Disfunción de las glándulas de Meibomio (DGM), blefaritis.

Valoración diagnóstica

- Para CA, QCV y QCA, puede identificarse el alérgeno desencadenante mediante pruebas cutáneas por pinchazo (preferidas) o evaluación de IgE específica en suero (véase también cap. 3). Puede realizarse una valoración de IgE sérica si el paciente no está en posibilidad de suspender los medicamentos antihistamínicos, si no coopera, o si tiene enfermedad cutánea extensa que impida las pruebas cutáneas.
- Por lo general no se requieren estudios para CPG.

TRATAMIENTO

- Identificar y retirar el alérgeno detonante, si está presente.
- Prevenir la interacción de los alérgenos circulantes con los mastocitos conjuntivales por medio de lágrimas artificiales refrigeradas.
- El cuidado ocular básico incluye evitar frotarse y el uso de compresas frías.
- Suprimir la inflamación celular y extracelular con enrojecimiento concomitante (vasodilatación) y quemosis (edema) mediante vasoconstrictores, AINE y esteroides.
- Disminuir y prevenir el enrojecimiento asociado con prurito al utilizar agentes estabilizadores mastocitarios/antihistamínicos combinados (véase tabla 10-1).[5]
- Disminuir el prurito al utilizar antihistamínicos H1.
- **De forma específica para CPG, suspender el uso de lentes de contacto durante 4 semanas.**
- Considerar el uso de inmunoterapia con alérgenos para CA, QCV y QCA.
- **CA estacional**
  - Para enfermedad leve a moderada, los estabilizadores de los mastocitos/antihistamínicos duales tópicos son la terapia de primera elección.
    - El mayor beneficio se obtiene si se inicia antes de la intensidad máxima de los síntomas.
    - La mayoría de los productos se dosifica una o dos veces al día.
  - La enfermedad grave requiere terapia combinada, que por lo general consiste en:
    - Estabilizadores de los mastocitos/antihistamínicos duales tópicos.
    - Medicamentos antiH1 orales de segunda generación.
  - Los casos extremos pueden requerir ciclos cortos de esteroides tópicos.
  - Tratar los síntomas nasales acompañantes con un esteroide en aerosol nasal.
  - Evitar los antihistamínicos sistémicos de primera generación debido a que disminuyen la producción de lágrima.
  - Por lo general no se recomiendan los medicamentos tópicos que contienen vasoconstrictores.
  - Considerar inmunoterapia con aeroalérgenos SC o sublingual.

TABLA 10-1 MEDICAMENTOS PARA ENFERMEDADES ALÉRGICAS OCULARES

Estabilizador mastocitario/antagonista del receptor H1 combinados

Olopatadina
Bepotastina
Alcaftadina
Azelastina
Epinastina
Ketotifeno (OTC genérico)

Antagonistas selectivos del receptor H1

Emedastina
Feniramina (disponible combinado con nafazolina)

Estabilizadores de los mastocitos

Lodoxamida trometamina
Nedocromil
Pemirolast
Cromolín

AINE

Ketorolaco

Esteroides tópicos "suaves"

Acetato de prednisolona al 0.12%
Fluorometolona al 0.1%
Etabonato de loteprednol al 0.2% o 0.5%
Rimexolona al 1%

OTC, de venta sin receta.

- **Queratoconjuntivitis vernal**
  - ○ Además de los cuidados oculares básicos y evitar los aeroalérgenos, la terapia de primera elección incluye medicamentos tópicos duales estabilizadores de los mastocitos/antihistamínicos, con antihistamínicos en caso de irritación/prurito frecuente o déficit visual.
    - Los antihistamínicos tópicos solos no son eficaces.
    - Los estabilizadores de los mastocitos tópicos son efectivos, pero no son la primera opción para los síntomas agudos.
  - ○ Si no responde con 2-3 semanas de la terapia inicial, referir a Oftalmología para comenzar esteroides tópicos.[6]
    - Las exacerbaciones estacionales pueden requerir esteroides tópicos en pulsos, como dexametasona al 0.1% o fosfato de prednisolona al 1%, con frecuencia dosificados ocho veces al día durante 1 semana con reducción gradual.
    - Los casos menos graves pueden tratarse con esteroides "suaves", como acetato de prednisolona al 0.12%, fluorometolona, etabonato de loteprednol al 0.5 o 0.2%, o rimexolona al 1% dosificados cuatro veces al día durante 2 semanas.
  - ○ Puede comenzarse con inhibidores de calcineurina tópicos (ciclosporina, tacrolimus) si no se logra reducir con esteroides tópicos, o si la córnea está comprometida.
  - ○ Considerar inmunoterapia con aeroalérgenos.
  - ○ Las úlceras en escudo pueden poner en riesgo la vista y deben tratarse con ciclosporina tópica y antibióticos de amplio espectro tópicos.

- **Queratoconjuntivitis atópica**
  - Además del control ambiental, la terapia de primera elección incluye agentes duales tópicos estabilizadores de los mastocitos/antihistamínicos.
  - Si no hay respuesta en 2-3 semanas con el uso consistente de estabilizadores de los mastocitos/antihistamínicos, puede ser necesario un ciclo transitorio de esteroides durante 1-2 semanas, con referencia a Oftalmología.
  - Los medicamentos tópicos combinados de vasoconstrictor-antihistamínico pueden brindar alivio transitorio, pero no se recomienda su uso prolongado.
  - La ciclosporina tópica A y el tacrolimus son eficaces como medicamentos de segunda elección para evitar los esteroides.
  - Los casos graves refractarios se manejan con inmunosupresores sistémicos, con reportes de casos de trasplante de membrana amniótica.[7]
  - Antibióticos tópicos como gotas o ungüentos en caso de abrasión corneal o queratitis.
  - Tratar la dermatitis palpebral comórbida con inhibidores de calcineurina tópicos.
  - Las infecciones virales o bacterianas simultáneas deben tratarse en concordancia.
  - Puede ser necesario corregir la triquiasis o las anomalías de la posición palpebral.
- **CPG**
  - Además del descanso inicial de los lentes de contacto seguido por la reducción del tiempo de uso de los mismos, la terapia de primera elección incluye el uso frecuente de lágrimas artificiales.
  - Los antihistamínicos, los estabilizadores de los mastocitos y los medicamentos tópicos duales pueden brindar alivio sintomático.
  - Los casos graves pueden requerir ciclos breves de esteroides "suaves".

CONSIDERACIONES ESPECIALES

- Los pacientes tratados con esteroides en gotas tópicas deben vigilarse de manera estrecha por Oftalmología en busca de presión intraocular elevada, úlceras corneales y cataratas.
- Los aspectos más importantes de tratar la enfermedad alérgica ocular es la obtención cuidadosa de la historia clínica y realizar un diagnóstico diferencial.

DERIVACIÓN

- Evaluación por Alergoinmunología para confirmar o excluir una enfermedad mediada por IgE.
- Oftalmología debe evaluar a cualquier paciente que requiera esteroides tópicos.

REFERENCIAS

1. Berdy GJ, Berdy SS. Ocular allergic disorders: disease entities and differential diagnoses. *Curr Allergy Asthma Rep*. 2009;9:297–303.
2. Leonardi A, Castegnaro A, Valerio AL, *et al*. Epidemiology of allergic conjunctivitis: clinical appearance and treatment patterns in a population-based study. *Curr Opin Allergy Clin Immunol*. 2015;15(5):482–8.
3. Ono SJ, Abelson MB. Allergic conjunctivitis: update on pathophysiology and prospects for future treatment. *J Allergy Clin Immunol*. 2005;115:118–22.
4. Bielory L. Differential diagnoses of conjunctivitis for clinical allergist immunologists. *Ann Allergy Asthma Immunol*. 2007;98:105–15.
5. Berdy GJ, Spangler DL, Bensch G, *et al*. A comparison of the relative efficacy and clinical performance of olopatadine hydrochloride 0.1% ophthalmic solution and ketotifen fumarate 0.025% ophthalmic solution in the conjunctival antigen challenge model. *Clin Ther*. 2000;22:826–33.
6. Vichyanond P, Pacharm P, Pleyer U, *et al*. Vernal keratoconjunctivitis: a severe allergic eye disease with remodeling changes. *Pediatr Allergy Immunol*. 2014;25(4):314–22.
7. Li J, Luo X, Ke H, *et al*. Recalcitrant atopic keratoconjunctivitis in children: a case report and literature review. *Pediatrics*. 2018;141(suppl 5):S470–4.

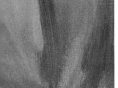

Inmunoterapia con alérgenos

Christopher J. Rigell y Jeffrey R. Stokes

PRINCIPIOS GENERALES

- Noon y Freeman establecieron la inmunoterapia con alérgenos (ITA) hace > 100 años cuando trataron pacientes alérgicos al polen de pasto con extractos de polen.[1,2]
- La ITA es la única terapia que tiene un efecto modificador de la enfermedad sobre las patologías alérgicas.[3-5]
- La ITA se utiliza en el tratamiento de rinitis alérgica, conjuntivitis alérgica, asma alérgica, hipersensibilidad a insectos con aguijón y dermatitis atópica si se relaciona con sensibilidad a aeroalérgeno.[6]

Definición

- La ITA consiste en administrar dosis crecientes de extracto de alérgeno a pacientes con afecciones mediadas por IgE para aliviar los síntomas relacionados con los alérgenos específicos.[6]
- La inmunoterapia subcutánea (ITSC) consiste en inyecciones SC que se acumulan hasta una dosis de mantenimiento efectiva.
- La inmunoterapia sublingual (ITSL) consiste en la administración diaria de tabletas o líquido colocados bajo la lengua.

Mecanismo

- El mecanismo de acción de la ITA es complejo y no se ha comprendido por completo.
- La enfermedad alérgica objetivo de la inmunoterapia implica reacciones basadas en IgE bajo la influencia de un subconjunto de linfocitos T (T_H2).
- Un paradigma actual es que la exposición a dosis altas de alérgeno provoca la supresión de la inmunidad por T_H2 mediante la inducción de las células T reguladoras (Treg), lo que provoca desviación inmune de T_H2 a T_H1, o deleción o anergia de las células T específicas contra antígenos.[7,8]
- Algunos estudios han demostrado que la ITA provoca:
  - Un incremento transitorio de IgE específica seguido por la atenuación del aumento estacional habitual con el tratamiento prolongado.
  - Un incremento de 10 a 100 veces de IgG (específicamente IgG4 e IgG1), así como un aumento de IgA sérica.
  - La IgG4 puede competir con IgE por el alérgeno, lo que evita el entrecruzamiento de los receptores de gran afinidad de IgE sobre los basófilos y mastocitos.
  - La IgG4 también bloquea la unión de los complejos alérgeno-IgE con los receptores de poca afinidad de IgE (Fcε RII) sobre las células B, con regulación descendente de las respuestas T_H2.
  - Regulación descendente de los mediadores celulares e inflamatorios de la respuesta alérgica.
  - Una disminución de los niveles del factor activador de plaquetas y del factor liberador de histamina.
  - Una disminución de la cantidad de mastocitos, basófilos y eosinófilos en las secreciones.
  - Un incremento de Treg naturales (nTreg, por sus siglas en inglés) que expresan FOXP3 y CD25.
  - Un incremento de Treg inducible (iTreg, por sus siglas en inglés) que produce interleucina (IL)-10, IL-35 y factor de crecimiento transformante (TGF, por sus siglas en inglés)-β.
  - Un incremento de las células B reguladoras que también producen IL-10, IL-35 y TGF-β.
  - Regulación ascendente de las citocinas contrarreguladoras expresadas por el fenotipo T_H1.

TRATAMIENTO

Inmunoterapia subcutánea

Indicaciones

- La ITSC está indicada para rinitis/conjuntivitis alérgica, reacciones alérgicas a picaduras de insectos, asma alérgica y dermatitis atópica resultado de sensibilidad a aeroalérgenos.
- **No está indicada para alergias a alimentos o fármacos, urticaria ni angioedema.**[6]
- Antes de comenzar, los pacientes deben contar con:
  - Signos y síntomas clínicos con base en la historia y la exploración física.
  - Evidencia de sensibilización de IgE, de preferencia mediante pruebas epicutáneas. Las pruebas *in vitro* con IgE específica contra el alérgeno son una alternativa.
- **Rinitis alérgica/conjuntivitis alérgica:** las razones para iniciar ITA en rinitis alérgica son:[9]
  - Prevenir síntomas y mejorar la calidad de vida.
  - Reducir los gastos continuos por medicamentos para los síntomas.
  - Reducir los efectos colaterales de antihistamínicos y descongestionantes.
  - Reducir el desarrollo/agravamiento del asma alérgica.
  - Reducir la comorbilidad debida a sinusitis/otitis recurrente.
  - Mejorar la eficacia limitada de la elusión de alérgenos.
  - Prevención potencial del desarrollo de asma alérgica.[10]
  - Prevención potencial del desarrollo de una nueva sensibilización a aeroalérgenos.[10]
- **Asma alérgica:** en el pasado, el papel de la ITA en asma alérgica había sido controversial, pero dos metaanálisis confirmaron la eficacia de esta en el tratamiento de asma alérgica leve a moderada en comparación con placebo.[11,12]
  - Estos estudios demostraron que los pacientes tratados con ITA presentaron reducciones de la hiperrespuesta bronquial específica contra el alérgeno, así como en cuanto a requerimiento de fármacos y síntomas globales.
  - Por ello, la ITA ha sido respaldada por la Organización Mundial de la Salud (OMS) para el tratamiento del asma alérgica leve a moderada.[9]
- **Alergia a himenópteros y hormigas rojas**
  - La eficacia de la inmunoterapia para la hipersensibilidad a veneno está bien establecida.[13,14]
  - Inmunoterapia con veneno (ITV) está indicada para pacientes con antecedentes de reacciones sistémicas por veneno.[15] Por lo general, no se requiere aplicar ITV a pacientes que solo han presentado reacciones sistémicas cutáneas después de una picadura de insecto, mientras que los pacientes >16 años de edad con reacciones locales grandes pueden recibir ITV al considerarse problemas de calidad de vida y factores de riesgo elevado.[16]
- **Dermatitis atópica**
  - Hay controversia respecto a si la ITA es útil, pero los estudios han demostrado mejoría en pacientes cuando hay sensibilización a ácaros domésticos y polen de pasto y árboles.[17,18]
  - Se ha demostrado que con la ITA se consigue una mejoría tanto de los síntomas de dermatitis atópica como de la calidad de vida.[17,18]

Contraindicaciones relativas

- **La ITA no debe iniciarse en pacientes con asma alérgica cuya asma sea inestable o mal controlada.** El riesgo de eventos fatales y no fatales es mucho mayor en este grupo.[19]
- Los pacientes que reciben β-bloqueadores tienen mayor riesgo de reacciones sistémicas graves que pueden ser resistentes a la administración de epinefrina. Aunque la mayor parte de la evidencia demuestra que el tratamiento con un **β-bloqueador** no causa más anafilaxia, es una contraindicación relativa para recibir ITA para alérgenos inhalados, pero no para ITV. Cuando sea factible, el β-bloqueador debe sustituirse por una alternativa.[20]

- Hay datos contradictorios respecto a si los **inhibidores de la enzima convertidora de angiotensina (ECA)** provocan una anafilaxia más grave. En teoría, el sistema renina-angiotensina (SRA) es parte de la respuesta fisiológica compensatoria a la anafilaxia.[20] Es una posibilidad que aquellos que reciben inhibidores de ECA estén en mayor riesgo de falla de ITV y que deba considerarse la sustitución antes de comenzar ITV.[16]
- Deben medirse los niveles de triptasa en todos los pacientes antes de comenzar ITV. **Los valores basales más altos de triptasa correlacionan con mayor riesgo de reacciones sistémicas.**[16,21]
- La inmunodeficiencia grave (p. ej., sida), las neoplasias malignas o las enfermedades autoinmunes activas, la enfermedad cardiovascular significativa, o la incapacidad para comunicarse con claridad, como los niños muy pequeños, son contraindicaciones.[20]
- Los pacientes con fiebre, asma aunada a una infección respiratoria superior (IRS), sibilancias, o pruebas de función pulmonar (tasa de flujo espiratorio máximo [TFEM] < 70% del predicho) muy reducidas deben esperar la resolución de los síntomas para recibir ITA programada.
- El ejercicio extenuante debe evitarse justo después de una inyección.
- Las mujeres que se embarazan pueden continuar su ITA programada en dosis menores que las normales, pero no se comienza ITA en pacientes embarazadas. Esto se debe a los posibles efectos deletéreos de las reacciones alérgicas a ITA, no a su eficacia.[6]

Dosificación

- Deben utilizarse extractos estandarizados (gato, ácaros, pastos, ambrosía corta y veneno de himenópteros) siempre que estén disponibles.[9]
- La ITSC con alérgeno debe individualizarse y solo deben incluirse alérgenos con relevancia clínica.[6]
- Al prescribir la inmunoterapia, deben considerarse los alérgenos con reacciones cruzadas, así como la degradación potencial de los extractos de moho y cucaracha que contienen enzimas proteolíticas.[6]
- El uso de glicerina puede ayudar a prevenir la degradación por las enzimas proteolíticas.[6]
- Por lo general, la ITSC se administra en dos fases:
  ○ Incremento gradual: inyecciones semanales que inician como 1 000 a 10 000 veces menos que la dosis de mantenimiento y aumentan hasta lograr la dosis de mantenimiento.
  ○ Mantenimiento: dosis efectiva final.
- Los viales están codificados por color: rojo = mantenimiento 1:1 (sin dilución), amarillo = dilución 1:10, azul = dilución 1:100, verde = dilución 1:1 000, plateado = dilución 1:10 000.[6]
- Los protocolos rápidos (inyecciones administradas a diario) y los protocolos agrupados (múltiples inyecciones/día) son esquemas de dosificación alternativos utilizados para lograr la dosificación de mantenimiento en un periodo menor. Es común que se asocien con más reacciones que la dosificación de incremento gradual.
- Por lo general, las dosis de mantenimiento para aeroalérgenos se administran cada 2-4 semanas.
- La ITV puede administrarse cada 8-12 semanas.[16]
- En la tabla 11-1 se muestran las dosis de mantenimiento recomendadas establecidas según los parámetros de práctica de la Joint Task Force para ITA.[6]
- Las concentraciones de extracto de alérgeno pueden expresarse como una razón peso/volumen (wt/vol), unidades de nitrógeno proteico (PNU, por sus siglas en inglés) o, la medida con actividad biológica, en unidades de alérgeno (BAU, por sus siglas en inglés).
- El objetivo es lograr la dosis máxima tolerada; por lo general se requieren 5-20 μg del alérgeno principal por 0.5 mL de dosis de mantenimiento.
- **Debe disponerse de un médico inmediato con equipo apropiado a la mano en caso de que ocurra una reacción grave.**
- Cuando los extractos se administran vía SC, el sitio recomendado de inyección es la región externa del brazo, entre los músculos deltoides y tríceps.
- Pueden administrarse antihistamínicos orales y antagonistas de leucotrienos para reducir las reacciones locales.
- El paciente debe **observarse durante por lo menos 20-30 minutos después de cada inyección,** ya que las reacciones anafilácticas que ponen en riesgo la vida son raras después de los 30 minutos iniciales.[9,22]

TABLA 11-1 INTERVALOS DE DOSIFICACIÓN EFECTIVA PROBABLE

Extracto alergénico	Potencia o concentración etiquetadas	Intervalo de dosificación probablemente efectiva	Intervalo de contenido del alérgeno principal en los extractos autorizados en EUA
Ácaros: *Dermatophagoides pteronyssinus* y *Dermatophagoides farinae*	3 000, 5 000, 10 000 y 30 000 AU/mL	500-2 000 AU	10 000 AU/mL
Pelo de gato	5 000 y 10 000 BAU/mL	1 000-4 000 BAU	10 000 BAU/mL 20-50 µg/mL Fel d 1 30-100 µg/mL albúmina de gato
Caspa de piel de gato	5 000-10 000 BAU/mL	1 000-4 000 BAU	10 000 BAU/mL 20-50 µg/mL Fel d 1 400-2 000 µg/mL albúmina de gato
Pasto, estandarizado	100 000 BAU/mL	1 000-4 000 BAU	100 000 BAU/mL 425-1 100 µg/mL Phl p 5 506-2 346 µg/mL grupo 1
Bermuda	10 000 BAU/mL	300-1 500 BAU	10 000 BAU/mL 141-422 Cyn d 1 425-1 100 µg/mL
Ambrosia corta	1:10, 1:20 wt/vol, 100 000 AU/mL	6-12 µg de Amb a 1 o 1 000-4 000 AU	1:10 wt/vol 300 µg/mL Amb a 1

(continúa)

TABLA 11-1 INTERVALOS DE DOSIFICACIÓN EFECTIVA PROBABLE (continuación)

Extracto alergénico	Potencia o concentración etiquetadas	Intervalo de dosificación probablemente efectiva	Intervalo de contenido del alérgeno principal en los extractos autorizados en EUA
Precipitado en acetona (AP, por sus siglas en inglés) no estandarizado: perro	1:100 wt/vol	15 μg Can f 1	80-400 μg/mL Can f 1 10-20 μg/mL albúmina de perro
Extracto no estandarizado: perro	1:10 y 1:20 wt/vol	15 μg Can f 1	0.5-10 μg/mL Can f 1 < 12-1 500 μg/mL albúmina de perro
Extractos no estandarizados: polen	1:10 a 1:40 wt/vol o 10000-40000 PNU/mL	0.5 mL de 1:100 o 1:200 wt/vol	NA
Extractos no estandarizados: moho/ hongos, cucaracha	1:10 a 1:40 wt/vol o 10000-40000 PNU/mL	Dosis máxima tolerada	NA
Veneno de himenópteros	100 μg/mL veneno único, 300 μg/mL en extracto de véspido mixto	50-200 μg de cada veneno	100-300 μg/mL de proteína de veneno
Hormiga roja importada	1:10 a 1:20 wt/vol extracto de cuerpo entero	0.5 mL de 1:100 wt/vol de extracto a 0.5 mL de 1:10 wt/vol	NA

AU, unidad de alergia; BAU, bioequivalente de unidad de alergia; NA, no aplicable; PNU, unidad de nitrógeno proteico; wt/vol, peso/volumen.

Basada en una inyección de mantenimiento de 0.5 mL.

Reimpresa con permiso de: Cox L, Nelson H, Lockey R, et al. Allergen immunotherapy: a practice parameter third update. J Allergy Clin Immunol. 2011;127(suppl):S1-55.

Duración del tratamiento

- Por lo general, se observa mejoría clínica en los siguientes 6-12 meses después de alcanzar la dosis de mantenimiento. Si el beneficio clínico no es aparente en dicho momento, debe considerarse suspender la ITA.
- Es usual que la terapia se administre durante 3-5 años; sin embargo, la duración real del tratamiento no es clara y la decisión de continuar o suspender debe individualizarse.
- La recomendación de una duración de 3-5 años se basa en datos de hipersensibilidad a veneno y únicamente un estudio de un solo alérgeno estacional (pasto); es claro que deberán realizarse estudios adicionales.[23]
- No se cuenta con marcadores para distinguir quién permanecerá en remisión y quién empeorará después de suspender la ITSC contra alérgenos inhalados.
- Los síntomas regresan en algunos pacientes 1-2 años después del cese de ITA; si se desea, puede recomenzarse, pero es preciso hacer incrementos de manera gradual hasta la dosis de mantenimiento.
- Para la ITV, una cifra basal elevada de triptasa, el antecedente de una reacción grave a una picadura o a la ITV, la alergia al veneno de abeja y una duración del tratamiento < 5 años se asocian con mayor riesgo de recaída.[16]

Efectos colaterales y riesgos

- **Las reacciones locales a ITA son comunes.**
  - Las reacciones locales significativas se identifican como eritema, prurito y tumefacción, con una roncha > 2 cm de diámetro o una roncha que dura > 24 horas.
  - Las reacciones locales deben tratarse con compresas frías y corticoesteroides tópicos.
  - La premedicación con antihistamínicos puede ayudar a reducir las reacciones locales.
  - Las reacciones locales grandes no parecen predecir la aparición de reacciones sistémicas.[6]
  - Montelukast puede reducir las reacciones locales en ITV.
- **Las reacciones sistémicas son raras, pero pueden ocurrir.**
  - Debe disponerse de un médico para tratar reacciones en potencia graves a ITA.[9]
  - Los factores que contribuyen a las reacciones sistémicas graves incluyen errores de dosificación, asma sintomática, uso de un β-bloqueador, la primera inyección de viales nuevos, o inyecciones cuando los síntomas están activos durante la temporada de alergia.
  - Históricamente, se estima que la muerte ocurría en 1 por cada 2.5 millones de inyecciones (3.4 eventos/año).[19] Según un estudio de vigilancia realizado por la American Academy of Allergy, Asthma & Immunology (AAAAI)/American College of Allergy, Asthma & Immunology (ACAAI), hubo tres muertes por 54.4 millones de inyecciones (1 por 18 millones de inyecciones) desde 2008 hasta 2016.[24,25]
  - Los signos/síntomas de reacción sistémica incluyen uno o más de los siguientes: eritema generalizado o urticaria, prurito, angioedema, estornudos, congestión nasal, prurito orofaríngeo, broncoespasmo, edema laríngeo y choque/paro cardiaco.
  - **Las reacciones sistémicas/anafilaxia deben tratarse con epinefrina acuosa IM (0.3-0.5 mL de 1:1 000) cada 5 minutos PRN** (véase cap. 4).
  - Para limitar la absorción sistémica del antígeno, debe colocarse un torniquete por arriba del sitio de inyección y liberarse cada 15 minutos.
  - Debe seguirse el protocolo de reanimación de emergencia apropiado para asegurar una vía aérea permeable y el mantenimiento de una presión arterial adecuada.
  - Si el paciente recibe un β-bloqueador, pueden utilizarse 1-5 mg de glucagón IV para hipotensión refractaria.[6]
  - Los antihistamínicos se usan como terapia adyuvante; cetirizina y difenhidramina son los más utilizados.
  - La hidrocortisona IV (5 mg/kg) es otro medicamento adyuvante; no obstante, los **corticoesteroides tienen efecto limitado sobre la respuesta inmediata.** Los datos adicionales sugieren que los corticoesteroides pueden no ser eficaces para prevenir la anafilaxia de fase tardía (bifásica).[26]

Eficacia
- La ITV reduce las reacciones locales grandes a picaduras, y 80-98% de los individuos estará protegido contra reacciones sistémicas por picaduras subsecuentes.[13]
- La eficacia clínica de la ITSC en la rinitis alérgica está bien documentada y se ha demostrado que la ITA mejora los síntomas, reduce los medicamentos y brinda beneficios a largo plazo incluso después del cese de la terapia.[23,27,28]
- La ITSC contra un antígeno específico tiene el potencial de alterar la evolución natural de la enfermedad alérgica.[3-5]
- La ITSC mejora los síntomas del asma, disminuye el uso de medicamentos para el asma y reduce la hiperreactividad bronquial.[29]
- Se han documentado los beneficios a largo plazo > 12 años después de suspender la terapia en pacientes con rinitis alérgica.[4,5]
- Al comparar el costo de la inmunoterapia con el ahorro por la disminución de los medicamentos, las consultas ambulatorias y los hospitalizaciones, se concluye que la inmunoterapia es costoefectiva.

Razones potenciales para la falla de la inmunoterapia
- Las modificaciones ambientales para controlar los alérgenos son inadecuadas o insuficientes.
- Alérgeno contribuyente o significativo no reconocido y omitido en el esquema de ITA.
- Dosis inadecuadas del alérgeno principal en la preparación (en condiciones normales se requieren 5-20 µg del alérgeno principal para lograr el éxito).
- Calidad deficiente de los extractos.
- Incapacidad para lograr la dosificación óptima.
- Desarrollo de nuevas alergias durante el ciclo de tratamiento.
- Exposición a detonantes no alergénicos, como humo de cigarrillo.
- El alérgeno causal original se diagnostica erróneamente.

Inmunoterapia sublingual

Alrededor del mundo, la ITSL se administra como formulación líquida o tableta. En Estados Unidos, las tabletas son las únicas que están aprobadas por la Food and Drug Administration (FDA).

Extractos aprobados por la FDA
- Oralair® = combinación de cinco pastos (*Anthoxanthum odoratum*, pasto ovillo, perenne, centeno, hierba timotea, pasto azul de Kentucky).
- Grastek® = hierba timotea.
- Ragwitek® = ambrosía corta.
- Odactra® = alérgeno de ácaros domésticos.

Indicaciones
- Rinitis alérgica y conjuntivitis alérgica.[30,31]
- Pueden usarse como terapia agregada para asma alérgica.[32,33]
- Al igual que la ITSC, los estudios han demostrado un beneficio para dermatitis atópica, pero esta indicación no está aprobada por la FDA.[34]

Contraindicaciones
- Las contraindicaciones incluyen esofagitis eosinofílica, asma grave o descontrolada, reacción sistémica grave a ITSL o ITSC y reacción local grave a ITSL.[30,31]
- La ITSL debe utilizarse con precaución durante el embarazo y la lactancia.
  - Ragwitek® es categoría C.
  - Oralair® y Grastek® son categoría B.
  - Odactra® no cuenta con datos suficientes para informar los riesgos relacionados con el embarazo.

Eficacia
- Se observa mejoría en el primer año del tratamiento.
- La duración de la terapia parece ser de por lo menos 3 años.[35]

- Dosis efectivas, que incluyen la cantidad del alérgeno principal en la tableta:
  - Tableta única de pasto: 2 800 BAU al día, que tiene 15 μg Phl p 5.[36]
  - Tableta de cinco pastos: 300 IR a diario, que tiene 25 μg de cinco alérgenos principales de los cinco pastos.[37]
  - Tableta de ambrosía: 12 Amb a 1-U diaria, que tiene 12 μg Amb a 1.[38]
  - Tableta de ácaros domésticos: 12 SQ-HDM a diario, que tiene 15 μg Der p 1 y Der f 1, 15 μg Der p 2 y Der f 2.[39]
- Un estudio ha demostrado que, para pacientes que requieren tratamiento con extractos de pasto y hierba, el tratamiento superpuesto fue bien tolerado.[40]
- Aún está por verse si pueden lograrse dosis adecuadas con más de dos extractos administrados a la vez.

Seguridad y efectos colaterales

- Los efectos colaterales comunes incluyen prurito (oral, ótico, lingual), ardor faríngeo y edema bucal. Son más comunes durante la primera semana de tratamiento.
- Los antihistamínicos H1 y H2 orales pueden ayudar en caso de síntomas leves.
- Las reacciones alérgicas sistémicas son raras: los síntomas incluyen rinitis, asma, urticaria, angioedema, o hipotensión. La epinefrina IM es el tratamiento.

Dosificación y consideraciones prácticas

- Las tabletas de extracto de polen deben comenzarse 12-16 semanas antes de la temporada relevante.
- La primera dosis debe administrarse en el consultorio médico y el paciente debe observarse durante 30 minutos.
- La tableta se coloca debajo de la lengua durante por lo menos 1 minuto hasta que se disuelva. Después, el paciente debe asegurarse de lavarse las manos y evitar comer o beber durante 5 minutos.
- El apego es deficiente, pero puede mejorarse con un seguimiento de 3 meses y las prescripciones repetidas.
- La tableta de un solo pasto, la tableta de ambrosía y la de ácaros domésticos no requieren incremento gradual.
- La tableta de cinco pastos tiene un incremento gradual para pacientes de 10-17 años de edad, con 100 IR el día 1, seguidos por 200 IR el día 2, y 300 IR a partir del día 3.
- Cuándo suspender la dosificación: aumento de los síntomas de asma en las últimas 24 h, empeoramiento de la disfagia o enfermedad por reflujo gastroesofágico (ERGE), cirugía oral/trabajo dental reciente o lesiones orales, aumento de síntomas por IRS viral, cualquier episodio de urticaria o angioedema y fiebre.[31]
- Si el paciente omite una dosis, no duplicar la dosis el día siguiente. Si omite > 1 día, se recomienda que el paciente llame al médico.[31]
- La duración de las dosis omitidas no se ha estudiado de manera extensa, pero si ha sido < 7 días, entonces no se reduce la dosis; si han pasado entre 7 y 14 días, el paciente debe recomenzar con la dosis del día 1; si han pasado > 14 días, entonces el paciente debe regresar a la clínica para reiniciar el día 1.
- Aunque las reacciones sistémicas graves son raras y no se conocen muertes relacionadas con ITSL, debe prescribirse epinefrina para que todo paciente la lleve consigo.[31]

Inmunoterapia sublingual *vs.* inmunoterapia subcutánea

- La ITSL fue aprobada en Europa con base en dos estudios que demostraron por separado que la ITSC y la ITSL produjeron una mejoría sintomática similar en pacientes con rinitis alérgica estacional grave al polen de pasto.[41,42]
- No se han hecho estudios de ITSC *vs.* ITSL, en gran medida debido a que hay una heterogeneidad significativa en los estudios.[43]
- Pocos estudios comparativos directos: dos demostraron más mejoría con ITSC que no tuvo significancia estadística y uno demostró un efecto equivalente.[44-46]
- La evidencia indirecta sugiere que la ITSL es más segura que la ITSC, mientras que la ITSC parece ser más eficaz.

- La ITSL requiere dosis más grandes de alérgeno en comparación con la ITSC.
- Se requieren más estudios que evalúen la seguridad y eficacia de tomar múltiples tabletas en pacientes polisensibilizados, lo cual limita el papel de la ITSL.

EDUCACIÓN DEL PACIENTE

- Debe educarse a los pacientes respecto a los posibles signos y síntomas de las reacciones sistémicas.
- Antes de comenzar la ITA, debe educarse a los pacientes sobre los beneficios y riesgos de esta, así como sobre los métodos para minimizar riesgos.
- Los resultados realistas de la ITA también deben discutirse con los pacientes.

MONITOREO/SEGUIMIENTO

Los pacientes deben acudir para una consulta de seguimiento médico por lo menos cada 6-12 meses. Pueden requerirse consultas más frecuentes según de la respuesta a la terapia, reacciones adversas, modificaciones necesarias de la dosificación, o alteración de las enfermedades alérgicas subyacentes.

REFERENCIAS

1. Noon L. Prophylactic inoculation against hay fever. *Lancet.* 1911;1:1572–3.
2. Freeman J. Further observations of the treatment of hay fever by hypodermic inoculations of pollen vaccine. *Lancet.* 1911;2:814–7.
3. Bousquet J, Demoly P, Michel FB. Specific immunotherapy in rhinitis and asthma. *Ann Allergy Asthma Immunol.* 2001;87:38–42.
4. Eng PA, Borer-Reinhold M, Heijnen IA, *et al.* Twelve-year follow-up after discontinuation of preseasonal grass pollen immunotherapy in childhood. *Allergy.* 2006;61:198–201.
5. Jacobsen L, Niggemann B, Dreborg S, *et al.* Specific immunotherapy has long-term preventive effect of seasonal and perennial asthma: 10-year follow-up on the PAT study. *Allergy.* 2007;62:943–8.
6. Cox L, Nelson H, Lockey R, *et al.* Allergen immunotherapy: a practice parameter third update. *J Allergy Clin Immunol.* 2011;127(suppl):S1–55.
7. Shamji MH, Durham SR. Mechanisms of allergen immunotherapy for inhaled allergens and predictive biomarkers. *J Allergy Clin Immunol.* 2017;140:1485–98.
8. Zhang W, Lin C, Sampath V, *et al.* Impact of allergen immunotherapy in allergic asthma. *Immunotherapy.* 2018;10:579–93.
9. Theodoropoulos DS, Lockey RF. Allergen immunotherapy: guidelines, update, and recommendations of the World Health Organization. *Allergy Asthma Proc.* 2000;21:159–66.
10. Moller C, Dreborg S, Ferdousi HA, *et al.* Pollen immunotherapy reduces the development of asthma in children with seasonal rhinoconjunctivitis (the PAT-Study). *J Allergy Clin Immunol.* 2002;109:251–6.
11. Abramson M, Puy R, Weiner J. Immunotherapy in asthma: an updated systematic review. *Allergy.* 1999;54:1022–41.
12. Abramson MJ, Puy RM, Weiner JM. Is allergen immunotherapy effective in asthma? A meta-analysis of randomized controlled trials. *Am J Respir Crit Care Med.* 1995;151:969–74.
13. Golden DB, Kagey-Sobotka A, Normal PS, *et al.* Outcomes of allergy to insect stings in children, with and without venom immunotherapy. *N Engl J Med.* 2004;351:668–74.
14. Golden DB, Kelly D, Hamilton RG, *et al.* Venom immunotherapy reduces large local reactions to insect stings. *J Allergy Clin Immunol.* 2009;123:1371–5.
15. Hunt KJ, Valentine MD, Sobotka AK, *et al.* A controlled trial of immunotherapy in insect hypersensitivity. *N Engl J Med.* 1978;299:157–61.
16. Golden DB, Demain J, Freeman T, *et al.* Stinging insect hypersensitivity: a practice parameter update 2016. *Ann Allergy Asthma Immunol.* 2017;118:28–54.
17. Nahm DH, Kim ME, Kwon B, *et al.* Clinical efficacy of subcutaneous allergen immunotherapy in patients with atopic dermatitis. *Yonsei Med J.* 2016;57:1420–6.

18. Slavyanakaya TA, Derkach VV, Sepiashvili RI. Debates in allergy medicine: specific immunotherapy efficiency in children with atopic dermatitis. *World Allergy Organ J.* 2016;9:15.

19. Bernstein DI, Wanner M, Borish L, *et al.* Twelve-year survey of fatal reactions to allergen injections and skin testing: 1990–2001. *J Allergy Clin Immunol.* 2004;113:1129–36.

20. Pitsios C, Demoly P, Bilo MB, *et al.* Clinical contraindications to allergen immunotherapy: an EAACI position paper. *Allergy.* 2015;70:897–909.

21. Rueff F, Przybilla B, Bilo MB, *et al.* Predictors of side effects during the buildup phase of venom immunotherapy for hymenoptera venom allergy: the importance of baseline serum tryptase. *J Allergy Clin Immunol.* 2010;126:105–11.

22. Lockey RF, Nicoara-Kasti GL, Theodoropoulos DS, *et al.* Systemic reactions and fatalities associated with allergen immunotherapy. *Ann Allergy Asthma Immunol.* 2001;87(suppl 1):47–55.

23. Durham SR, Walker SM, Varga EM, *et al.* Long-term clinical efficacy of grass-pollen immunotherapy. *N Engl J Med.* 1999;341:468–75.

24. Epstein TG, Liss GM, Murphy-Berendts K, *et al.* AAAAI/ACAAI surveillance study of subcutaneous immunotherapy, years 2008–2012: an update on fatal and nonfatal systemic allergic reactions. *J Allergy Clin Immunol Pract.* 2014;2:161–7.

25. Epstein TG, Liss GM, Murphy-Berendts K, *et al.* Recent trends in fatalities, waiting times, and use of epinephrine auto-injectors for subcutaneous allergen immunotherapy (SCIT): AAAAI/ACAAI national surveillance study 2008–2016. *J Allergy Clin Immunol.* 2018;141(suppl 2):AB401.

26. Shaker MS, Wallace DV, Golden DBK, *et al.* Anaphylaxis-a 2020 practice parameter update, systematic review, and Grading of Recommendations, Assessment, Development and Evaluation (GRADE) analysis. *J Allergy Clin Immunol.* 2020;145:1082–123.

27. Lowell FC, Franklin WF, Williams M. A double-blind study of the effectiveness and specificity of injection therapy in ragweed hay fever. *N Engl J Med.* 1965;273:675–9.

28. Varney VA, Gaga M, Frew AJ, *et al.* Usefulness of immunotherapy in patients with severe summer hay fever uncontrolled by antiallergic drugs. *BMJ.* 1991;302:265–9.

29. Abramson MJ, Puy RM, Weiner JM. Injection allergen immunotherapy for asthma. *Cochrane Database Syst Rev.* 2010;(8):CD001186.

30. Greenhawt M, Oppenheimer J, Nelson M, *et al.* Sublingual immunotherapy: a focused allergen immunotherapy practice parameter update. *Ann Allergy Asthma Immunol.* 2017;118:276–82

31. Epstein TG, Calabria C, Cox LS, *et al.* Current evidence on safety and practical considerations for administration of sublingual allergen immunotherapy (SLIT) in the United States. *J Allergy Clin Immunol Pract.* 2017;5:34–40

32. Mosbech H, Deckelmann R, de Blay F, *et al.* Standardized quality (SQ) house dust mite sublingual immunotherapy tablet (ALK) reduces inhaled corticosteroid use while maintaining asthma control: a randomized, double-blind, placebo-controlled trial. *J Allergy Clin Immunol.* 2014;134:568–75.

33. Virchow JC, Backer V, Kuna P, *et al.* Efficacy of a house dust mite sublingual allergen immunotherapy tablet in adults with allergic asthma: a randomized clinical trial. *JAMA.* 2016;315:1715–25.

34. You HS, Yang MY, Kim GW, *et al.* Effectiveness of specific sublingual immunotherapy in Korean patients with atopic dermatitis. *Ann Dermatol.* 2017;29:1–5.

35. Didier A, Malling HJ, Worm M, *et al.* Post-treatment efficacy of discontinuous treatment with 300IR 5-grass pollen sublingual tablet in adults with grass pollen-induced allergic rhinoconjunctivitis. *Clin Exp Allergy.* 2013;43:568–77.

36. Durham SR, Yang WH, Pedersen MR, *et al.* Sublingual immunotherapy with once-daily grass allergen tablets: a randomized controlled trial in seasonal allergic rhinoconjunctivitis. *J Allergy Clin Immunol* 2006;117:802–9.

37. Didier A, Malling HJ, Worm M, *et al.* Optimal dose, efficacy, and safety of once-daily sublingual immunotherapy with a 5-grass pollen tablet for seasonal allergic rhinitis. *J Allergy Clin Immunol.* 2007;120:1338–45.

38. Nolte H, Hebert J, Berman G, *et al.* Randomized controlled trial of ragweed allergy immunotherapy tablet efficacy and safety in North American adults. *Ann Allergy Asthma Immunol.* 2013;110:450–6.

39. Nolte H, Bernstein DI, Nelson HS, *et al.* Efficacy of house dust mite sublingual immunotherapy tablet in North American adolescents and adults in a randomized, placebo-controlled trial. *J Allergy Clin Immunol.* 2016;138:1631–8.

40. Maloney J, Berman G, Gagnon R, *et al.* Sequential treatment initiation with timothy grass and ragweed sublingual immunotherapy tablets followed by simultaneous treatment is well tolerated. *J Allergy Clin Immunol Pract.* 2016;4:301–9.

41. Dahl R, Kapp A, Colombo G, *et al.* Efficacy and safety of sublingual immunotherapy with grass allergen tablets for seasonal allergic rhinoconjunctivitis. *J Allergy Clin Immunol.* 2006;118:434–40.

42. Frew AJ, Powell RJ, Corrigan CJ, *et al.* Efficacy and safety of specific immunotherapy with SQ allergen extract in treatment-resistant seasonal allergic rhinoconjunctivitis. *J Allergy Clin Immunol.* 2006;117:319–25.

43. Durham SR, Penagos M. Sublingual or subcutaneous immunotherapy for allergic rhinitis? *J Allergy Clin Immunol.* 2016;137:339–49.

44. Khinchi MS, Poulsen LK, Carat F, *et al.* Clinical efficacy of sublingual and subcutaneous birch pollen allergen-specific immunotherapy: a randomized, placebo-controlled, double-blind, double-dummy study. *Allergy.* 2004;59:45–53.

45. Quirino T, Iemoli E, Siciliani E, *et al.* Sublingual versus injective immunotherapy in grass pollen allergic patients: a double blind (double dummy) study. *Clin Exp Allergy.* 1996;26:1253–61.

46. Ventura MT, Carretta A, Tummolo RA, *et al.* Clinical data and inflammation parameters in patients with cypress allergy treated with sublingual swallow therapy and subcutaneous immunotherapy. *Int J Immunopathol Pharmacol.* 2009;22:403–13.

Urticaria y angioedema

Jeffrey A. Kepes y Maya Jerath

12

PRINCIPIOS GENERALES

- La urticaria y el angioedema son afecciones comunes con orígenes heterogéneos.
- Una historia y exploración física detalladas son los factores más importantes para determinar la etiología.
- La urticaria y el angioedema son un espectro de patologías que puede ocurrir de modo simultáneo o independiente del otro.
- La urticaria está mediada por la desgranulación de mastocitos.
- El angioedema puede estar **mediado por mastocitos** (histaminérgico) o **mediado por bradicinina**.
- La urticaria se define como un área redonda elevada de edema (roncha) rodeada por eritema reflejo (*flare*) que afecta solo la dermis superficial.
- Por lo general, las lesiones son pruriginosas y pueden desarrollarse con rapidez. Cualquier lesión única no dura > 24 horas.
- La urticaria se define como **aguda** si el episodio dura < 6 semanas y como **crónica** si dura más tiempo.[1]
- El angioedema se extiende a la dermis profunda o al tejido subcutáneo y es común que afecte áreas de tejido conectivo holgado, como el rostro.
- El angioedema puede ser incómodo o doloroso en lugar de pruriginoso, en especial cuando afecta las vísceras.
- El angioedema que afecta la laringe del paciente puede poner en riesgo la vía aérea y provocar asfixia.
- La resolución es más lenta para el angioedema y puede tardar hasta 72 horas.

URTICARIA Y ANGIOEDEMA MEDIADOS POR MASTOCITOS

- Mediados por la **liberación de histamina y citocinas** por la desgranulación de mastocitos en los tejidos.
- El mecanismo de desgranulación de mastocitos puede ser alérgico o no alérgico.
- Con frecuencia, la urticaria es un síntoma de otra afección alérgica, como anafilaxia o alergia a alimentos, en cuyo caso es usual considerarla un diagnóstico secundario.
- La mayoría de los casos de urticaria aislada es leve y autolimitada.
- La urticaria espontánea crónica (UEC) no es alérgica y a menudo es idiopática.

Epidemiología

- Entre 15 y 24% de la población estadounidense presentará urticaria aguda o angioedema en algún momento de su vida.[1]
- La UEC es común, y afecta a casi 3% de la población con una carga económica y social comparable a la encontrada para la cardiopatía coronaria grave.[2] El síndrome dura un promedio de 3-5 años, y 20% de los pacientes aún es sintomático 20 años después del diagnóstico.[3]

- El angioedema ocurre en cerca de 50% de los casos de urticaria crónica, mientras que alrededor de 10% de los individuos presenta solo angioedema.[4]
- La urticaria crónica es más común en adultos y mujeres.

Urticaria y angioedema alérgicos

Etiología

- Alimentos: maní, frutos secos y mariscos son las causas más comunes en adultos.
- Fármacos:
  - Los medicamentos que provocan urticaria con mayor frecuencia son antibióticos y analgésicos opiáceos.
  - La penicilina y las cefalosporinas causan reacciones alérgicas mediadas por IgE.
  - La quimioterapia basada en platino (p. ej., oxaliplatino) y anticuerpos monoclonales puede causar reacciones mediadas por IgE.
  - Los antiinflamatorios no esteroides (AINE) son la causa más común de reacciones no mediadas por IgE ("seudoalérgicas").
- Látex.
- Picaduras de insecto (himenópteros).
- Aeroalérgenos.

Diagnóstico

- Las pruebas cutáneas pueden identificar un posible detonante alérgico.
  - Las contraindicaciones incluyen la presencia de sibilancias, asma mal controlada y una historia de reacciones graves a las pruebas cutáneas.
  - El dermografismo puede provocar que las pruebas cutáneas sean ininterpretables.
- Puede utilizarse IgE específica para el alérgeno (pruebas en sangre) en pacientes incapaces de someterse a las pruebas cutáneas.
- **Las pruebas de laboratorio rutinarias no están indicadas para la mayoría de los pacientes**.

Tratamiento

- La terapia se enfoca en evitar los factores desencadenantes.
- En caso de una exposición a un alérgeno con reacción, el objetivo de la terapia es mitigar los efectos de la desgranulación de mastocitos al bloquear la histamina con medicamentos de acción rápida, como cetirizina.
- La urticaria que progresa a anafilaxia se trata con epinefrina.
- Pueden utilizarse esteroides para ayudar a prevenir la recurrencia de fase tardía de los síntomas.

Urticaria y angioedema no alérgicos

- En ocasiones tiene una causa/asociación subyacente.
  - Urticaria posviral.
  - Autoinmune (p. ej., relacionada con un anticuerpo dirigido contra el receptor de IgE [FcεRI] en el mastocito).
  - Hipo o hipertiroidismo, que incluye enfermedad de Graves o tiroiditis de Hashimoto.
- Infecciones crónicas o no diagnosticadas.
- Neoplasias malignas.
- La UEC es un diagnóstico de exclusión si no se encuentra alguna causa.
  - Puede asociarse con morbilidad significativa.
  - Los pacientes con UEC son más propensos a urticaria física además de lesiones espontáneas.

Urticarias físicas

- **Urticaria al frío**
  - Encontrada en áreas frías expuestas de la piel.
  - Se han informado muertes por hipotensión que ocurre mientras el paciente nada en agua fría.

- La urticaria al frío secundaria adquirida se relaciona con crioglobulinas resultado de una enfermedad sistémica (hepatitis B o C) o neoplasias malignas linforreticulares.
- **Urticaria colinérgica**
  - Relacionada con una temperatura central elevada por ejercicio, una ducha caliente o estrés emocional.
  - Por lo regular las lesiones son pequeñas y difusas.
  - Ocurre en cerca de 15% de la población.
  - Las formas graves pueden progresar a anafilaxia, aunque es usual que las lesiones se resuelvan al normalizarse la temperatura corporal.
- **Dermografismo**
  - Significa literalmente "escritura sobre la piel" y es otra forma común de urticaria física.
  - Afecta a alrededor de 4% de la población.
  - Puede provocarse a la exploración física al hacer trazos sobre la piel con un abatelenguas o una uña.
  - Puede provocar errores al leer las pruebas cutáneas con alérgeno.
  - Las lesiones son transitorias y responden a la supresión con antihistamínicos.
- **Urticaria/angioedema retardados a la presión**
  - A diferencia de otras urticarias físicas, las lesiones aparecen 4-6 h después del estímulo de presión.
  - Se piensa que los mediadores son similares a los reactantes de fase tardía en lugar de a histamina.
  - Responde poco a antihistamínicos; pueden requerirse esteroides sistémicos para controlar a los pacientes con afección grave.
- **Urticaria inducida por ejercicio**
  - Es diferente de la urticaria colinérgica en que no se relaciona con la temperatura corporal central.
  - Es común que las lesiones sean tipo urticaria y pueden progresar a anafilaxia.
  - En algunos pacientes, es necesaria la ingesta de un alimento específico antes del ejercicio (p. ej., apio) para desencadenar la reacción, aunque comer cualquier cosa antes del ejercicio por lo general empeora los síntomas en la mayoría de los pacientes.[1]

Vasculitis urticarial

- Una forma de vasculitis que afecta la piel y se presenta con urticaria.
- Por lo general, la exploración revela lesiones y equimosis grandes en los sitios de las resueltas.
- A menudo son evidentes otros signos de vasculitis, como petequias y púrpura palpable.
- Las lesiones tienden a durar > **24 h** y ser más dolorosas que pruriginosas.
- Para realizar el diagnóstico es necesario realizar una biopsia por sacabocado, la cual demostrará **vasculitis leucocitoclástica**.
- El manejo es similar al de la UEC, pero la enfermedad puede evolucionar a una forma hipocomplementémica, que se encuentra en el espectro del lupus.

Diagnóstico

- Como ya se mencionó, es clave obtener una **historia detallada** y una revisión por sistemas.
- Además, pueden elegirse algunos estudios para descartar afecciones subyacentes asociadas; esto con base en la historia o la revisión por sistemas, como:
  - Biometría hemática completa con diferencial.
  - Perfil metabólico completo.
  - Hormona estimulante de tiroides (TSH, por sus siglas en inglés) y tiroxina libre (FT4, por sus siglas en inglés) en busca de disfunción tiroidea.
  - Velocidad de sedimentación globular (VSG) y proteína C reactiva (PCR) en busca de inflamación sistémica.
  - Radiografía de tórax para evaluar una posible infección o neoplasia maligna (p. ej., linfoma no Hodgkin).
  - Anticuerpos antinucleares (AAN) en busca de alteraciones autoinmunes.
  - Las pruebas cutáneas con suero autólogo y el índice de urticaria crónica/anticuerpos antiFcεRI son pruebas que pueden utilizarse para demostrar la presencia de autoanticuerpos que puedan ser la causa de la urticaria crónica.

Tratamiento
- Si se identifica una causa, el tratamiento del cáncer y la enfermedad autoinmune o la alteración tiroidea subyacentes puede ayudar a reducir los síntomas.
- Terapia farmacológica recomendada por los Practice Parameters de 2014 publicados por la American Academy of Allergy, Asthma and Immunology (AAAAI).[1]
  - El objetivo de la terapia es bloquear los efectos finales de histamina y leucotrienos.
  - Paso 1: **monoterapia diaria con antihistamínicos de segunda generación.**[1]
    - Cetirizina, loratadina, fexofenadina, levocetirizina o desloratadina.
    - Cerca de 44% de los pacientes se beneficia con la monoterapia de antagonistas H1.
    - La monoterapia diaria en lugar de la dosificación según se requiera es más eficaz para reducir la carga sintomática.[5]
  - Paso 2: **incrementar la dosis del antihistamínico H1, agregar un antihistamínico H2 o un bloqueador del receptor de leucotrienos.**[1]
    - Puede aumentarse la dosificación del antihistamínico H1 hasta cuatro veces la dosis aprobada por la Food and Drug Administration (FDA).
    - El antihistamínico H2 puede tener un efecto sinérgico con los antihistamínicos H1, pero los datos son conflictivos.[6]
    - El beneficio potencial puede deberse a la inhibición del citocromo P450 por numerosos antihistamínicos H2, lo cual provoca niveles séricos elevados de los antihistamínicos H1.[7]
    - En algunos estudios también se ha demostrado que los antagonistas de leucotrienos como montelukast son beneficiosos al combinarlos con antihistamínicos H1.[8]
  - Paso 3: **agregar un antihistamínico H1 de primera generación potente.**
    - Doxepina o hidroxizina.
    - Este paso se ha eliminado en los lineamientos recientes de 2018 de la World Allergy Organization.[9]
  - Paso 4: **agregar un agente biológico o inmunomodulador.**
  Omalizumab, un anticuerpo monoclonal recombinante humanizado que se fija a IgE libre e inhibe la unión a los receptores de gran afinidad de IgE, está indicado en pacientes que no responden a altas dosis de antihistamínicos H1.[1,10]
  - Otros inmunomoduladores como **hidroxicloroquina**,[11] **ciclosporina**[12] y **dapsona**[13] también tienen cierto beneficio en pacientes resistentes a la terapia antihistamínica.
  - Los corticoesteroides tópicos pueden tener un papel en pacientes con urticaria localizada retardada por presión (URP).[14]
  - Los AINE pueden exacerbar la urticaria en hasta 30% de los pacientes con urticaria crónica, por lo que deben evitarse en estos pacientes.[15,16]

ANGIOEDEMA MEDIADO POR BRADICININA

El angioedema ocurre **sin** urticaria.

Angioedema mediado por inhibidores de la enzima convertidora de angiotensina y bloqueadores del receptor de angiotensina II

Fisiopatología
- Vasodilatación y aumento de la permeabilidad vascular debidos a la inhibición de la degradación de bradicinina inducida por inhibidores de la enzima convertidora de angiotensina (IECA).
- Los bloqueadores del receptor de angiotensina II (BRA) no afectan directamente el metabolismo de la bradicinina y el mecanismo de inducción del angioedema no se ha comprendido del todo.
  - La tasa de angioedema con BRA es bastante menor que con IECA.
  - El riesgo de angioedema inducido por BRA en pacientes que tuvieron angioedema con IECA es < 1%.[17]
- Es típico que las lesiones no sean pruriginosas y es común que afecten la lengua y la vía aérea.

Diagnóstico
- Sugerido por el antecedente de recibir un IECA o BRA. Implicado en 11% del angioedema sin urticaria.[18]
- No se dispone de pruebas de valoración.

Tratamiento
- Discontinuación de BRA o IECA.
- Monitoreo de la vía aérea y, de ser necesaria, intubación profiláctica hasta la resolución del edema.
- Epinefrina, antihistamínicos y glucocorticoides no tienen un beneficio terapéutico.
- Los pacientes pueden desarrollar angioedema recurrente hasta por 6 semanas después de suspender el IECA o el BRA.

Angioedema hereditario

Fisiopatología
- El angioedema hereditario (AEH) se produce por la **ausencia de** (Tipo I) o **disfunción** (Tipo II) del **inhibidor de esterasa C1 (C1-INH)**.
- La mayoría de los pacientes posee una mutación autosómica dominante en el gen que codifica para C1-INH.
- La ausencia de cantidad o función de C1-INH provoca la acumulación de bradicinina, el principal mediador responsable de los síntomas en AEH.

Epidemiología
- La incidencia es cercana a 1:30 000-1:80 000 sin diferencias significativas en la distribución basada en la raza o el sexo.[1]
- El AEH tipo I constituye 85% de los casos, mientras el AEH tipo II comprende casi 15% de los casos.[19]
- Patrón hereditario autosómico dominante; sin embargo, 25% de los pacientes tiene una mutación *de novo* del gen C1INH, por lo que no tiene antecedentes familiares.[20]
- El AEH tipo III es muy raro y el mecanismo se desconoce; se cree que implica una mutación en el factor XII en algunos pacientes.

Presentación clínica
- Tumefacción episódica que alcanza su máximo en 24 h y se resuelve en 48-72 horas.
- Por lo general se presenta en las dos primeras décadas de la vida.
- Puede ir precedido por un exantema prodrómico (**eritema marginado**) u hormigueo localizado de la piel.
- Los episodios nunca se relacionan con urticaria.
- Caracterizado por ataques periódicos de angioedema que, con frecuencia, pero no siempre, detonan por traumatismos (cirugía dental) o estrés.
- **A menudo afecta las vísceras abdominales; puede afectar las extremidades, el rostro, la orofaringe y la laringe**.
- Cuando afecta las vísceras, el AEH puede tener una presentación similar a una obstrucción del intestino delgado.
- El angioedema laríngeo es una causa significativa de mortalidad.

Diagnóstico
- Con frecuencia hay **antecedentes familiares de angioedema**.
- El nivel de C4 (complemento) es una prueba de tamizaje sensible y asequible, y debe ser bajo.
- Pueden solicitarse otras pruebas para distinguir el tipo de angioedema. Véase la tabla 12-1.
  - Nivel de C1-INH.
  - Nivel de C1-INH funcional.
  - Nivel de C1q.

TABLA 12-1	PRUEBAS PARA DISTINGUIR LAS FORMAS DE ANGIOEDEMA MEDIADO POR BRADICININA			
	Nivel de C1-INH	C1-INH funcional	C4	Nivel de C1q
AEH tipo I	Bajo	Bajo	Bajo	Normal
AEH tipo II	Normal o alto	Bajo	Bajo	Normal
AEH tipo III	Normal	Normal	Normal	Normal
Angioedema adquirido	Bajo	Bajo	Bajo o normal	Bajo
Angioedema inducido por IECA/BRA	Normal	Normal	Normal	Normal

AEH, angioedema hereditario;. BRA, bloqueador del receptor de angiotensina II; C1-INH, inhibidor de esterasa C1; IECA, inhibidor de la enzima convertidora de angiotensina.

Tratamiento
- El manejo agudo del AEH está dirigido a estabilizar al paciente y reducir la extensión del edema.
  - La reanimación volumétrica puede ser necesaria debido a la formación de un tercer espacio.
  - La intubación electiva puede ser necesaria para ataques laríngeos.
  - Medicamentos para ataques agudos de AEH:
    - **C1-INH humano**, que es un concentrado de C1-INH derivado de plasma aprobado por la FDA para ataques agudos abdominales o faciales de AEH.[21] Administrado por vía intravenosa, que puede realizarse en casa por el paciente o en instalaciones médicas.
    - El **inhibidor de C1 recombinante** es un producto de vida media corta recolectado de la leche de conejos transgénicos. Se requiere una dosificación más alta que para los productos derivados humanos. Los pacientes deben vigilarse en busca de reacciones alérgicas durante su administración, en especial si tienen alergias conocidas a conejos.
    - El antagonista del receptor de bradicinina B2 **Icatibant** es un antagonista del receptor B2 sintético administrado mediante inyección SC que puede aplicar el paciente en casa. La dosis puede repetirse cada 6 h para un total de tres dosis.
    - **Ecallantida** es un inhibidor reversible de la calicreína plasmática con eficacia demostrada para los ataques agudos de edema en AEH.[22] Debe administrarse en instalaciones médicas, ya que presenta un riesgo significativo de anafilaxia (2-3%).
  - **Terapia de segunda línea:** con el plasma fresco congelado (PFC) se busca remplazar C1-INH; sin embargo, no se han realizado estudios controlados para evaluar su eficacia.
  - Con frecuencia se ha utilizado epinefrina para los ataques, pero no hay estudios que apoyen su eficacia y mecanísticamente no tiene un papel en la enfermedad.
  - El uso de antihistamínicos y corticoesteroides tiene poca utilidad.
- Con la terapia profiláctica crónica se busca prevenir o aminorar la intensidad de los ataques de angioedema.
  - El **C1-INH humano** también está aprobado para ayudar a prevenir los ataques de angioedema en adolescentes y adultos con AEH.[23] Se administra por vía intravenosa dos veces por semana como profilaxis.
  - También puede administrarse el **inhibidor de C1 recombinante** por vía intravenosa 1 o 2 veces por semana como profilaxis.
    - El **anticuerpo monoclonal humano IgG1/cadena ligera κ** se une a la calicreína plasmática e inhibe la proteólisis, lo que evita la acumulación excesiva de bradicinina. Puede administrarse cada 2-4 semanas como profilaxis.

○ **Medicamentos de segunda línea**

▪ Los **esteroides androgénicos sintéticos** (danazol o estanozolol) aumentan la síntesis de inhibidor de C1 y pueden prevenir los episodios de angioedema. Pese a tener efectos virilizantes atenuados, estos medicamentos sí tienen efectos colaterales significativos, y no deben utilizarse en embarazadas. Los pacientes también deben vigilarse respecto a hiperlipidemia, disfunción hepática y neoplasias hepáticas con pruebas de función hepática rutinarias, perfiles de lípidos y ecografía abdominal cada 6 meses.

▪ También se ha demostrado que los **medicamentos antifibrinolíticos** (como el ácido tranexámico o el ácido ε-aminocaproico) aminoran los síntomas. Desafortunadamente, esta terapia también conlleva el riesgo de numerosos efectos colaterales, que incluyen daño retiniano y riesgo incrementado de eventos tromboembólicos.

Angioedema adquirido

• A diferencia del AEH, el angioedema adquirido (AEA) por lo general se presenta después de la cuarta década de la vida y en pacientes **sin antecedentes familiares de angioedema**.

• Se debe con mayor frecuencia a **autoanticuerpos** dirigidos contra C1-INH u otros **inhibidores** de su función.

• También puede deberse a la activación inadecuada de la vía clásica del complemento, lo cual provoca consumo de C1-INH.

Etiología

• Enfermedades linfoproliferativas por células B.

• Linfoma de células T.

• Mieloma múltiple.

• Mielofibrosis.

• Enfermedades autoinmunes (lupus eritematoso sistémico, crioglobulinemia y anemia hemolítica autoinmune).

Diagnóstico

• Evaluación de la función y cantidad de C1-INH.

• Demostración de la activación del complemento por niveles reducidos de C3, C4.

• **Diferenciado del AEH por los niveles disminuidos de C1q.**

• Después de realizado el diagnóstico, debe llevarse a cabo una evaluación en busca de una causa subyacente.

Tratamiento

• **Tratamiento de la afección subyacente.**

• Al igual que el AEH, los corticoesteroides, la epinefrina y los antihistamínicos no tienen un beneficio terapéutico.

• Se ha demostrado que ecallantida e icatibant son eficaces para los ataques agudos.

• Los andrógenos y antifibrinolíticos (ácido tranexámico y ácido ε-aminocaproico) pueden ser más eficaces en el AEA que en el AEH, aunque deben utilizarse con extrema precaución.

REFERENCIAS

1. Bernstein J, Lang D, Khan D, *et al*. The diagnosis and management of acute and chronic urticaria: 2014 update. *J Allergy Clin Immunol.* 2014;133:1270–7.
2. Fox RW. Chronic urticaria and/or angioedema. *Clin Rev Allergy Immunol.* 2002;23:143–5.
3. Najib U, Sheikh J. An update on acute and chronic urticaria for the primary care provider. *Postgrad Med.* 2009;121:141–51.
4. O'Donnell BF, Lawlor F, Simpson J, *et al*. The impact of chronic urticaria on the quality of life. *Br J Dermatol.* 1997;136:197–201.

5. Grob JJ, Auquier P, Dreyfus I, *et al*. How to prescribe antihistamines for chronic idiopathic urticaria: desloratadine daily vs PRN and quality of life. *Allergy.* 2009;64:605–12.

6. Salo OP, Kauppinen K, Mannisto PT. Cimetidine increases the plasma concentration of hydroxyzine. *Acta Derm Venereol.* 1986;66:349–50.

7. Sharpe GR, Shuster S. In dermographic urticaria H2 receptor antagonists have a small but therapeutically irrelevant additional effect compared with H1 antagonists alone. *Br J Dermatol.* 1993;129:575–9.

8. Pacor ML, Di Lorenzo G, Corrocher R. Efficacy of leukotriene receptor antagonist in chronic urticaria. A double-blind, placebo-controlled comparison of treatment with montelukast and cetirizine in patients with chronic urticaria with intolerance to food additive and/or acetylsalicylic acid. *Clin Exp Allergy.* 2001;31:1607–14.

9. Zuberbier T, Aberer W, Asero R, *et al*. The EAACI/GA²LEN/EDF/WAO guideline for the definition, classification, diagnosis and management of urticaria. *Allergy.* 2018;73:1393–414.

10. Saini S, Rosen KE, Hsieh HJ, *et al*. A randomized, placebo-controlled, dose-ranging study of single-dose omalizumab in patients with H1-antihistamine-refractory chronic idiopathic urticaria. *J Allergy Clin Immunol.* 2011;128:567–73.

11. Reeves GE, Boyle MJ, Bonfield J, *et al*. Impact of hydroxychloroquine therapy on chronic urticaria: chronic autoimmune urticaria study and evaluation. *Intern Med J.* 2004;34:182–6.

12. Vena GA, Cassano N, Colombo D, *et al*. Cyclosporine in chronic idiopathic urticaria: a double-blind, randomized, placebo-controlled trial. *J Am Acad Dermatol.* 2006;55:705–9.

13. Cassano N, D'Argento V, Filotico R, *et al*. Low-dose dapsone in chronic idiopathic urticaria: preliminary results of an open study. *Acta Derm Venereol.* 2005;85:254–5.

14. Barlow RJ, Macdonald DM, Black AK, *et al*. The effects of topical corticosteroids on delayed pressure urticaria. *Arch Dermatol Res.* 1995;287:285–8

15. Doeglas HM. Reactions to aspirin and food additives in patients with chronic urticaria, including the physical urticarias. *Br J Dermatol.* 1975;93:135–44.

16. Moore-Robinson M, Warin RP. Effect of salicylates in urticaria. *BMJ.* 1967;4:262–4.

17. Haymore BR, Yoon J, Mikita CP, *et al*. Risk of angioedema with angiotensin receptor blockers in patients with prior angioedema associated with angiotensin-converting enzyme inhibitors: a meta-analysis. *Ann Allergy Asthma Immunol.* 2008;101:495–9.

18. Zingale LC, Beltrami L, Zanichelli A, *et al*. Angioedema without urticaria: a large clinical survey. *CMAJ.* 2006;175:1065–70.

19. Frank MM, Gelfand JA, Atkinson JP. Hereditary angioedema: the clinical syndrome and its management. *Ann Intern Med.* 1976;84:580–93.

20. Pappalardo E, Cicardi M, Duponchel C, *et al*. Frequent de novo mutations and exon deletions in the C1inhibitor gene of patients with angioedema. *J Allergy Clin Immunol.* 2000;106:1147–54.

21. Craig TJ, Lew RJ, Wasserman RL, *et al*. Efficacy of human C1 esterase inhibitor concentrate compared with placebo in acute hereditary angioedema attacks. *J Allergy Clin Immunol.* 2009;124:801–8.

22. Sheffer AL, Campion M, Lew RJ, *et al*. Ecallantide (DX-88) for acute hereditary angioedema attacks: integrated analysis of 2 double-blind, phase 3 studies. *J Allergy Clin Immunol.* 2011;128:153–9.

23. Zuraw BL, Busse PJ, White M, *et al*. Nanofiltered C1 inhibitor concentrate for treatment of hereditary angioedema. *N Engl J Med.* 2010;363:513–22.

Dermatitis atópica

13

Watcharoot Kanchongkittiphon y Tiffany Dy

PRINCIPIOS GENERALES

- La dermatitis atópica (DA) es la enfermedad cutánea crónica más común en niños pequeños, y afecta a 17% de los niños estadounidenses en edad escolar y a una cantidad significativa de adultos.[1]
- Las anomalías de la barrera cutánea, los defectos del sistema inmunológico innato, las respuestas inmunes adaptativas dirigidas por T_H2 (véase cap. 2) y la microbiota cutánea residente alterada tienen un papel clave en las manifestaciones de DA.

Definición

- La DA es una **enfermedad cutánea con recaídas crónicas** caracterizada por lesiones cutáneas pruriginosas, función alterada de la barrera cutánea, desregulación del sistema inmunológico y antecedentes personales o familiares de atopia o sensibilización a alérgenos ambientales o alimenticios. Implica la infiltración local por células T_H2, que es el mismo tipo de respuesta inflamatoria encontrada en el asma y la rinitis alérgica.
- Aún se desconoce la causa, aunque se ha comprendido que implica una relación compleja de mecanismos genéticos, ambientales, inmunológicos y epidérmicos.

Epidemiología

- La DA afecta a una **mayor proporción de niños que de adultos**.
  - La DA afecta a 20-30% de los niños y a 7-10% de los adultos. Por lo general, los pacientes con DA tienen otras enfermedades atópicas como asma, rinitis alérgica y alergia a alimentos.[2]
  - De los pacientes con DA, 90% desarrolla síntomas antes de los 5 años de edad.[1]
  - La mayoría de los niños afectados por DA parece superar esta enfermedad inflamatoria cutánea.
- Múltiples estudios sugieren que la prevalencia de DA va en aumento.
  - Una revisión sistemática reciente de estudios epidemiológicos sobre DA demostró un incremento de la prevalencia de eccema atópico en África, el este de Asia, el oeste de Europa y partes del norte de Europa.[3] La prevalencia de DA aumentó de 9.9 a 20.9% durante un periodo de 7 años en niños marroquíes de 13 a 14 años de edad.[4]
  - Este incremento de la frecuencia no es específico de DA y se equipara a los incrementos de la prevalencia de otras enfermedades atópicas, como rinitis alérgica y asma.

Etiología

- Se piensa que el compromiso de la barrera epidérmica, que puede ocurrir a través de varios mecanismos, provoca una mayor pérdida de agua y facilita la entrada de alérgenos y microbios.
  - **Se ha demostrado que las mutaciones en el filagrina, una proteína implicada en la queratinización de la piel y en el mantenimiento de la función de barrera son un factor predisponente fundamental para un subconjunto significativo de pacientes con DA.**[5] Las mutaciones en el gen *FLG*, de modo específico *R501X* y *2282del4*, pueden inducir una reducción de los factores humectantes naturales, que incluyen el ácido carboxílico pirrolidona de sodio, el ácido urocánico y componentes lipoproteicos, en especial ceramidas.[6,7]
  - Las mutaciones en *SPINK5*, que codifica para el inhibidor de serina proteasa Kazal tipo 5, pueden aumentar la segmentación de las uniones intercelulares en el estrato córneo y comprometer la función de barrera.[8]

- **La linfopoyetina estromal tímica (TSLP, por sus siglas en inglés) causa desregulación de la respuesta inmune cutánea.**
  - La expresión de la TSLP en los queratinocitos se induce por la lesión mecánica, como el rascado.
  - La TSLP activa las células dendríticas, lo cual provoca regulación ascendente de T_H2.[9]
  - La TSLP también estimula a los mastocitos, basófilos y eosinófilos, los cuales tienen un papel crucial en la inflamación cutánea.[8]
- La mayoría de los pacientes con DA tiene **predisposición atópica** y desarrolla una respuesta de IgE a alérgenos ambientales comunes.
  - Se observa IgE incrementada y reacciones detectables a alérgenos en las pruebas cutáneas en hasta 85% de los pacientes con DA.[1]
  - La inflamación alérgica causa hiperreactividad intrínseca de las células inflamatorias, lo cual ocasiona un umbral más bajo para la irritación.
  - La exposición a alérgenos alimenticios y aeroalérgenos puede causar exacerbaciones en algunos pacientes con DA.

Fisiopatología

- La inflamación en la DA se caracteriza por:
  - Secreción incrementada de prostaglandina E2 e interleucina (IL)-10 por los monocitos, las cuales inhiben al interferón (IFN)-γ (una citocina de T_H1).
  - Infiltración de las **células de Langerhans y los macrófagos** con IgE unida a superficie. Por lo regular, estas células no tienen IgE unida a superficie en pacientes sin DA.
  - **Eosinófilos activados**, en particular en lesiones de DA crónica.
  - Ausencia de neutrófilos en biopsias de piel de DA, lo cual es resultado de la actividad quimiotáctica defectuosa. Esto explica en parte la frecuencia incrementada de infecciones cutáneas.
- Los queratinocitos secretan citocinas proinflamatorias como TSLP, que induce la secreción de las citocinas inflamatorias IL-4, IL-5 e IL-13 por regulación ascendente de T_H2.
- La señalización de IL-4, IL-13 e IL-31 ocurre a través de la vía de JAK-STAT. Esto puede provocar la transcripción de genes que causa diferenciación disminuida de los queratinocitos, diferenciación aumentada de T_H2 y mayor prurito.[10]
- La IL-22, una citocina principal de T_H22, puede causar hiperplasia epidérmica y diferenciación anormal de los queratinocitos.[10] La producción disminuida de péptidos antimicrobianos, como β-defensinas y catelicidinas, predispone a los pacientes a mayor infección y colonización por *Staphylococcus aureus*, virus y hongos.[11]
- La IL-22, en sinergia con la citocina IL-17 de T_H17, dirige un incremento de un subconjunto de proteínas de diferenciación terminal, como S100A7 y S100A8, lo que provoca la disrupción de la barrera cutánea.[12]
- Los niveles incrementados de IL-4, IL-5 e IL-13 dan como resultado una **síntesis incrementada de IgE** por las células B.
  - La respuesta inmediata de prurito y eritema después de la exposición a un alérgeno es consecuencia de la desgranulación de los mastocitos que portan IgE específica para el alérgeno.
  - La presentación de antígenos se potencia por las células de Langerhans epidérmicas que expresan IgE en su superficie.
- La inflamación crónica en la DA es resultado de múltiples factores.
  - La exposición repetida a alérgenos que provoca la expansión celular tipo T_H2.
  - Los monocitos en pacientes con DA tienen una menor incidencia de apoptosis, lo cual provoca una mayor producción de factores que promueven una respuesta inflamatoria tipo T_H2.
  - La inflamación inducida por alérgeno altera la afinidad de unión a los receptores de corticoesteroides, lo cual reduce los efectos antiinflamatorios de los mismos.
  - Los raspones/rasguños/rascado lesionan los queratinocitos, lo cual provoca liberación de citocinas y atracción de las células al sitio inflamatorio.

Factores de riesgo

- Los antecedentes familiares de atopia (DA, rinitis alérgica o asma) y una mutación con pérdida de función en el gen *FLG* se asocian con el desarrollo de DA.[13]

- Los niños de padres atópicos tienen un incremento quíntuple del riesgo de desarrollar DA.[14]
- Las exposiciones ambientales a alérgenos, irritantes y cambios de humedad y temperatura pueden causar exacerbaciones de la DA, en particular en niños mayores y adultos.[15]
- Hipótesis de la higiene: se ha demostrado que la exposición a endotoxinas bacterianas, animales de granja, perros, leche sin pasteurizar y guarderías tiene efectos protectores contra el desarrollo de DA.[16]

Prevención

- Reforzar la barrera cutánea con la aplicación regular de emolientes puede disminuir la incidencia de DA. Tres estudios de asignación aleatoria han demostrado que la DA puede prevenirse con el uso regular de emolientes desde el nacimiento hasta los 6 u 8 meses de edad.[17]
- Existe una controversia respecto al efecto preventivo de los probióticos.[18,19]

Afecciones relacionadas

La DA es una manifestación temprana de la marcha atópica, la cual describe el desarrollo progresivo de alergia a alimentos, rinitis alérgica y asma.

DIAGNÓSTICO

Presentación clínica

Antecedentes
- **Las enfermedades atópicas tienden a agruparse en individuos y familias,** por lo que la obtención cuidadosa de la historia clínica respecto a dichas enfermedades es útil.
  - ○ Los factores de riesgo principales para DA incluyen antecedentes personales o familiares de enfermedades atópicas, que incluyen DA, asma, alergia a alimentos y rinitis alérgica.
  - ○ Por lo regular, la DA y la alergia a alimentos aparecen primero y alcanzan su prevalencia máxima durante los 2 primeros años de vida.
- La **identificación de las exposiciones ambientales** que empeoran los síntomas es una parte importante de la historia clínica.

Exploración física
- Por lo general la piel afectada tiene una apariencia seca.
- **No hay lesiones cutáneas patognomónicas.**
- La DA aguda presenta prurito intenso y puede manifestarse con **pápulas eritematosas con escoriaciones, vesículas y exudado seroso.**
- Por lo general, la DA crónica se caracteriza por piel engrosada con **liquenificación y pápulas fibróticas.**
- La distribución depende de la edad.
  - ○ En lactantes, se afecta el rostro, cuero cabelludo y **superficies extensoras de las extremidades**, mientras que el área del pañal no lo hace.
  - ○ En pacientes de mayor edad, es común la afección de los **pliegues flexurales de las extremidades, las manos y los pies.**

Criterios diagnósticos

- El diagnóstico de DA se basa en la presencia de una constelación de características clínicas.
- Características mayores:
  - ○ Prurito (crítico para el diagnóstico).
  - ○ Afección facial y de las superficies extensoras en lactantes y niños.
  - ○ Liquenificación flexural en adultos.
  - ○ Dermatitis crónica o recidivante.
  - ○ Antecedentes personales o familiares de atopia.

- Características menores:
  - Xerosis.
  - Infecciones cutáneas.
  - Dermatitis inespecífica de manos o pies.
  - Ictiosis.
  - Hiperlinealidad palmar.
  - Queratosis pilosa.
  - Pitiriasis alba.
  - Eccema del pezón.
  - Cataratas subcapsulares anteriores.
  - Niveles séricos elevados de IgE.
  - Pruebas cutáneas para alergia positivas inmediatas.

Diagnóstico diferencial

- Debe considerarse alguna inmunodeficiencia, en especial cuando la DA se presenta en la lactancia.
  - Síndrome de inmunodesregulación, poliendocrinopatía y enteropatía ligado a X (IPEX).
  - Síndrome de Wiskott-Aldrich.
  - Síndrome de hiper-IgE.
  - Inmunodeficiencia combinada grave (IDCG).
- Otras dermatosis crónicas que pueden diferenciarse de la DA por la historia clínica incluyen:
  - Dermatitis seborreica.
  - Dermatitis por contacto alérgica o irritativa.
  - Psoriasis.
  - Eccema numular.
  - Liquen simple crónico.
- Infecciones:
  - Escabiosis.
  - VIH.
- Cáncer: debe descartarse linfoma cutáneo de células T en caso de eccema de inicio adulto sin antecedentes de eccema infantil.
- Otros:
  - Deficiencia de zinc; acrodermatitis enteropática.
  - Síndrome de Netherton.

Valoración diagnóstica

Laboratorio
- Las pruebas de laboratorio tienen poca utilidad en el diagnóstico y manejo de la DA. **No hay pruebas de laboratorio definitivas para el diagnóstico de la DA.**
  - Con frecuencia se encuentran niveles elevados de IgE total en la DA (pero pueden ser normales).
  - La biometría hemática completa (BHC) puede demostrar eosinofilia.
- Las concentraciones de IgE específicas para alimentos no identifican el tipo ni la gravedad de la reacción, por lo que no suelen ser útiles en la DA. La medición de IgE contra antígenos específicos *in vitro* en ocasiones puede ser necesaria si las pruebas cutáneas no son factibles o están contraindicadas (p. ej., lesiones cutáneas difusas o antecedentes potentes de anafilaxia inducida por alimentos).

Procedimientos diagnósticos
- Las pruebas cutáneas para hipersensibilidad inmediata pueden ser importantes para identificar alérgenos ambientales que contribuyan a comorbilidades, como rinitis alérgica.
- En los casos en que se sospecha que un antígeno alimenticio contribuye a DA, las pruebas cutáneas pueden ser útiles.
  - **Los resultados negativos con controles apropiados tienen un valor predictivo alto para descartar un alérgeno sospechoso** (p. ej., excelente valor predictivo negativo).
  - En contraste, **los resultados positivos tienen poca correlación con los síntomas clínicos** en la DA inducida por un alérgeno alimenticio sospechado.

- ○ Las pruebas cutáneas positivas a alimentos que se sospecha contribuyen a DA deben confirmarse con un **reto alimenticio doble ciego controlado con placebo**, a menos que haya antecedentes de anafilaxia al alimento sospechoso.
- Valoración en busca de microbios.
  - ○ En pacientes con sospecha de infección por *S. aureus*, debe obtenerse una muestra y cultivo cutáneos. El tratamiento para *S. aureus* resistente a meticilina puede comenzarse mientras se esperan los resultados.
  - ○ Las infecciones cutáneas virales recurrentes, como herpes simple, deben diagnosticarse y tratarse con prontitud.
  - ○ Los dermatofitos pueden diagnosticarse por clínica o con una preparación de KOH.

TRATAMIENTO
Medicamentos
Primera línea
- Si los emolientes no son efectivos por completo, se recomienda utilizar **corticoesteroides tópicos**.
  - ○ Los esteroides tópicos reducen la inflamación y el prurito tanto en las formas agudas como crónicas de DA.
  - ○ **Debe utilizarse el medicamento efectivo de la menor potencia posible.**
  - ○ Aunque los efectos colaterales de los corticoesteroides tópicos de potencia baja a media utilizados de manera apropiada son poco frecuentes, puede ocurrir atrofia e hipopigmentación cutáneas, en especial en el rostro y las áreas intertriginosas.
  - ○ Si está indicado un corticoesteroide de potencia alta durante un periodo breve, debe brindarse al paciente una opción de menor potencia como terapia de mantenimiento para evitar exacerbaciones.
  - ○ Se ha demostrado que el tratamiento una vez al día es eficaz con propionato de fluticasona, así como con furoato de mometasona.[20]
  - ○ Una vez logrado el control con un esquema corticoesteroide diario, **la aplicación dos veces por semana de un corticoesteroide de menor potencia en las áreas antes afectadas provoca menos recaídas**.
  - ○ Los esteroides tópicos están disponibles en varias bases, pero se ha demostrado que **los ungüentos proporcionan la ruta de administración óptima al tiempo que evitan las pérdidas por evaporación**.
  - ○ Los esteroides tópicos también disminuyen la colonización por *S. aureus* en pacientes con DA.[21]
  - ○ **Los corticoesteroides sistémicos deben evitarse** debido a que con frecuencia se asocian con exacerbaciones significativas después de su discontinuación.
- **Inhibidores de calcineurina tópicos.**
  - ○ Tacrolimus en ungüento y pimecrolimus en crema son medicamentos inmunomoduladores que tienen efectos antiinflamatorios sin los efectos colaterales de los corticoesteroides tópicos.[22]
  - ○ Estos medicamentos no se asocian con atrofia cutánea y pueden tener utilidad especial como tratamiento del rostro y las regiones intertriginosas.
  - ○ Los pacientes deben recibir asesoría respecto al ardor y prurito localizados transitorios que pueden ocurrir, ya que esto puede limitar la utilidad en ciertos pacientes. Los estudios han demostrado que el tratamiento con pimecrolimus en crema a los primeros signos de DA provoca una incidencia bastante disminuida de exacerbaciones y de la necesidad de rescate con corticoesteroides tópicos.[23]

Segunda línea
- **Inhibidor de PDE-4**, crisaborola.[24]
  - ○ Crisaborola reduce los niveles de citocinas proinflamatorias, IL-4, IL-5 e IL-13, y disminuye la producción de IgE.
  - ○ Su aplicación dos veces al día durante 28 días en pacientes de 2 años de edad y mayores con DA leve a moderada produjo una mejoría significativa de la gravedad, que incluyó la reducción del eritema, induración, liquenificación y escoriación.

- Los **medicamentos inmunomoduladores sistémicos**[30] se relacionan con efectos adversos graves potenciales, pero pueden ser beneficiosos para pacientes con DA refractaria grave; los tratamientos pueden incluir:
  - ○ **Corticoesteroides orales.**
  - ○ **Ciclosporina A oral:** el tratamiento con esta se asocia con menor enfermedad cutánea y mejor calidad de vida.
  - ○ **Micofenolato mofetil (MMF):** el MMF oral a corto plazo como monoterapia provoca la desaparición de las lesiones cutáneas en adultos con DA resistente a otros tratamientos.
  - ○ **Azatioprina:** es un inmunosupresor sistémico que se ha demostrado eficaz para DA recalcitrante grave. Su uso es limitado por la cantidad de efectos colaterales y el lento inicio de acción. Se metaboliza por tiopurina metiltransferasa, por lo que **la deficiencia de esta enzima debe descartarse antes de iniciar tratamiento.**
- **Vitamina D**
  - ○ Algunos estudios han demostrado los efectos benéficos de la vitamina D en la respuesta inmune innata de pacientes con DA.[11]
  - ○ Los pacientes con DA que tomaron una dosis oral de 4 000 UI de vitamina D a diario durante 3 semanas tuvieron un incremento significativo de la expresión de catelicidina, lo cual sugiere que la suplementación oral de vitamina D podría mejorar la protección antimicrobiana innata en pacientes con DA.[25]
- **Terapia antimicrobiana**
  - ○ La infección secundaria por *S. aureus* debe tratarse con 7-10 días de penicilinas semisintéticas o cefalosporinas de primera o segunda generación.
  - ○ Se han recomendado baños con lejía (media taza por bañera llena) para reducir las infecciones cutáneas.[26] Si el área afectada está localizada, puede ser efectiva la mupirocina tópica aplicada tres veces al día durante 7-10 días.
  - ○ El uso intranasal de mupirocina tópica dos veces al día durante 5 días puede reducir el estado de portador nasal.
  - ○ El eccema herpético diseminado debe tratarse con aciclovir sistémico.
  - ○ Por lo general, las dermatofitosis superficiales pueden tratarse con antimicóticos tópicos.
- **Medicamentos antipruriginosos**
  - ○ Los antihistamínicos sistémicos y ansiolíticos tienen utilidad especial durante la tarde.
  - ○ La doxepina se une a los receptores de histamina y puede administrarse en adultos por la noche.
  - ○ Se ha demostrado que los antihistamínicos de segunda generación solo tienen un beneficio clínico modesto para tratar el prurito relacionado con DA.
  - ○ Deben evitarse los antihistamínicos tópicos y los anestésicos tópicos debido al riesgo de sensibilización cutánea.
- **Agentes biológicos**
  - ○ El dupilumab es un anticuerpo monoclonal humanizado anti-IL-4Rα que bloquea la señalización de IL-4 e IL-13. En la actualidad, dupilumab es el único biológico aprobado por la FDA para el tratamiento de la DA moderada a grave en adultos y niños de 12 años de edad y mayores.[27]
  - ○ El omalizumab, un anticuerpo monoclonal anti-IgE, ha demostrado tener eficacia en el tratamiento del asma grave. Hasta ahora, no se ha observado que tenga un beneficio clínico significativo en la mayoría de los pacientes con DA.[28]
  - ○ El rituximab, un anticuerpo monoclonal anti-CD20, ha demostrado ser eficaz en un estudio de pacientes con DA grave que recibieron dos dosis de 1 000 mg administradas con 2 semanas entre dosis.[29] Además, se encontró que un tratamiento combinado de omalizumab y rituximab resulta eficaz para DA refractaria grave.[30]
- **Terapias experimentales**[31]
  - ○ El tralokinumab, un anticuerpo anti-IL-13 humano, alcanzó los desenlaces primarios en un estudio clínico fase III reciente.
  - ○ Otros biológicos se encuentran en varias fases de estudios clínicos para DA, que incluyen:
    - Lebrikizumab, un anticuerpo monoclonal anti-IL-13 humanizado.
    - Tofacitinib, un inhibidor de Janus cinasa tópico.

- Anti-TSLP.
- Nemolizumab, un anticuerpo monoclonal humanizado antirreceptor de IL-31.
- Ustekinumab es un anticuerpo monoclonal humanizado contra la subunidad p40 de las citocinas IL-12 e IL-23. IL-23 es el inductor principal de las células T T_H17, que tiene un papel en el desarrollo de DA.
- Fezakinumab, un anticuerpo monoclonal contra IL-22, produjo mejoras consistentes en las puntuaciones de enfermedad clínica en adultos con DA moderada a grave en estudios fase IIa.
- Baricitinib, un inhibidor selectivo de JAK1 y JAK2.
- **Inmunoterapia con alérgenos (ITA)**
  - La ITA puede ser eficaz para el tratamiento de la DA asociada con sensibilidad a alérgenos.
  - Los datos acumulados de ocho estudios de asignación aleatoria controlados (385 pacientes) demostraron que los pacientes con DA se han beneficiado con inmunoterapia contra ácaros.[32]
  - Sin embargo, una revisión sistemática Cochrane de 2016 que incluyó 12 estudios estableció que, debido a la evidencia limitada, esta fue insuficiente para obtener resultados concluyentes respecto a que la ITA puede ser un tratamiento efectivo para la DA.[33]
  - La ITA puede considerarse una terapia agregada en pacientes con sensibilidad a aeroalérgeno asociada que no responden a la terapia tradicional.[34]

Otras terapias no farmacológicas

- **Hidratación**
  - La hidratación de la piel es esencial debido a que la piel atópica muestra pérdida hídrica intensa y capacidad de fijación hídrica reducida.
  - **Los humectantes también tienen un papel importante para mejorar la hidratación cutánea y deben recomendarse como terapia de primera elección.**
  - Las lociones tienen un mayor contenido de agua que los emolientes, y provocan una mayor sequedad de la piel debido a un efecto evaporativo.
  - Debido a que los humectantes deben aplicarse **múltiples veces al día** a largo plazo, el costo es un problema evidente.
  - La **jalea de petrolato** es una opción asequible que tiene eficacia especial como oclusor para sellar el agua después del baño.
  - Un método eficaz para mejorar la hidratación de la piel es remojarla durante 10 minutos en agua tibia, luego aplicar un agente oclusor unos cuantos minutos después para retener el agua absorbida. Para remojar el rostro y el cuello, aplicar un paño mojado en agua tibia.
- **Alquitrán**
  - Los extractos de alquitrán de carbón crudo tienen propiedades antiinflamatorias que, cuando se utilizan con corticoesteroides tópicos en la DA crónica, pueden reducir la necesidad de corticoesteroides más potentes.
  - Con frecuencia, los champús de alquitrán son benéficos cuando está afectado el cuero cabelludo.
  - Estos deben evitarse en la piel con inflamación aguda debido a que pueden provocar irritación cutánea adicional.
- **Evitar los desencadenantes**
  - Los **irritantes** son químicos u otras exposiciones que pueden empeorar la DA de manera inespecífica (**independiente de IgE**).
    - Utilizar limpiadores con actividad desengrasante mínima y pH neutro en lugar de jabones.
    - Lavar la ropa nueva antes de utilizarla para reducir el contenido químico.
    - Usar un detergente líquido en lugar de uno en polvo y agregar un ciclo adicional de enjuague.
    - La ropa debe ser de algodón o de mezclas con algodón. El vendaje oclusivo debe evitarse.
    - Ducharse y lavarse con un jabón suave justo después de nadar en una alberca para eliminar los químicos, seguido de inmediato por la aplicación de un humectante.
    - Debe utilizarse bloqueador solar no sensibilizador antes de exponerse al sol.
    - La exposición solar prolongada puede provocar exacerbaciones debido a las pérdidas evaporativas y la sudoración.

- ○ **Cuando se identifica un antígeno específico que empeora la DA, evitar los alérgenos puede ser eficaz.**
  - La alergia a alimentos se ha implicado en un tercio de los niños con DA moderada a grave.[35]
  - Si un alimento específico está implicado en un reto controlado, evitarlo puede provocar mejoría clínica.
  - **No se recomiendan las dietas de eliminación extensa.** Es raro que incluso los pacientes con múltiples resultados positivos de alergia presenten una alergia clínica a más de tres alimentos, con base en un reto oral con alimentos.
  - ○ A menudo los pacientes con IgE específica para el alérgeno de ácaros presentan mejoría de su DA después de tomar medidas para reducir la exposición a ácaros.
- **Compresas húmedas**
  - ○ Estos vendajes funcionan al enfriar la piel, lo que proporciona una barrera contra el rascado y refuerza la penetración de los corticoesteroides tópicos.[36]
  - ○ La compresa húmeda es más eficaz cuando se cubre con vendajes o ropa secos y es común que se tolere mejor a la hora de dormir.
- **Fototerapia**
  - ○ La terapia con luz UV puede ser útil para la DA recalcitrante crónica.
  - ○ Algunos pacientes se benefician con cantidades moderadas de luz solar natural.
  - ○ Los UV-B de banda estrecha (pico: 331-313 nm); UV-B de banda ancha (280-320 nm) y UV-A1 (340-400 nm) se utilizan con frecuencia.
  - ○ La fotoquimioterapia con metoxipsoraleno oral seguida por UV-A puede ser útil en pacientes con DA grave que no toleran los esteroides tópicos.
  - ○ Los efectos adversos incluyen eritema, dolor y prurito cutáneos. Las neoplasias malignas cutáneas y el envejecimiento prematuro de la piel son efectos adversos potenciales a largo plazo.

COMPLICACIONES

- Ojo
  - ○ La **queratoconjuntivitis atópica** (véase cap. 10) se caracteriza por prurito, ardor, lagrimeo y secreción mucoide oculares bilaterales. Puede provocar alteraciones visuales por cicatrización corneal.
  - ○ El **queratocono** es una deformidad corneal cónica debida al frote persistente. Si no recibe tratamiento, el queratocono puede dar paso a la formación de cataratas subcapsulares anteriores.
- Infecciones
  - ○ La DA confiere una mayor susceptibilidad a virus, incluidos virus del herpes simple (VHS), molusco contagioso y virus del papiloma humano (VPH).
  - ○ Los pacientes también están en riesgo de dermatofitosis superpuestas.
  - ○ *S. aureus* coloniza la piel de > 90% de los pacientes con DA, en comparación con 5% de los individuos normales. Esto puede provocar pustulosis estafilocócicas recurrentes, pero las infecciones invasivas por *S. aureus* son raras.

REFERENCIAS

1. Boguniewicz M, Leung DY. Atopic dermatitis. En: Adkinson NF, Bochner B, Burks AW, *et al.*, eds. *Middleton's Allergy: Principles and Practice.* 8th ed. Philadelphia, PA: Elsevier Saunders, 2014:540–64.
2. Simpson EL, Irvine AD, Eichenfield LF, *et al.* Update on epidemiology, diagnosis, and disease course of atopic dermatitis. *Semin Cutan Med Surg.* 2016;35(suppl 5):S84–8.
3. Deckers IA, McLean S, Linssen S, *et al.* International time trends in the incidence and prevalence of atopic eczema 1990–2010: a systematic review of epidemiological studies. *PloS One.* 2012;7(7):e39803.
4. Bouayad Z, Aichane A, Afif A, *et al.* Prevalence and trend of self-reported asthma and other allergic disease symptoms in Morocco: ISAAC phase I and III. *Int J Tuberc Lungg Dis.* 2006;10(4):371–7.
5. Ong PY, Ohtake T, Brandt C, *et al.* Endogenous antimicrobial peptides and skin infections in atopic dermatitis. *N Engl J Med.* 2002;347(15):1151–60.

6. Rodriguez E, Baurecht H, Herberich E, *et al.* Meta-analysis of filaggrin polymorphisms in eczema and asthma: robust risk factors in atopic disease. *J Allergy Clin Immunol.* 2009;123(6): 1361–70.e67.

7. Gao PS, Rafaels NM, Hand T, *et al.* Filaggrin mutations that confer risk of atopic dermatitis confer greater risk for eczema herpeticum. *J Allergy Clin Immunol.* 2009;124(3):507–13, 13.e501–7.

8. Ziegler SF. Thymic stromal lymphopoietin and allergic disease. *J Allergy Clin Immunol.* 2012;130(4):845–52.

9. Simon D, Kernland Lang K. Atopic dermatitis: from new pathogenic insights toward a barrier-restoring and anti-inflammatory therapy. *Curr Open Pediatr.* 2011;23(6):647–52.

10. Kantor R, Silverberg JI. Environmental risk factors and their role in the management of atopic dermatitis. *Exp Rev Clin Immunol.* 2017;13(1):15–26.

11. Nizet V, Ohtake T, Lauth X, *et al.* Innate antimicrobial peptide protects the skin from invasive bacterial infection. *Nature.* 2001;414(6862):454–7.

12. Leung DY, Guttman-Yassky E. Deciphering the complexities of atopic dermatitis: shifting paradigms in treatment approaches. *J Allergy Clin Immunol.* 2014;134(4):769–79.

13. Irvine AD, McLean WH, Leung DY. Filaggrin mutations associated with skin and allergic diseases. *N Engl J Med.* 2011;365(14):1315–27.

14. Eichenfield LF, Tom WL, Chamlin SL, *et al.* Guidelines of care for the management of atopic dermatitis: section 1. Diagnosis and assessment of atopic dermatitis. *J Am Acad Dermatol.* 2014;70(2): 338–51.

15. Boguniewicz M, Fonacier L, Guttman-Yassky E, *et al.* Atopic dermatitis yardstick: practical recommendations for an evolving therapeutic landscape. *Ann Allergy Asthma Immunol.* 2018;120(1):10–22.e12.

16. Flohr C, Yeo L. Atopic dermatitis and the hygiene hypothesis revisited. *Curr Probl Dermatol.* 2011;41:1–34.

17. Lowe AJ, Leung DYM, Tang MLK, *et al.* The skin as a target for prevention of the atopic march. *Ann Allergy Asthma Immunol.* 2018;120(2):145–51.

18. Cabana MD, McKean M, Caughey AB, *et al.* Early probiotic supplementation for eczema and asthma prevention: a randomized controlled trial. *Pediatrics.* 2017;140(3):e20163000.

19. Panduru M, Panduru NM, Salavastru CM, *et al.* Probiotics and primary prevention of atopic dermatitis: a meta-analysis of randomized controlled studies. *J Eur Acad Dermatol Venereol.* 2015;29(2):232–42.

20. Pei AY, Chan HH, Ho KM. The effectiveness of wet wrap dressings using 0.1% mometasone furoate and 0.005% fluticasone propionate ointments in the treatment of moderate to severe atopic dermatitis in children. *Pediatr Dermatol.* 2001;18(4):343–4.

21. Peserico A, Stadtler G, Sebastian M, *et al.* Reduction of relapses of atopic dermatitis with methylprednisolone aceponate cream twice weekly in addition to maintenance treatment with emollient: a multicentre, randomized, double-blind, controlled study. *Br J Dermatol.* 2008;158(4):801–7.

22. Hung SH, Lin YT, Chu CY, *et al. Staphylococcus* colonization in atopic dermatitis treated with fluticasone or tacrolimus with or without antibiotics. *Ann Allergy Asthma Immunol.* 2007;98(1):51–6.

23. Gollnick H, Kaufmann R, Stough D, *et al.* Pimecrolimus cream 1% in the long-term management of adult atopic dermatitis: prevention of flare progression. A randomized controlled trial. *Br J Dermatol.* 2008;158(5):1083–93.

24. Paller AS, Tom WL, Lebwohl MG, *et al.* Efficacy and safety of crisaborole ointment, a novel, nonsteroidal phosphodiesterase 4 (PDE4) inhibitor for the topical treatment of atopic dermatitis (AD) in children and adults. *J Am Acad Dermatol.* 2016;75(3):494–503.e496.

25. Mutgi K, Koo J. Update on the role of systemic vitamin D in atopic dermatitis. *Pediatr Dermatol.* 2013;30(3):303–7.

26. Huang JT, Abrams M, Tlougan B, *et al.* Treatment of *Staphylococcus aureus* colonization in atopic dermatitis decreases disease severity. *Pediatrics.* 2009;123(5):e808–14.

27. Simpson EL, Bieber T, Guttman-Yassky E, *et al.* Two phase 3 trials of dupilumab versus placebo in atopic dermatitis. *N Engl J Med.* 2016;375(24):2335–48.

28. Wang HH, Li YC, Huang YC. Efficacy of omalizumab in patients with atopic dermatitis: a systematic review and meta-analysis. *J Allergy Clin Immunol.* 2016;138(6):1719–22.e1711.

29. Simon D, Hosli S, Kostylina G, *et al.* Anti-CD20 (rituximab) treatment improves atopic eczema. *J Allergy Clin Immunol.* 2008;121(1):122–8.

30. Sanchez-Ramon S, Eguiluz-Gracia I, Rodriguez-Mazariego ME, *et al.* Sequential combined therapy with omalizumab and rituximab: a new approach to severe atopic dermatitis. *J Investig Allergol Clin Immunol.* 2013;23(3):190–6.

31. Boguniewicz M. Biologic therapy for atopic dermatitis: moving beyond the practice parameter and guidelines. *J Allergy Clin Immunol Pract.* 2017;5(6):1477–87.

32. Bae JM, Choi YY, Park CO, *et al.* Efficacy of allergen-specific immunotherapy for atopic dermatitis: a systematic review and meta-analysis of randomized controlled trials. *J Allergy Clin Immunol.* 2013;132(1):110–7.

33. Tam H, Calderon MA, Manikam L, *et al.* Specific allergen immunotherapy for the treatment of atopic eczema. *Cochrane Database Syst Rev.* 2016;(2):CD008774.

34. Ridolo E, Martignago I, Riario-Sforza GG, *et al.* Allergen immunotherapy in atopic dermatitis. *Exp Rev Clin Immunol.* 2018;14(1):61–8.

35. Wang J, Sampson HA. Atopic dermatitis and food hypersensitivity. En: Leung DYM, Szefler SJ, Bonilla FA, *et al.*, eds. *Pediatric Allergy: Principles and Practice.* 3rd ed. New York, NY: Elsevier, 2016:414–9.

36. Devillers AC, Oranje AP. Efficacy and safety of 'wet-wrap' dressings as an intervention treatment in children with severe and/or refractory atopic dermatitis: a critical review of the literature. *Br J Dermatol.* 2006;154(4):579–85.

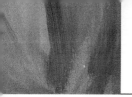

Dermatitis alérgica por contacto

14

Abeer S. Algrafi y Christina G. Kwong

PRINCIPIOS GENERALES

- La dermatitis alérgica por contacto (DAC) es una enfermedad inflamatoria cutánea, resultado de la interacción directa o indirecta entre la piel y una sustancia sensibilizadora.
- La DAC comprende alrededor de 80% de los casos de dermatitis por contacto. La dermatitis irritativa por contacto (DIC) comprende el otro 20%.

Definición

- La DAC es una **reacción de hipersensibilidad tipo retardada** mediada por inmunidad que ocurre al contacto con una sustancia después de la exposición y sensibilización iniciales.
- Se distingue de la DIC, que es una reacción no inmunológica y puede ocurrir a la primera exposición a detonantes, como la exposición prolongada a detergentes.

Epidemiología

- Se dispone de pocos estudios sobre la incidencia y prevalencia de la DAC en la población general. Una revisión de estudios de Norteamérica y Europa encontró que la prevalencia de DAC en la población general es de 20%.[1]
- Se estima que la dermatitis por contacto ocupacional cuesta más de mil millones de dólares por año, de los cuales casi 20% es por DAC y 80% por DIC.[2]
- La tasa de prevalencia de dermatitis en la fuerza laboral actual en la encuesta del National Institute for Occupational Safety and Health (NIOSH) en 2010 fue de 9.8%, que representa alrededor de 15.2 millones de trabajadores con dermatitis.[3] Los profesionales de servicios de salud constituyen 5.6% de los casos.

Fisiopatología

- La DAC es una reacción de hipersensibilidad retardada mediada por células T (tipo IV). A diferencia de la mayoría de las enfermedades alérgicas, es una respuesta tipo T_H1.
- Hay dos fases en el desarrollo de la DAC: sensibilización y provocación.[4]
- La respuesta inicial es la **fase de sensibilización.**
  - La sensibilización comienza cuando un antígeno tópico tiene contacto con la piel.
  - Por lo general, las moléculas que son < 500 Da provocan DAC debido a que el agente detonante debe ser lo bastante pequeño para penetrar el estrato córneo (capa córnea) de la piel.
  - Una vez que el antígeno penetra la piel, el antígeno tiene contacto con las células de Langerhans (CL) u otras células presentadoras de antígenos.
  - Las CL drenan por el sistema linfático hacia los ganglios linfáticos locales, donde presentan antígenos a los linfocitos T colaboradores.
  - Entonces, las células T proliferan mediante expansión clonal, y de modo eventual se crean células T de memoria.
  - La producción de células T de memoria puede tardar 4-7 días, y un individuo puede permanecer sensibilizado durante varios años.
- La respuesta subsecuente es la **fase de provocación**.
  - La reexposición al mismo antígeno en la piel provoca la captación del antígeno por las CL y la activación de los linfocitos T CD8+ sensibilizados locales, la cual induce una respuesta inflamatoria.

○ Se activan varios mediadores inflamatorios, como interleucina (IL)-1, IL-2 e interferón (IFN, por sus siglas en inglés)-γ, que provocan la quimioatracción de macrófagos, mastocitos, basófilos, eosinófilos y neutrófilos al área de exposición. Esto provoca el exantema eccematoso típico asociado con la dermatitis por contacto.
• La DIC puede provocar un defecto de barrera, que libera mediadores inflamatorios por los queratinocitos. Esto incrementa el riesgo ulterior de desarrollar DAC.

Factores de riesgo
• Género femenino (puede deberse a una mayor exposición a químicos en el maquillaje, fragancias y joyas).
• Edad avanzada.
• Dermatitis atópica o DIC coexistente.
• Ocupación: mayor riesgo en trabajadores de servicios de salud, trabajadores de la construcción, maquinistas, trabajadores de la industria química y esteticistas/estilistas.

DIAGNÓSTICO

Presentación clínica
Antecedentes familiares
• Con frecuencia se requiere una historia clínica detallada para diagnosticar con precisión la causa del exantema. Al inicio, los practicantes pueden elegir obtener una historia clínica más general y dar seguimiento después de las pruebas con parche con una historia más enfocada e integral.
• Por lo general, la DAC aparece como un exantema eccematoso crónico con induración que puede progresar a vesículas y bulas.
  ○ El síntoma más común es el prurito. En ocasiones, el exantema es doloroso o ardoroso.
  ○ El inicio típico de los síntomas es 4-72 h después de la exposición al alérgeno.
• El médico debe investigar el momento en que el exantema se desarrolló o cambió, si el exantema ocurrió antes y si mejora cuando el paciente está de vacaciones o lejos del trabajo o de la casa.
• Se requiere una revisión detallada de ocupación, pasatiempo, viajes y antecedentes sociales y médicos del paciente, así como de los medicamentos que toma, ya sean prescritos o de venta sin receta, para identificar cualquier posible exposición a alérgenos comunes.
• Alérgenos de contacto comunes.
  ○ **Hiedra venenosa, roble y zumaque:** las reacciones a urushiol en la savia son la reacción alérgica más frecuente en Estados Unidos, y afecta hasta 50 millones de estadounidenses al año.[5]
  ○ Al revisar los resultados de las pruebas con parche se encontró que los alérgenos de contacto más prevalentes en Estados Unidos son: sulfato de níquel, metilisotiazolinona (MI), la mezcla de fragancias, formaldehído, metilcloroisotiazolinona (MCI)/MI, bálsamo de Perú, sulfato de neomicina, bacitracina, parafenilendiamina (PPD, por sus siglas en inglés) y cloruro de cobalto.[6]

Exploración física
• La apariencia y distribución del exantema pueden brindar información diagnóstica importante.
• La DAC puede ocurrir en cualquier parte del cuerpo.
  ○ Las áreas de piel delgada como los ojos, el cuello y los genitales son los más susceptibles a DAC.
  ○ Las áreas que son más resistentes a la sensibilización incluyen las palmas de las manos, las plantas de los pies y el cuero cabelludo.
  ○ El rasgo más característico del exantema es que **ocurre en el sitio de contacto** con el alérgeno.
• La apariencia del exantema depende del tiempo de presentación.
  ○ Al inicio se desarrolla un área de eritema seguido por la erupción de pápulas y vesículas.
  ○ Con el tiempo, la vesícula involuciona y se desarrollan costras y descamación.
  ○ Los pacientes expuestos de manera crónica al alérgeno desarrollan liquenificación, fisuras dolorosas y engrosamiento de la piel.

- La distribución del exantema puede ser clave para conocer cuál es el alérgeno que contribuye al mismo.
  - Cuero cabelludo: tintes para cabello (parafenilenediamina), productos pilosos.
  - Lóbulo de la oreja, cuello, muñecas: joyas (níquel, oro, cobalto).
  - Párpados: cosméticos, esmalte de uñas y otros productos tópicos para manos.
  - Axilas: fragancias y antitranspirantes en desodorantes.
  - Brazos/piernas con estrías lineales: hiedra venenosa/roble/zumaque.
  - Anogenital: productos higiénicos y anticonceptivos.
  - Pies: carbamatos en los zapatos.
  - Áreas bajo la ropa: alérgenos en textiles (p. ej., formaldehído, tintes).
  - Piel expuesta al sol: fotoalérgenos (p. ej., fragancias, AINE tópicos y agentes en bloqueadores solares, como benzofenonas).
- **Autosensibilización:** transferencia distal secundaria de la reacción cutánea a una parte del cuerpo desde el área inicial de contacto alérgico (p. ej., el esmalte para uñas o las fragancias y conservadores en productos para el cabello pueden causar DAC en el rostro o las orejas).
- Los medicamentos de administración sistémica pueden presentar reacciones cruzadas con los medicamentos tópicos, la cual provoca DAC generalizada.

Diagnóstico diferencial

- Antes de confirmar el diagnóstico de DAC, deben excluirse otros diagnósticos.
- Las siguientes enfermedades pueden tener una apariencia similar:
  - DIC: por lo general es una dermatitis bien circunscrita: pruebas con parche negativas.
  - Dermatitis atópica: antecedentes personales/familiares de atopia, edad de inicio temprana, enfermedad crónica y recurrente, distribución típica.
  - Dermatitis seborreica: distribuida en las áreas de glándulas sebáceas (cuero cabelludo, periauricular, glabela, pliegues nasolabiales); la caspa es un precursor; escamas de apariencia grasa.
  - Eccema dishidrótico: vesículas pequeñas con base no eritematosa; con frecuencia en los pies y la región lateral de los dedos; se resuelve por descamación en 2-3 semanas.
  - Psoriasis: placas con escamas secas, delgadas, de color plateado blanquecino.
  - Dermatitis herpetiforme: asociada con sensibilidad al gluten; pápulas/vesículas herpetiformes agrupadas de modo simétrico.

Valoración diagnóstica

- En unos cuantos casos, el clínico será capaz de diagnosticar DAC y el agente causal a partir de la historia clínica y la exploración física solas. Sin embargo, en la mayoría de los casos son necesarias las pruebas con parche para confirmar el diagnóstico e identificar el agente causal.
- Las pruebas con parche son la herramienta diagnóstica principal para DAC.
  - La prueba con parche contiene una cantidad pequeña no irritante de un alérgeno en una cámara que se coloca en la espalda del paciente.
    - Pueden evaluarse múltiples alérgenos a la vez mediante el uso de cámaras individuales.
    - Se dispone de preparaciones comerciales.
  - Después de 48 h, se retira el parche de prueba y se obtiene la primera lectura para evaluar el grado de inflamación. Debe realizarse una segunda lectura 4-7 días después de la aplicación.
    - **Efecto crescendo:** por lo general, las reacciones de DAC aumentan de tamaño entre las 48 y 96 horas.
    - **Efecto decrescendo:** las reacciones irritativas tienden a disminuir con el tiempo.
  - Los metales, antibióticos (p. ej., neomicina y bacitracina) y corticoesteroides tópicos se relacionan con reacciones máximas tardías. Si se sospechan, es útil realizar una lectura 7-10 días después de su aplicación.
  - Las pruebas con fotoparche consisten en muestras duplicadas de fotoalérgenos sospechosos colocadas en la espalda. Después de 48 h, un conjunto se expone a la luz UV-A.[2] Los resultados de las pruebas se leen a los 4-7 días habituales.
  - La clasificación de las reacciones incluye lo siguiente:[2,6]
    - Negativas (−).
    - Dudosas (?+): eritema leve.

- Positivo débil (1+): eritema no vesicular, infiltración, posibles pápulas.
- Positivo potente (2+): eritema vesicular, infiltración, pápulas.
- Positivo extremo (3+): eritema e infiltración intensos, vesículas coalescentes, reacción bulosa.
- Reacción irritante (+/−).
  - Los resultados de una prueba con parche deben interpretarse según la historia del paciente.
  - Los productos tópicos y exposiciones deben reevaluarse de tal modo que pueda lograrse la eliminación efectiva del agente causal.
- Repeat Open Application Test (ROAT, prueba de aplicación abierta repetida) es una prueba que puede ser útil para evaluar la relevancia clínica de reacciones positivas débiles o dudosas. Se coloca una pequeña cantidad de la sustancia sospechosa dos veces al día en un área localizada de piel, como la fosa antecubital durante 1-2 semanas, con vigilancia en busca del desarrollo de dermatitis.

TRATAMIENTO

- La terapia de **primera elección** para DAC es identificar y evitar el alérgeno desencadenante.
- Se utilizan varios medicamentos tópicos para tratar los síntomas agravantes y no se pretende que se utilicen para prevención.

Medicamentos

- Tópicos
  - Los corticoesteroides en crema tópica, como hidrocortisona, triamcinolona o clobetasol, deben utilizarse con moderación debido a que pueden causar adelgazamiento y atrofia cutáneos.
  - Los inhibidores de calcineurina tópicos (p. ej., tacrolimus y pimecrolimus) son agentes ahorradores esteroideos (indicados en pacientes de ≥ 2 años de edad).
  - La fototerapia con luz UV-B o psoraleno más UV-A pueden considerarse para el tratamiento de DAC crónica refractaria a corticoesteroides, y funcionan bien en DAC que afecta las manos.[7]
  - En casos graves, la terapia de vendaje envolvente mojado podría ser útil en conjunto con medicamentos antiinflamatorios tópicos para minimizar la necesidad de medicamentos sistémicos.
- Terapia sistémica
  - Pueden utilizarse antihistamínicos orales para tratar el prurito o el insomnio relacionado con la comezón.
  - Los esteroides sistémicos deben considerarse en casos graves de DAC que afectan áreas grandes de piel y deben utilizarse solo a corto plazo.
  - Los inmunosupresores sistémicos, como ciclosporina, metotrexato y micofenolato mofetil, pueden considerarse en casos de DAC grave pese a los tratamientos tópicos.[7] Debe vigilarse al paciente en busca de efectos colaterales sistémicos.
  - Aún no se ha establecido el papel de los agentes biológicos en el tratamiento de DAC.

Otras terapias no farmacológicas

- Los emolientes tópicos y humectantes son clave para ayudar a restaurar la barrera cutánea.
  - Idealmente se utiliza una preparación libre de conservadores y fragancias.
  - Las compresas húmedas y frías pueden tener un efecto de alivio sobre las áreas con lesiones húmedas.
  - Los baños con avena pueden ayudar en el control sintomático de DAC que afecta áreas grandes de piel.
  - En la DAC localizada pueden utilizarse lociones antipruriginosas secantes, como la loción de calamina.
- Los antihistamínicos y anestésicos tópicos deben evitarse debido a que estos medicamentos pueden provocar sensibilización.

EVOLUCIÓN/PRONÓSTICO

- En pacientes con dermatitis ocupacional en las manos, a quienes se les dio seguimiento por 7-14 años, 40% no tuvo problemas de dermatitis durante el último año, mientras que 34% cambió su ocupación, 20% recibió otra capacitación y 25% ya no trabajaba.[8]
- Si no recibe tratamiento, la DAC puede progresar a dermatitis eccematosa crónica.

REFERENCIAS

1. Thyssen JP, Linneberg A, Menné T, *et al.* The epidemiology of contact allergy in the general population—prevalence and main findings. *Contact Dermatitis.* 2007;57:287–99.

2. Fonacier L, Bernstein DI, Pacheco K, *et al.* Contact dermatitis: a practice parameter—update 2015. *J Allergy Clin Immunol Pract.* 2015;3:S1–39.

3. Luckhaupt SE, Dahlhamer JM, Ward BW, *et al.* Prevalence of dermatitis in the working population, United States, 2010 National Health Interview Survey. *Am J Ind Med.* 2013;56:625–34.

4. Vocanson M, Hennino A, Rozieres A, *et al.* Effector and regulatory mechanisms in allergic contact dermatitis. *Allergy.* 2009;64:1699–714.

5. Yesul K, Flamm A, ElSohly MA, *et al.* Poison ivy, oak, and sumac dermatitis: what is known and what is new? *Dermatitis.* 2019;30(3):183–90.

6. DeKoven JG, Warshaw EM, Belsito DV, *et al.* North American Contact Dermatitis Group patch test results 2015–2016. *Dermatitis.* 2018;29(6):297–309.

7. Welsh E, Golderberg A, Welsh O, *et al.* Contact dermatitis: therapeutics when avoidance fails. *J Allergy Ther.* 2014;5:1–4.

8. Malkonen T, Alanko K, Jolanki R, *et al.* Long-term follow-up study of occupational hand eczema. *Br J Dermatol.* 2010;163:999–1006.

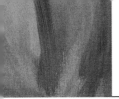

Reacciones alérgicas por alimentos

15

Nora Kabil

PRINCIPIOS GENERALES

Definición

Alergia a alimentos (AA): también denominada **hipersensibilidad alimentaria**, es un efecto adverso sobre la salud causado por una respuesta inmune específica que ocurre de manera reproducible a la exposición a un alimento dado. Este incluye AA mediadas por IgE y no mediadas por IgE.

* La **AA mediada por IgE** requiere la presencia de IgE específica contra un antígeno alimentario y el desarrollo de signos y síntomas específicos a la exposición a un alimento específico.
* La **AA no mediada por IgE** es un proceso mediado por inmunidad con signos y síntomas reproducibles a la exposición a un alimento, pero sin la sensibilización de IgE (véase cap. 16).

Clasificación

* La **anafilaxia inducida por alimentos** es una reacción sistémica potencialmente fatal de inicio rápido mediada por IgE que ocurre después de la exposición a un alimento que puede provocar choque o compromiso respiratorio. Los pacientes en ocasiones desarrollan una combinación de signos y síntomas relacionados con los sistemas/aparatos cutáneo, respiratorio, gastrointestinal (GI), o cardiovascular que constituyen anafilaxia (véase cap. 4).
* El **síndrome de alergia oral (SAO) y el síndrome de polen alimentario** son dos formas de alergias por contacto confinadas a los labios y la orofaringe, que afectan a los pacientes alérgicos al polen. Los síntomas de SAO incluyen prurito u hormigueo orales o edema de labios, lengua, paladar y faringe. A menudo, los alimentos detonantes son frutas o vegetales; sin embargo, es común que puedan tolerarse en la forma cocida.

Epidemiología

* **Los pacientes tienden a reportar un número mayor de casos de alergias alimentarias del que realmente existe**, lo cual es un obstáculo para establecer la prevalencia real de AA.
* **Las mediciones objetivas son necesarias para obtener un diagnóstico preciso de AA.**
* **La leche, el huevo y el maní comprenden la vasta mayoría de las reacciones alérgicas en niños pequeños.**
* **El maní, los frutos secos y los mariscos comprenden la vasta mayoría de las reacciones en adolescentes y adultos.**
* Los datos siguientes se obtuvieron de un metaanálisis de 51 publicaciones:[1]
  * AA autorreportada a leche de vaca, huevo de gallina, maní, pescado o crustáceos: 13% por adultos, 12% por niños.
  * Cuando se utilizaron mediciones objetivas —incluidas pruebas cutáneas, IgE sérica o reto con alimentos— la prevalencia general disminuyó a 3% para todas las edades.
* Tasas de prevalencia estadounidenses para alimentos específicos:[2]
  * Alergia a maní: 0.4-0.8%.
  * Alergia a frutos secos: 0.4%.
  * Alergia a mariscos: 0.6% en niños, 2.8% en adultos.
* **Con el tiempo, la mayoría de los niños con AA toleró la leche de vaca, el huevo, el trigo y la soya, pero muchos menos lograron tolerar el maní y los frutos secos.**

- La alergia a mariscos se desarrolla con mayor frecuencia en la adultez y es común que persista.
- Un nivel inicial elevado de IgE específica para un alérgeno alimentario se relaciona con una tasa más baja de resolución con el tiempo.
- Un decremento de los niveles de IgE específica para el alérgeno a menudo se relaciona con la habilidad para tolerar los alimentos.

Fisiopatología

- En el intestino maduro normal, alrededor de 2% de los antígenos alimentarios ingeridos penetra la barrera GI y entra a la circulación.[3]
- La mayoría de los individuos desarrolla lo que se conoce como **tolerancia oral** a estos antígenos, lo cual es un estado de **ausencia de respuesta inmune**.
- La falla para desarrollar tolerancia o el deterioro de este proceso provoca una producción excesiva de IgE anticuerpos específicos contra alimentos.
- Cuando los alérgenos alimentarios penetran las barreras mucosas y alcanzan los anticuerpos IgE específicos para el alimento unidos a mastocitos o basófilos, se liberan mediadores, lo cual provoca síntomas de **hipersensibilidad inmediata**, que incluyen vasodilatación, contracción del músculo liso y secreción de moco (hipersensibilidad tipo I).
- Estas células también pueden liberar citocinas y otros mediadores que contribuyen a una respuesta de fase tardía.
- Las manifestaciones clínicas de la hipersensibilidad mediada por IgE son muy variables, ya que dependen de varios factores del huésped y del antígeno.

Factores de riesgo

- Los antecedentes familiares de un padre biológico o hermano con una manifestación previa o actual de rinitis alérgica, asma, dermatitis atópica (DA) o AA incrementan el riesgo de AA.
- La presencia de DA, en especial cuando es grave y de inicio temprano, se relaciona con mayor riesgo de sensibilización alimentaria.
- **El asma es el factor de riesgo identificado con mayor frecuencia asociado con reacciones alérgicas graves a alimentos**.
- Los factores complementarios que afectan la absorción de un alérgeno alimentario pueden aumentar la gravedad de una reacción y deben tomarse en cuenta. Estos incluyen el consumo de alcohol, el uso de AINE y el ejercicio.

Prevención

- Los lineamientos previos recomendaban la introducción retrasada de alimentos sólidos altamente alergénicos con el propósito de prevenir enfermedades alérgicas en lactantes de alto riesgo. Sin embargo, la evidencia sugiere que esta práctica puede aumentar, en lugar de disminuir, la incidencia de alergias alimentarias.
- En la actualidad, se recomienda la introducción temprana de alimentos sólidos altamente alergénicos en lactantes de alto riesgo. Estos lactantes deben tener por lo menos 4 meses de edad, estar listos a nivel desarrollo y haber tolerado unos cuantos alimentos complementarios menos alergénicos, como cereal de arroz y puré de frutas o verduras.
- En pacientes con DA moderada a grave pese al manejo óptimo o síntomas o signos de una reacción alérgica inmediata durante la lactancia al seno materno o con la introducción de cualquier alimento, se recomienda una evaluación para alergia que incluya una historia clínica detallada y posibles pruebas de laboratorio, antes de la introducción de alimentos altamente alergénicos. La evaluación para introducir el maní puede seguir las recomendaciones por consenso basadas en el estudio LEAP, entre otros. Una estrategia sugerida es la siguiente:[4]
  - En niños con DA recalcitrante o moderada a grave o AA al huevo mediada por IgE, se recomienda la evaluación por Alergología.
  - Puede realizarse una prueba cutánea por pinchazo para maní (SPT, por sus siglas en inglés) o IgE contra maní.

- Si la IgE contra maní es < 0.35 kUA/L o la SPT para maní provoca una roncha de 0-2 mm, se recomienda la introducción en casa o una sola alimentación supervisada en el consultorio.
- Si la IgE contra maní es > 0.35 kUA/L, referir a Alergología para SPT.
- Si la SPT para maní provoca una roncha de 3-7 mm, se recomienda la alimentación supervisada en el consultorio o un reto gradual con alimento oral.
- Si la SPT para maní provoca una roncha ≥ 8 mm, es probable que el niño sea alérgico y debe procederse a una valoración y manejo por Alergología.

Afecciones relacionadas

- Los niños con AA tienen 2.3 veces más probabilidad de tener asma, 2.3 veces más probabilidad de presentar DA y 3.6 veces más probabilidad de tener alergias respiratorias que los niños sin AA.[2]
- Los asmáticos con AA coexistente son más propensos a tener mayores índices de visitas al departamento de urgencias y hospitalizaciones en la unidad de cuidados intensivos por su asma que los asmáticos sin alergias a alimentos.
- La **anafilaxia dependiente de alimentos inducida por ejercicio** es una afección en la cual la anafilaxia solo ocurre si el ejercicio se realiza unas cuantas horas después de comer y, en la mayoría de los casos, solo si se ingiere un alimento específico durante el periodo previo al ejercicio.

DIAGNÓSTICO

Presentación clínica

- Las manifestaciones de una reacción a alimentos mediada por inmunidad pueden variar en grado sumo.
- **Reacciones cutáneas a alimentos.**
  - La **urticaria aguda** es una manifestación común de AA mediada por IgE, con desarrollo rápido, por lo general en minutos, de habones pruriginosos redondos, polimórficos o irregulares después de ingerir el alimento detonante.
  - El **angioedema** también es una manifestación común de AA mediada por IgE que suele ocurrir en combinación con urticaria. Este es el edema bien definido, no pruriginoso sin fóvea del tejido subcutáneo, de los órganos abdominales o de las vías respiratorias superiores.
  - **Urticaria aguda por contacto:** el contacto directo de la piel con el alimento detonante provoca urticaria. Además de los alérgenos comunes, las frutas y verduras frescas se encuentran entre los alimentos que se han implicado en esta forma de reacción.
- La **anafilaxia inducida por alimentos** es la consecuencia grave más común de AA.
  - Es común que esté mediada por IgE y se cree que implica la liberación sistémica de mediadores por los mastocitos y basófilos sensibilizados.
  - En un gran porcentaje de los casos no se reconoce ni se trata.
  - El reconocimiento y manejo rápidos son esenciales para asegurar una evolución favorable.
  - La muerte puede ocurrir durante los 30 minutos siguientes a la exposición y es usual que se produzca por compromiso respiratorio.

Diagnóstico diferencial

- Reacciones alérgicas agudas desencadenadas por otros alérgenos, como medicamentos o picaduras de insecto.
- Exacerbaciones de DA detonadas por otros irritantes.
- Intoxicación alimentaria debida a toxinas bacterianas o envenenamiento por escombroide.
- Síntomas GI crónicos debidos a intolerancia a la lactosa, reflujo gastroesofágico, infecciones, anomalías anatómicas o alteraciones metabólicas.
- El síndrome de rubor gustativo es una banda eritematosa en la mejilla en la distribución del nervio auriculotemporal, detonado por alimentos ácidos.

- Efectos químicos e irritantes de los alimentos, como rinitis gustativa debida a respuestas neurológicas a temperatura o capsaicina.
- Los efectos farmacológicos como triptamina en tomates y aditivos alimentarios pueden simular síntomas alérgicos cutáneos y GI.
- Trastornos mentales/conductuales que provocan aversión a alimentos.

Valoración diagnóstica

- La valoración diagnóstica se basa en la historia clínica detallada, que debe sugerir si la reacción está mediada por IgE o no lo está. Esto determina el tipo de estudios a realizar y el posible alimento implicado.
- **La valoración no debe estar compuesta por perfiles generales amplios de alérgenos alimentarios**.

Laboratorio

- **IgE sérica total:** aunque es común que esté incrementada en individuos atópicos, no es una prueba sensible ni específica para AA.
- **IgE sérica específica para un alérgeno alimentario**.
  - Antes se utilizaba la prueba de radioalergosorbencia (RAST, por sus siglas en inglés), pero **ahora los niveles de IgE específica se miden con estudios marcados con enzima fluorescente más sensibles**.
  - Similar a la SPT, estas pruebas son útiles para identificar alimentos que pueden provocar reacciones alérgicas por alimentos mediadas por IgE, pero **no son diagnósticas de AA sola.**
  - Estas pruebas determinan la sensibilización alérgica y la presencia de anticuerpos contra alérgenos específicos, las cuales correlacionan directamente con la probabilidad de reactividad clínica,[5] pero no siempre con alergia clínica.
  - Tiene utilidad especial cuando no puede realizarse una SPT, ya sea debido a contraindicaciones clínicas o porque no se pueden suspender los antihistamínicos antes de la prueba.
- **Valoración de componentes**
  - Estas pruebas miden las respuestas de IgE específicas a proteínas individuales, en contraposición con una mezcla de proteínas.
  - Esto puede ayudar a determinar cuáles pacientes están en mayor riesgo de reacciones alérgicas *vs.* aquellos que están sensibilizados, pero tienen tolerancia clínica.
  - También puede distinguir a aquellos en riesgo de reacciones graves *vs.* con síntomas más leves.
  - Según de los componentes objetivos específicos de reactividad de IgE (véase tabla 15-1), un paciente puede estar en riesgo bajo, variable o alto para una alergia verdadera.[6-10]
- **Mediadores de mastocitos y basófilos**
  - La histamina y la triptasa se utilizan en raras ocasiones para respaldar el diagnóstico de anafilaxia inducida por alimentos.
  - **La triptasa carece de especificidad y puede no estar incrementada en la anafilaxia inducida por alimentos.**

Procedimientos diagnósticos

- La SPT auxilia en la identificación de alimentos que tienen el potencial de inducir reacciones mediadas por IgE, pero **no es diagnóstica para AA cuando se utiliza sola.**
- La SPT refleja la presencia de IgE unida a los mastocitos cutáneos.
- La SPT tiene **poco valor predictivo positivo (VPP),** ya que numerosos pacientes tienen IgE contra alimentos específicos sin AA clínica.
- Cuando el paciente tiene antecedentes sospechosos de AA, la SPT es importante para identificar el alimento responsable, por lo que tiene **sensibilidad elevada y un gran valor predictivo negativo (VPN)** en esta situación clínica.
- Los resultados están disponibles de inmediato, por lo que la SPT es el procedimiento realizado con mayor frecuencia en la evaluación de AA mediada por IgE.
- El paciente **debe estar libre de cualquier medicamento antihistamínico durante 1 semana** antes del procedimiento para asegurar la confiabilidad de la prueba.

TABLA 15-1 **ALIMENTOS COMPLETOS Y COMPONENTES[6-10]**

Alimento completo	Proteínas componentes	Significado de una reacción positiva de IgE (anticuerpos IgE específicos de antígeno)
Leche	Caseína (proteína estable cuando se calienta)	Alto riesgo de reacción a todas las formas de leche de vaca
	α-lactoalbúmina y β-lactoglobulina (proteínas inestables cuando se calientan)	Alto riesgo de reacción a leche fresca de vaca Bajo riesgo de reacción a alimentos horneados que contienen leche de vaca
Huevo	Ovomucoide (proteína estable cuando se calienta)	Alto riesgo de reacción a todas las formas de huevo
	Ovoalbúmina (proteína inestable cuando se calienta)	Alto riesgo de reacción a huevo fresco Bajo riesgo de reacción a huevo horneado
Maní	Ara h 1,2,3	Alto riesgo de reacción sistémica, que incluye anafilaxia Ara h 2 casi siempre se asocia con alergia clínica
	Ara h 8	Bajo riesgo de reacciones sistémicas (asociadas con reacciones locales o ausentes)
	Ara h 9	Riesgo variable de reacción alérgica intensa (con frecuencia acompañada por sensibilización a otras proteínas de maní)
Frutos secos Nuez de la India (anacardo) Avellana Nuez de Brasil Nuez	Nuez de la India (anacardo) Ana o 3 Avellana Cor a 9,14 Nuez de Brasil Ber e 1 Nuez Jug r 1	Alto riesgo de reacciones sistémicas que incluyen anafilaxia
	Avellana Cor a 8 Nuez Jug r 3	Asociadas con reacciones locales leves, así como con reacciones sistémicas
	Avellana Cor a 1	Bajo riesgo de reacciones sistémicas Asociadas con reacciones locales o ninguna reacción

Otros
- **Un reto con alimento oral doble ciego controlado con placebo es el estándar de oro para diagnosticar AA,** pero su uso es limitado por el tiempo y el costo.
- Los retos con alimento ciego único abiertos se suelen utilizar para el tamizaje de pacientes en busca de AA (véase tabla 15-2).
- Estos retos deben diseñarse y realizarse bajo supervisión médica y evitarse en pacientes que hayan tenido una reacción reciente a algún alimento en particular que pusiera en riesgo la vida.[11-20]

TABLA 15-2 PUNTOS DE CORTE RECOMENDADOS PARA EL RETO GRADUAL CON ALIMENTO[11-20]

Alimento	VPP de roncha (mm)	VPN de roncha (mm)	VPP de IgE específica	VPN de IgE específica	Diagnóstico de componente resuelto (DCR) (kU/L)
Trigo			≥ 26 kU/L VPP 74%	< 26 kU/L VPN 87%	
Leche de vaca	≥ 8 mm VPP 95%		≥ 15 kU/L o ≥ 5 kU/L si es < 1 año de edad VPP 95%	≤ 2 kU/L VPN 50%	
Leche de vaca calentada		< 7 mm VPN 100% < 12 mm VPN 90%	> 35 kU/L VPP 85%	< 5 kU/L VPN 90%	Caseína 0.94 kU/L VPN 96% Caseína 4.95 kU/L VPN 89%
Clara de huevo	≥ 4 mm VPP 95%	≤ 3 mm VPN 50%	≥ 7 kU/L VPP 95%	≤ 2 kU/L VPN 50%	
Huevo calentado	> 11 mm VPP 95%	< 10 mm VPN 100%	≥ 50 kU/L VPP 88%	< 0.85 kU/L VPN 96% < 50 kU/L VPN 86%	Ovoalbúmina 6.33 kU/L VPN 84% Ovomucoide 4.40 kU/L VPN 86%
Maní	≥ 8 mm VPP 95%	< 8 mm VPN 80%	≥ 14 kU/L VPP 95%	< 2 kU/L y antecedente de reacciones previas VPN 50% < 5 kU/L y sin antecedentes de reacciones previas VPN 50%	Ara h 2 1.28 kU/L Especificidad 0.97 Sensibilidad 0.78
Frutos secos	≥ 8 mm VPP 95%		≥ 15 kU/L VPP 95%		
Semilla de sésamo (ajonjolí)	≥ 8 mm VPP 95%	< 7 mm VPN 83%	≥ 7 kU/L VPP 50%	< 7 kU/L VPN 81%	

VPN, valor predictivo negativo; VPP, valor predictivo positivo.

TRATAMIENTO

- **Manejo de reacciones agudas**
  - ○ Los síntomas aislados como rubor, urticaria, angioedema leve o SAO que no se asocian con signos o síntomas adicionales de una reacción alérgica pueden tratarse con antihistamínicos.
  - ○ Si se observa progresión, debe administrarse epinefrina de inmediato.
  - ○ Si el paciente tiene antecedentes de una reacción alérgica grave previa, la epinefrina debe administrarse lo más pronto posible.
  - ○ **Las reacciones alérgicas sistémicas agudas (anafilaxia) a alimentos deben manejarse según se explicó en el capítulo 4.**
- **Epinefrina**
  - ○ Epinefrina IM con rapidez y prontitud después del inicio de los síntomas de anafilaxia inducida por alimentos es la **terapia de primera elección**.
  - ○ **Los beneficios de la epinefrina superan por mucho los riesgos**, y retrasar la administración de epinefrina se relaciona con mayor morbimortalidad.
  - ○ Dosificación.
    - ■ Autoinyector (IM): 0.1 mg para lactantes y preescolares de 7.5-15 kg, 0.15 mg para niños de 10-30 kg y 0.3 mg para aquellos > 30 kg.
    - ■ Epinefrina IM en solución 1:1 000: 0.1 mg/kg, dosis máxima de 0.3 mg.
  - ○ Epinefrina es el único tratamiento de primera elección para anafilaxia y no hay sustitutos.
  - ○ Con frecuencia se utilizan medicamentos adyuvantes para aliviar los síntomas en la anafilaxia, pero no se cuenta con datos que demuestren su eficacia.
- **Terapia al alta:** prescripción e instrucciones sobre el autoinyector de epinefrina, educación acerca de evitar alérgenos y seguimiento en medicina de atención primaria o referencia a Alergología para todos los pacientes con sospecha o confirmación de anafilaxia inducida por alimentos.
- **Inmunoterapia oral**
  - ○ La inmunoterapia oral (ITO) describe los protocolos que se utilizan para prevenir reacciones graves a alérgenos alimentarios.
  - ○ Los protocolos de ITO se basan en la administración de cantidades crecientes de un alérgeno alimentario a diario hasta lograr una dosis de mantenimiento. Por lo general, esta dosis de mantenimiento se continúa de forma indefinida.
  - ○ Es probable que los pacientes sometidos a ITO con éxito estén protegidos contra la ingesta accidental de pequeñas cantidades de un alérgeno.
  - ○ Es posible que los protocolos de ITO **no induzcan tolerancia a largo plazo**, y el alimento debe ingerirse de modo continuo para mantener la protección contra exposiciones accidentales.
  - ○ Los efectos colaterales adversos por ITO son comunes.
  - ○ La Food and Drug Administration (FDA) aprobó de manera reciente un alérgeno de maní en polvo (Palforzia*) para ITO.

Estilo de vida/modificación del riesgo

- **En la actualidad, la elusión estricta de alérgenos es la estrategia más segura para manejar la AA mediada y no mediada por IgE.**
- La elusión de alérgenos alimentarios en pacientes con AA documentada puede reducir la gravedad de las comorbilidades asociadas, como DA.

CONSIDERACIONES ESPECIALES

Vacunas en pacientes con alergia al huevo

- Numerosas vacunas se cultivan en embriones de pollo y pueden contener cantidades pequeñas y variables de proteína de huevo.
- Las vacunas MMR (sarampión, paperas y rubéola) y MMRV (sarampión, paperas, rubéola y varicela) son seguras en niños alérgicos al huevo, incluso en aquellos con antecedentes de una reacción grave al huevo.

- Vacuna contra influenza: los pacientes alérgicos al huevo con reacciones de cualquier intensidad deben recibir la vacuna anual contra influenza, y **no** se requieren precauciones especiales.
- Las vacunas contra rabia y fiebre amarilla **no** deben administrarse a pacientes con alergia al huevo, a menos que se realice una evaluación de la alergia y una prueba con la vacuna.

EDUCACIÓN DEL PACIENTE

- **Etiquetado de alimentos**
  - ○ Debe educarse a los pacientes con AA y a sus cuidadores sobre la interpretación de la lista de ingredientes en las etiquetas de los alimentos para optimizar la elusión de detonantes.
  - ○ En 2004, se promulgó una ley por el Congreso de Estados Unidos que obliga a que **se mencione en las etiquetas, en inglés simple y de manera clara, si es que el producto en cuestión contiene uno o más de los ocho alérgenos alimentarios principales.** Esto incluye maní, frutos secos, huevo, leche, soya, trigo, pescado y mariscos.
- **Manejo de emergencia**
  - ○ Debe informarse a los pacientes con AA y sus cuidadores sobre el riesgo de anafilaxia y la capacidad para reconocer con prontitud los signos y síntomas.
  - ○ Las familias deben contar con conocimientos y habilidades para manejar dichas emergencias médicas, que incluyen la comprensión y acceso rápido a un plan de acción en emergencias por anafilaxia.
  - ○ La educación sobre el autoinyector de epinefrina debe llevarse a cabo en el consultorio y el clínico debe asegurarse de que los pacientes/cuidadores estén familiarizados con la secuencia de eventos según el plan de acción.
  - ○ Los pacientes deben portar identificadores médicos o portar una tarjeta de anafilaxia.

MONITOREO/SEGUIMIENTO

- Es razonable realizar una valoración anual de los pacientes pediátricos para evaluar si han superado sus alergias alimentarias, cuya resolución es posible con el paso del tiempo (p. ej., leche, huevo, trigo, soya), siempre y cuando los pacientes no hayan tenido una reacción reciente a un alimento.
- La valuación para alergias continuas a maní, frutos secos, pescado y mariscos debe realizarse con menor frecuencia, ya que no es común que las alergias a estos alimentos se resuelvan con el tiempo.

REFERENCIAS

1. Rona RJ, Keil T, Summers C, *et al*. The prevalence of food allergy: a meta-analysis. *J Allergy Clin Immunol*. 2007;120:638–46.
2. Boyce JA, Assa'ad A, Burks AW, *et al*. Guidelines for the diagnosis and management of food allergy in the United States: report of the NIAID-sponsored expert panel. *J Allergy Clin Immunol*. 2010;126:S1–58.
3. Sampson HA, Burks AW. Adverse reactions to foods. En: Adkinson N, Busse W, Bochner B, *et al*., eds. *Middleton's Allergy: Principles and Practice*. 7th ed. Philadelphia, PA: Elsevier, 2009:1139–63.
4. Tobias A, Cooper SF, Acetal ML, *et al*. Addendum guidelines for the prevention of peanut allergy in the United States: report of the NIAID-sponsored expert panel. *J Allergy Clin Immunol*. 2017;139:22–44.
5. Sampson HA. Utility of food-specific IgE concentrations in predicting symptomatic food allergy. *J Allergy Clin Immunol*. 2001;107:891–6.
6. Canonica GW, Ansotegui IJ, Pawankar R, *et al*. A WAO—ARIA—GA2LEN consensus document on molecular-based allergy diagnostics. *World Allergy Organ J*. 2013;6:1–17.
7. Kleine-Tebbe J, Jakob T. *Molecular Allergy Diagnostics: Innovation for a Better Patient Management*. Switzerland: Springer International Publishing, 2017.

8. Matricardi PM, Kleine-Tebbe J, Hoffmann HJ, *et al*. EAACI molecular allergology user's guide. *Pediatr Allergy Immunol*. 2016;27(suppl 23):1–250.

9. Sastre J. Molecular diagnosis in allergy. *Clin Exp Allergy*. 2010;40(10):1442–60.

10. Treudler R, Simon JC. Overview of component resolved diagnostics. *Curr Allergy Asthma Rep*. 2013;13(1):110–7.

11. Eller E, Bindslev-Jensen C. Clinical value of component-resolved diagnostics in peanut-allergic patients. *Allergy*. 2013;68(2):190–4.

12. Permaul P, Stutius LM, Sheehan WJ, *et al*. Sesame allergy: role of specific IgE and skin-prick testing in predicting food challenge results. *Allergy Asthma Proc*. 2009;30(6):643–8.

13. Cortot CF, Sheehan WJ, Permaul P, *et al*. Role of specific IgE and skin-prick testing in predicting food challenge results to baked egg. *Allergy Asthma Proc*. 2012;33(3):275–81.

14. Bartnikas LM, Sheehan WJ, Hoffman EB, *et al*. Predicting food challenge outcomes for baked milk: role of specific IgE and skin prick testing. *Ann Allergy Asthma Immunol*. 2012;109(5):309–13.e1.

15. Sampson HA, Aceves S, Bock SA, *et al*. Food allergy: a practice parameter update-2014. *J Allergy Clin Immunol*. 2014;134(5):1016–25.e43.

16. Nowak-Wegrzyn A, Bloom KA, Sicherer SH, *et al*. Tolerance to extensively heated milk in children with cow's milk allergy. *J Allergy Clin Immunol*. 2008;122(2):342–7.e1–2.

17. Caubet JC, Nowak-Węgrzyn A, Moshier E, *et al*. Utility of casein-specific IgE levels in predicting reactivity to baked milk. *J Allergy Clin Immunol*. 2013;131(1):222–4.e4.

18. Ando H, Movérare R, Kondo Y, *et al*. Utility of ovomucoid-specific IgE concentrations in predicting symptomatic egg allergy. *J Allergy Clin Immunol*. 2008;122(3):583–8.

19. Peters RL, Allen KJ, Dharmage SC, *et al*. Skin prick test responses and allergen-specific IgE levels as predictors of peanut, egg, and sesame allergy in infants. *J Allergy Clin Immunol*. 2013;132(4):874–80.

20. Clark AT, Ewan PW. Interpretation of tests for nut allergy in one thousand patients, in relation to allergy or tolerance. *Clin Exp Allergy*. 2003;33(8):1041–5.

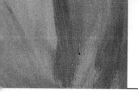

Alergia alimentaria no mediada por IgE

16

Christopher J. Rigell y Anthony Kulczycki, Jr.

PRINCIPIOS GENERALES

Definición

Las **alergias alimentarias no mediadas por IgE** son procesos mediados por inmunidad con signos y síntomas reproducibles a la exposición a un alimento, pero sin evidencia de sensibilización de IgE. Difieren de las alergias alimentarias mediadas por IgE en que los síntomas predominantes se relacionan con el tracto gastrointestinal (GI) y tienen un inicio retardado.

Clasificación

- **Esofagitis eosinofílica (EEo):** inflamación eosinofílica crónica localizada del esófago que implica mecanismos mediados y no mediados por IgE. Los hallazgos clínicos, endoscópicos e histológicos de la eosinofilia esofágica que responde a inhibidores de la bomba de protones (EoE-IBP) se parecen a la EEo que se resuelve con el uso de IBP, pero no es secundaria a enfermedad por reflujo gastroesofágico (ERGE). Ahora se piensa que es parte de un continuo de EEo en lugar de una enfermedad diferente.[1]
- **Enfermedades eosinofílicas gastrointestinales (EEGI):** grupo de enfermedades raras que afectan porciones del tracto GI distales al esófago e incluyen **gastritis, gastroenteritis y colitis**.
- **Síndrome de enterocolitis inducido por proteínas alimentarias (SEIPA):** hipersensibilidad alimentaria no mediada por IgE que a menudo produce emesis y diarrea de inicio tardío.
- **Proctocolitis alérgica inducida por proteínas alimentarias (PAIPA):** inflamación eosinofílica no mediada por IgE del tracto GI inferior (región distal del sigmoides y recto) que provoca sangre y moco en las heces de niños por lo demás saludables.
- **Enteropatía inducida por proteínas alimentarias (EPA):** reacción no mediada por IgE que afecta al intestino delgado y provoca diarrea crónica y malabsorción.

Epidemiología

- **EEo**[2]
  - Su prevalencia es creciente y ahora se estima que es de 1 en 1 000-1 en 2 000.
  - Predominancia masculina (alrededor de 3:1).
  - En niños, la leche, el huevo y el trigo son los detonantes alimentarios más comunes.
  - En adultos, la leche y el trigo son los detonantes alimentarios más comunes.
- **Gastritis, gastroenteritis y colitis eosinofílicas.**[3]
  - La prevalencia varía entre 3.5 y 8.3 por 100 000.
  - No tiene predilección de género.
  - La edad más común al diagnóstico es la tercera década de la vida.
- **SEIPA.**[4,5]
  - Es probable que esté subreportada, pero un estudio en la población australiana reportó una incidencia de 15.4/100 000 por año.
  - Los detonantes alimentarios más comunes incluyen proteínas de leche de vaca y soya.
  - Los alimentos sólidos más comunes incluyen arroz y avena.
  - En extremo rara en lactantes alimentados de forma exclusiva al seno materno.

- Los detonantes a un solo alimento ocurren en 65-80% de los casos, mientras 5-10% tiene más de tres detonantes alimentarios.
- La presentación aguda ocurre durante los primeros 3 meses de vida, con frecuencia 1-4 semanas después de la introducción de la fórmula.
- Puede retrasarse si es secundaria a alimentos sólidos.
- **PAIPA**[4]
  - Se piensa que es una condición benigna y transitoria.
  - Un estudio de cohorte en Israel demostró una prevalencia de 0.16%.
  - A menudo se presenta en las primeras 2-8 semanas de vida.
  - La leche, la soya y el huevo son las causas más comunes.
  - Puede ocurrir en lactantes alimentados al seno materno.
- **EPA**[4]
  - Rara. Se piensa que su prevalencia está disminuyendo debido a las tasas aumentadas de lactancia materna, ya que está asociada en mayor medida con la fórmula.
  - Con frecuencia se presenta en los primeros 2 meses de vida.
  - La leche de vaca es la causa más común.

Fisiopatología

- **EEo**[2,6]
  - Esofagitis eosinofílica inmune crónica mediada de modo predominante, pero no de manera exclusiva, por antígenos alimentarios. Se observó reversión histológica completa de la eosinofilia esofágica refractaria en ocho niños después de la alimentación exclusiva con una fórmula basada en aminoácidos durante por lo menos 6 semanas. El uso de antihistamínicos H2 no provocó dicha reversión.[7]
  - La causa aún se desconoce pese a una mejor comprensión de la patogenia.
  - Los eosinófilos se encuentran en todo el tracto GI de individuos normales, excepto en el esófago.
  - La tasa de incidencia aumentada sugiere que los factores ambientales son prominentes.
  - El daño epitelial esofágico se produce por ácido y alérgenos (alimentarios y ambientales).
  - Este daño tiene como consecuencia la producción de linfopoyetina estromal tímica (TSLP, por sus siglas en inglés) y eotaxina-3.
  - La producción de estas citocinas provoca un influjo de eosinófilos, mastocitos y basófilos mucosos positivos para triptasa, células linfoides innatas y linfocitos B y T adaptativos.
  - A largo plazo, si no recibe tratamiento, esta respuesta T_H2 aumentada causa remodelación y, con el tiempo, provoca fibrosis, angiogénesis e hipertrofia del músculo liso.
  - Pese a no estar mediada directamente por IgE, la EEo es una enfermedad dirigida por T_H2 con vías compartidas.
  - La interleucina (IL)-5, así como el factor de crecimiento eosinofílico principal y la IL-13, a través de su inducción de eotaxina-3, tienen papeles importantes.
- **EEGI**
  - Similar a EEo, se piensa que implica citocinas T_H2.
  - Hay una relación con la eosinofilia periférica.[8]
  - Una relación similar con la atopia sugiere que la exposición a alérgenos alimentarios o ambientales puede dirigir la acumulación de eosinófilos.
  - Algunos estudios han demostrado diferencias en la fisiopatología comparada con EEo, lo que significa que pueden no compartir una patogenia común.[3]
- **SEIPA/PAIPA/EPA**[5,9,10]
  - Se cree que están mediadas por inmunidad y células, pero no se han comprendido del todo.
  - SEIPA: la reacción a un antígeno alimentario provoca inflamación del tracto GI, lo cual causa un aumento de la permeabilidad intestinal y cambios hídricos.
  - Se ha demostrado la ausencia de una respuesta inmune humoral, pero las cifras aumentadas de IL-8 y triptasa sugieren la posible implicación de neutrófilos y mastocitos.

Factores de riesgo

- *TSLP, calpaína 14, eotaxina-3* y *STAT6* son posibles genes candidatos relacionados con el desarrollo de EEo.[2,11]
- La sensibilización a aeroalérgenos de pólenes y alérgenos de interiores puede detonar EEo o reducir la eficacia de la terapia.
- La inmunoterapia oral para alérgenos alimentarios y aéreos parece iniciar o desenmascarar EEo.
- Los factores de riesgo perinatales incluyen fiebre materna o del neonato, uso de antibióticos, uso de IBP, parto por cesárea y admisión a la unidad de cuidados intensivos neonatales.
- Se ha observado una relación inversa con *Helicobacter pylori*, pero no se ha demostrado causalidad. Una creencia es que la infección por *H. pylori* tiende a polarizar hacia una respuesta T_H1 y su ausencia provoca una desviación hacia una respuesta T_H2.[12]

Prevención

No hay evidencia suficiente en pro de una valoración rutinaria para alergia a alimentos antes de la introducción de alimentos alergénicos o alteraciones en la dieta materna durante el embarazo o la lactancia.

Afecciones asociadas

- EEGI.
  - ○ Alrededor de 75% de los pacientes con EEo o EEGI es atópico.[2]
  - ○ Los pacientes con alergia a alimentos mediada por IgE tienen una probabilidad mucho mayor de tener EEo en comparación con la población general.
  - ○ La presencia de asma y rinitis alérgica en niños se asocia con el desarrollo subsecuente de EEo.[13]
  - ○ Hay una mayor prevalencia de síndrome de alergia oral en pacientes con EEo.
  - ○ Algunos pacientes con EEo tienen una mayor ocurrencia simultánea de enfermedades autoinmunes.
- Los pacientes con SEIPA/PAIPA/EPA pueden tener una alergia a alimentos mediada por IgE y otras condiciones atópicas.

DIAGNÓSTICO

Presentación clínica

Antecedentes familiares

- **EEo**
  - ○ Los niños tienden a presentar rechazo al alimento, síntomas graves de reflujo, retraso del crecimiento, vómito, y dolor torácico o abdominal.
  - ○ Los adultos tienden a presentar más disfagia e impacción alimentaria, pero pueden presentarse con dolor torácico.
  - ○ Por lo general no hay una relación temporal con los alimentos detonantes, a diferencia de la alergia a alimentos mediada por IgE. En su lugar, los alimentos que son secos o no masticados por completo (panes, carnes) pueden causar síntomas debido a una obstrucción mecánica.
- **EEGI**
  - ○ La gastritis eosinofílica se presenta con dolor abdominal, saciedad temprana, náusea y vómito.
  - ○ La gastroenteritis eosinofílica se presenta con diarrea, anemia, o hipoalbuminemia.
  - ○ La colitis eosinofílica se presenta con diarrea o hematoquecia.
  - ○ Un sistema de clasificación agrupa los síntomas con base en la capa inflamada: la afección mucosa provoca diarrea, malabsorción, sangrado GI, vómito y dolor abdominal; la afección de la capa muscular provoca vómito, distensión y dolor abdominal; la afección de la capa serosa provoca distensión abdominal, ascitis y peritonitis.[3]
- **SEIPA**
  - ○ La presentación aguda consiste en emesis repetitiva y profusa en las 1-3 horas siguientes a la ingesta de alimentos. Puede ocurrir diarrea en las 2-10 horas siguientes.
    - ■ Los pacientes pueden presentar letargo y deshidratación.
    - ■ Los casos graves pueden presentar cianosis e hipotensión.
    - ■ Los síntomas se resuelven en menos de 24 h y los pacientes se encuentran bien entre episodios.

○ La presentación crónica puede consistir en emesis intermitente, diarrea sanguinolenta, letargo, deshidratación, retraso del crecimiento y distensión abdominal.
○ No se han reportado muertes relacionadas con SEIPA.
• **PAIPA:** se presenta con sangre y moco en las heces de un lactante por lo demás sano.
• **EPA:** se presenta con retraso del crecimiento.

Criterios diagnósticos

• **EEo**
  ○ Síntomas relacionados con disfunción esofágica.
  ○ ≥ 15 eosinófilos por campo de alto poder dentro de un área rica en eosinófilos en la biopsia aislada del esófago.[1,6]
  ○ Antes, la persistencia después de terapia con dosis altas de IBP se consideraba parte de los criterios diagnósticos, pero ahora se considera que EoE-IBP y EEo son casi indistinguibles.[1]
  ○ La ERGE ya no se considera mutuamente excluyente con EEo.[1]
  ○ Se han descartado causas secundarias de eosinofilia esofágica.
  ○ Es una respuesta al tratamiento.
• **EEGI**
  ○ Debido a su baja prevalencia, no hay criterios diagnósticos bien establecidos.
  ○ Los pacientes deben tener síntomas GI recurrentes e infiltración eosinofílica en el tracto GI que no es atribuible a una causa secundaria.
  ○ Hay un gradiente de eosinófilos esperados con ninguno en el esófago, un máximo de 26 eosinófilos por campo de alto poder en el duodeno, un máximo de 50 eosinófilos por campo de alto poder en el colon ascendente y alrededor de 30 eosinófilos por campo de alto poder en la región distal del colon.[3]
• **SEIPA**
  ○ El SEIPA agudo debe presentar criterios mayores y tres o más criterios menores.
  ○ Criterios mayores: vómito 1-4 horas después de la ingesta del alimento detonante y ausencia de síntomas respiratorios ni cutáneos mediados por IgE.
  ○ Los criterios menores[5] incluyen:
    ▪ Dos o más episodios de vómito repetitivo en relación con el mismo alimento sospechado.
    ▪ Vómito repetitivo después de comer un alimento diferente.
    ▪ Letargo extremo.
    ▪ Palidez marcada.
    ▪ Necesidad de una visita al departamento de urgencias.
    ▪ Necesidad de hidratación IV.
    ▪ Diarrea en el transcurso de las primeras 24 h.
    ▪ Hipotensión.
    ▪ Hipotermia.
  ○ Los criterios mayores para SEIPA crónico incluyen la resolución de los síntomas en los siguientes días a la eliminación de los alimentos detonantes y recurrencia aguda de los síntomas a su reintroducción. Inicio de vómito en 1-4 h y de diarrea en el transcurso de las primeras 24 h.[5]

Diagnóstico diferencial

• **EEo:** hay otras muchas causas de eosinofilia esofágica, que incluyen ERGE, EoE-IBP, esofagitis infecciosa, síndrome hipereosinofílico, infección parasitaria, enfermedad inflamatoria intestinal (EII), esofagitis asociada con fármacos, acalasia, alteraciones del tejido conectivo y enfermedad de injerto *vs.* huésped.
• **SEIPA:** obstrucción GI, gastroenteritis infecciosa, sepsis, enterocolitis necrosante, anafilaxia, errores innatos del metabolismo, intolerancia a la lactosa, vómito cíclico, ERGE grave, enfermedad de Hirschsprung, EII, enfermedad celiaca, EEGI, aversión alimentaria e inmunodeficiencias primarias.
• **PAIPA:** fisura anal, enterocolitis necrosante (sobre todo en lactantes prematuros), divertículo de Meckel.

Valoración diagnóstica

La valoración no debe estar compuesta por paneles integrales generales de alérgenos alimentarios.[14,15]

Laboratorio

- **EEo**
  - Ningún estudio ha identificado los valores predictivos para IgE contra alimentos específicos.
  - Puede demostrarse eosinofilia periférica y cifras elevadas de IgE total, pero con frecuencia son normales.
  - Se ha encontrado que los niveles de IgG4 están elevados en EEo activa, pero no se ha establecido si su incremento es patogénico o un epifenómeno.
  - Hay un panel de 96 genes basado en el transcriptoma de EEo que ayuda a diferenciarla de ERGE y también puede diferenciar la enfermedad aguda *vs.* la quiescente.
- **EEGI**
  - Debe descartarse una infección parasitaria con huevos y parásitos en las heces.
  - Puede demostrarse eosinofilia periférica y cifras elevadas de IgE total.
- **SEIPA**
  - El recuento leucocitario diferencial puede demostrar neutrofilia y trombocitosis.
  - Los casos graves pueden provocar metahemoglobinemia y acidosis metabólica.
  - Las presentaciones crónicas pueden provocar anemia, hipoalbuminemia y eosinofilia.

Procedimientos diagnósticos

- **EEo**
  - En el tratamiento de EEo se han utilizado dietas basadas en valoraciones de alergia y dietas basadas en la eliminación empírica, aunque ambas tienen limitaciones. La valoración para alergia tiene un gran valor predictivo negativo, excepto para la leche, pero un valor predictivo positivo deficiente.
  - Las pruebas cutáneas para aeroalérgenos son necesarias para evaluar si la sensibilidad a aeroalérgenos contribuye a la presentación de los síntomas.
  - Se ha demostrado que las pruebas con parche para atopia detectan los alimentos detonantes 50% de las veces y tienen un valor predictivo negativo > 90%, excepto para la leche. Sin embargo, consumen mucho tiempo y por lo general han caído en desuso.
- **EEGI:** las tinciones de Gram del líquido de ascitis pueden demostrar eosinofilia, al igual que las muestras de tejido de biopsias por endoscopia.
- **SEIPA**
  - Las pruebas cutáneas para alergia a alimentos y los anticuerpos IgE séricos contra alimentos son negativos la mayoría de las veces, pero pueden realizarse si la historia clínica es preocupante por un proceso mediado por IgE u otro antecedente atópico. No se recomiendan las pruebas con parche para atopia.
  - El reto con alimento oral es el estándar de oro si el diagnóstico no puede hacerse tan solo con la historia clínica.
    - Se considera positivo si satisface los criterios mayores y dos criterios menores (letargo, palidez, diarrea 5-10 horas después de la ingesta, hipotensión, hipotermia, recuento aumentado de neutrófilos de por lo menos 1 500 por arriba de la basal).
    - La mayoría de los protocolos administra 0.06-0.6 g/kg (promedio 0.3 g/kg) de proteína del alimento en 2 o 3 dosis cada 15 minutos, con una dosis total máxima de 3 g de proteína o 10 g de alimento. Luego se monitorea al paciente durante 4 horas.
    - Debe obtenerse el acceso IV periférico en caso de requerir líquidos IV.
- **PAIPA**
  - Debe realizarse una valoración de sangre oculta en heces si no hay evidencia de sangre macroscópica.
  - Las muestras de heces pueden demostrar neutrófilos y eosinófilos.
  - Aunque no son necesarias, es común que las biopsias de colon muestren cifras de eosinófilos mayores a las esperadas.

Endoscopia

- **EEo**
  - Los hallazgos endoscópicos pueden mostrar surcos longitudinales, friabilidad, exudados blanquecinos, cizallamiento longitudinal, anillos transitorios o fijos, edema y moteado blanquecino elevado, aunque 17% de los pacientes puede tener hallazgos endoscópicos macroscópicos normales.[16]

- Deben obtenerse seis biopsias de distintos sitios en el esófago (proximales y distales).
- Por histología, deben observarse por lo menos 15 eosinófilos por campo de alto poder en un área rica en eosinófilos. También pueden observarse microabscesos eosinofílicos, hiperplasia basal zonal, fibrosis de la lámina propia y mastocitos incrementados.

TRATAMIENTO

Medicamentos

Los esteroides sistémicos, aunque efectivos, deben evitarse todo lo posible debido a sus efectos colaterales adversos.

Primera línea

- **EEo**
  - No se cuenta con medicamentos específicos para EEo que cuenten con la aprobación de la Food and Drug Administration (FDA).
  - IBP.
    - Comenzar con la dosis estándar.
    - Algunos pacientes pueden requerir dosis altas de IBP durante 8 semanas (en adultos, omeprazol 20-40 mg dos veces al día o su equivalente, y en niños 1-2 mg/kg dos veces al día o su equivalente).
  - Los corticoesteroides tópicos administrados por vía oral reducen el recuento de eosinófilos esofágicos en la mayoría de los pacientes; la budesonida y la fluticasona son los mejor estudiados.[1,6]
    - Dosis alta: budesonida líquida viscosa 1 mg dos veces al día o propionato de fluticasona deglutido 220 µg dos aspiraciones dos veces al día durante un periodo de 3 meses.
    - Existe el riesgo de candidiasis esofágica.
- **EEGI:** no hay estudios de asignación aleatoria controlados, pero sí algunos reportes sobre el beneficio con los corticoesteroides tópicos deglutidos (budesonida en líquido o cápsula y fluticasona deglutida).
- **SEIPA:** rehidratación oral si es leve con 1 o 2 episodios de emesis sin letargo. Rehidratación IV si la reacción es moderada o grave. Puede requerir cuidados de soporte en el departamento de urgencias.

Segunda línea

- **EEo**
  - Los estudios en proceso que evalúan el papel de los anticuerpos monoclonales contra el receptor de IL-4 e IL-13 han demostrado resultados preliminares promisorios. Hasta ahora, los anticuerpos monoclonales contra IgE e IL-5 han sido ineficaces.[17]
  - Algunos objetivos a futuro incluyen TSLP, eotaxinas y factor de crecimiento transformante (TGF, por sus siglas en inglés)-β1.
- **SEIPA:** ondansetrón IM o IV o una sola dosis de metilprednisolona IV (1 mg/kg).

Manejo quirúrgico

En EEo, la dilatación endoscópica puede brindar alivio sintomático debido a las estenosis.

Estilo de vida/modificación del riesgo

- **EEo**
  - Una dieta elemental durante 6 semanas produce una tasa de resolución > 90%.
  - Las dietas de eliminación empírica de seis alimentos por lo general consisten en los grupos alimentarios alergénicos más comunes (leche, huevo, trigo, soya, pescado/mariscos, maní/frutos secos) y son eficaces en 72% de los casos.[18]
  - Es raro que los pescados/mariscos y los frutos secos causen EEo.
  - Debido a la restricción severa, se han propuesto dietas de eliminación empírica de cuatro alimentos (leche de vaca, cereales que contienen gluten, huevo y leguminosas) y dietas de eliminación de dos alimentos (leche y gluten) con tasas de mejoría de 54-64% y 43%, respectivamente.[18]

- ∘ El uso de valoraciones de alergia para guiar la eliminación ha provocado una mejoría inconsistente. Es más útil en niños que en adultos.
- ∘ La terapia escalonada de una eliminación de dos-a cuatro-a seis alimentos con base en la respuesta ha llevado a una menor cantidad de endoscopias y a un acortamiento del tiempo hasta el diagnóstico.[19]
- ∘ Se ha encontrado que los pacientes que requieren eliminar más alimentos tienen mayor probabilidad de tener múltiples detonantes alimentarios.
- ∘ El objetivo es identificar los alimentos detonantes a evitar de por vida y reintroducir otros alimentos.
- **EEGI:** no hay estudios de asignación aleatoria controlados, pero hay cierta evidencia de que las dietas elementales inducen mejoría de los síntomas.[3]
- **SEIPA**
  - ∘ El alimento detonante debe eliminarse de la dieta y evitarse.
  - ∘ A diferencia de las alergias a alimentos mediadas por IgE, la habilidad para tolerar las formas cocinadas de leche de vaca y huevo no es clara, y no debe reanudarse.
  - ∘ La elusión materna del alimento detonante no debe recomendarse si el lactante está creciendo sano y es asintomático.[5]
- **PAIPA:** utilizar una fórmula de aminoácidos o extensamente hidrolizada. También puede eliminarse la leche de vaca de la dieta materna.

COMPLICACIONES

- **EEo:** remodelación esofágica y fibrosis que producen estenosis.
- **SEIPA:** puede desarrollarse una alergia mediada por IgE.

DERIVACIÓN

- La asesoría con un nutriólogo puede ser útil para desarrollar planes dietéticos.
- Puede ser necesario acudir a patólogos de terapia ocupacional y de terapia del lenguaje para ayudar con la técnica de alimentación.
- Gastroenterología para endoscopias diagnósticas y si se requiere dilatación de las estenosis.

EDUCACIÓN DEL PACIENTE

- Proporcionar un plan de acción para SEIPA puede ser útil debido a la poca familiaridad con el diagnóstico.
- Debe educarse a los pacientes y sus cuidadores respecto a la interpretación de las listas de ingredientes en las etiquetas de los alimentos para optimizar la elusión de detonantes.
- En 2004, se aprobó una ley por el congreso estadounidense que obliga a que los **productos que contienen cualquiera de los ocho alérgenos alimentarios principales los listen en la etiqueta en inglés simple.** Estos incluyen maní, frutos secos, huevo, leche, soya, trigo, pescado y mariscos.[20]

MONITOREO/SEGUIMIENTO

- **EEo**
  - ∘ La eficacia del tratamiento debe evaluarse después de 6-12 semanas al repetir la endoscopia.
  - ∘ La duración de IBP o de los esteroides tópicos no está bien establecida. Puede considerarse la terapia de mantenimiento para pacientes con disfagia intensa, recaída tras el cese de la terapia o antecedentes de estenosis.
  - ∘ La elusión dietética de los alimentos detonantes puede evitar la necesidad de tratamiento farmacológico a largo plazo.
- **SEIPA:** los retos con alimentos orales deben realizarse 12-18 meses después de la reacción inicial para determinar si se ha resuelto.

EVOLUCIÓN/PRONÓSTICO

- La EEo es una afección crónica, y si no recibe tratamiento puede provocar remodelación y estenosis esofágicas.
- Por lo regular, el SEIPA se resuelve a los 3-5 años de edad. Si hay evidencia de sensibilización de IgE, es menos probable que se resuelva.
- Es común que la PAIPA se resuelva a los 1-2 años de edad.
- Es típico que la EPA se resuelva a los 1-3 años de edad.

RECURSOS ADICIONALES

- Grupos de defensa del paciente con EEo:
  - American Partnership for Eosinophilic Disorders.
  - Campaign Urging Research for Eosinophilic Diseases (CURED).
- Grupos de defensa del paciente con SEIPA: FPIES Foundation.

REFERENCIAS

1. Lucendo AJ, Molina-Infante J, Arias A, *et al.* Guidelines on eosinophilic esophagitis: evidence-based statements and recommendations for diagnosis and management in children and adults. *United European Gastroenterol J.* 2017;5:335–58.
2. Spergel J, Aceves SS. Allergic components of eosinophilic esophagitis. *J Allergy Clin Immunol.* 2018;142:1–8.
3. Egan M, Furuta GT. Eosinophilic gastrointestinal diseases beyond eosinophilic esophagitis. *Ann Allergy Asthma Immunol.* 2018;121(2):162–7.
4. Leonard SA. Non–IgE-mediated food reactions. *Curr Allergy Asthma Rep.* 2017;17:84.
5. Nowak-Wegrzyn A, Chehade M, Groetch ME, *et al.* International consensus guidelines for the diagnosis and management of food protein-induced enterocolitis syndrome: Executive summary–Workgroup Report of the Adverse Reactions to Foods Committee, American Academy of Allergy, Asthma & Immunology. *J Allergy Clin Immunol.* 2017;139:1111–26.
6. Dellon ES, Gonsalves N, Hirano I, *et al.* ACG clinical guideline: evidence based approach to the diagnosis and management of esophageal eosinophilia and eosinophilic esophagitis (EoE). *Am J Gastroenterol.* 2013;108:679–92.
7. Kelly KJ, Lazenby AJ, Rowe PC, *et al.* Eosinophilic esophagitis attributed to gastroesophageal reflux: improvement with an amino acid-based formula. *Gastroenterology.* 1995;109:1503–12.
8. Caldwell JM, Collins MH, Stucke EM, *et al.* Histologic eosinophilic gastritis is a systemic disorder associated with blood and extragastric eosinophilia, T_H2 immunity, and a unique gastric transcriptome. *J Allergy Clin Immunol.* 2014;134:1114–24.
9. Leonard SA, Pecora V, Fiocchi AG, *et al.* Food protein-induced enterocolitis syndrome: a review of the new guidelines. *World Allergy Organ J.* 2018;11:4.
10. Cherian S, Varshney P. Food protein-induced enterocolitis syndrome (FPIES): review of recent guidelines. *Curr Allergy Asthma Rep.* 2018;18:28.
11. Rochman M, Azouz NP, Rothenberg ME. Epithelial origin of eosinophilic esophagitis. *J Allergy Clin Immunol.* 2018;142:10–23.
12. Jensen ET, Dellon ES. Environmental factors and eosinophilic esophagitis. *J Allergy Clin Immunol.* 2018;142:32–40.
13. Hill DA, Grundmeier RW, Spergel JM. Eosinophilic esophagitis is a late manifestation of the allergic march. *J Allergy Clin Immunol Practice.* 2018;6(5):1528–33.
14. Sampson HA, Burks AW. Adverse reactions to foods. En: Adkinson N, Busse W, Bochner B, *et al.*, eds. *Middleton's Allergy: Principles and Practice.* 7th ed. Philadelphia, PA: Elsevier, 2009:1139–63.
15. Sampson HA, Aceves S, Bock SA, *et al.* Food allergy: a practice parameter update-2014. *J Allergy Clin Immunol.* 2014;134:1016–25.
16. Kim HP, Vance RB, Shaheen NJ, *et al.* The prevalence and diagnostic utility of endoscopic features of eosinophilic esophagitis: a meta-analysis. *Clin Gastroenterol Hepatol.* 2012;10:988–96.
17. Wechsler JB, Hirano I. Biological therapies for eosinophilic gastrointestinal diseases. *J Allergy Clin Immunol.* 2018;142:24–31.

18. Molina-Infante J, Lucendo AJ. Dietary therapy for eosinophilic esophagitis. *J Allergy Clin Immunol.* 2018;142:41–7.

19. Molina-Infante J, Arias A, Alcedo J, *et al.* Step-up empiric elimination diet for pediatric and adult eosinophilic esophagitis: the 2-4-6 study. *J Allergy Clin Immunol.* 2018;141(4):1365–72.

20. U.S. Food and Drug Administration. Food Allergen Labeling and Consumer Protection Act of 2004. (Public Law 108-282, Title II) Section 201(qq). Publicado en octubre de 2006. Último acceso 5/5/20. https://www.fda.gov/food/food-allergensgluten-free-guidance-documents-regulatory-information/food-allergen-labeling-and-consumer-protection-act-2004-falcpa

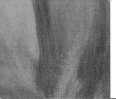

Alergia a fármacos y desensibilización

17

Abeer S. Algrafi y Jennifer Marie Monroy

PRINCIPIOS GENERALES

Definición

- Una alergia o hipersensibilidad a fármacos es un tipo de reacción farmacológica adversa (RFA).
- Una **RFA** es una respuesta indeseada o accidental que ocurre cuando se administra un medicamento para un propósito apropiado.
- Debe utilizarse hipersensibilidad para describir los **síntomas o signos reproducibles objetivamente iniciados por la exposición a un estímulo definido a una dosis tolerada por las personas normales.**[1]
- **La alergia es una reacción de hipersensibilidad iniciada por mecanismos inmunológicos específicos.**[1] Esto puede referirse a **reacciones mediadas o no mediadas por IgE.** Por lo general, ocurrirán a la reexposición al medicamento detonante.

Clasificación

- La RFA pueden dividirse en dos tipos principales: A y B.
  - Las **reacciones tipo A** son reacciones adversas **predecibles** secundarias a las propiedades farmacológicas del medicamento y con frecuencia dependen de la dosis.
    - Es el tipo más común de RFA y comprende > 80% de estas.
    - Algunos ejemplos incluyen sobredosis (p. ej., arritmia debida a sobredosis de teofilina), efectos colaterales conocidos (p. ej., náusea con codeína), efectos indirectos (p. ej., infección por *Clostridium difficile* resultado de la administración de clindamicina para una infección cutánea) e interacciones farmacológicas (p. ej., el sildenafil aumenta los efectos hipotensores de mononitrato de isosorbida).
  - Las **reacciones tipo B** son reacciones adversas **impredecibles** que, por lo general, son independientes de la dosis y no tienen relación con la farmacocinética del medicamento.
    - Comprenden alrededor de 10-15% de las RFA.
    - Se dividen en intolerancia al fármaco, alergia a fármacos y reacciones no alérgicas con manifestaciones inmunológicas (antes conocidas como **reacciones seudoalérgicas o anafilactoides**), que implican la desgranulación de mastocitos independiente de IgE.
- Los distintos mecanismos inmunológicos para la alergia a fármacos se describen en la clasificación de hipersensibilidad de Gell y Coombs, que se muestra en la tabla 2-1.
  - Reacción **tipo I**: mediada por IgE, de inicio inmediato, por lo general en la primera hora después de la administración del fármaco. Se presenta como anafilaxia, urticaria, angioedema, asma y rinitis.
  - Reacción **tipo II**: mediada por anticuerpos IgG que provocan la destrucción citotóxica de las células; el inicio puede ocurrir en las siguientes horas a la administración del fármaco. Incluye citopenias inmunológicas.
  - Reacción **tipo III**: complejos antígeno-anticuerpo IgG con activación del complemento. Inicio retardado > 1 semana después de la exposición al fármaco. Se presenta como enfermedad del suero, vasculitis, o fiebre por fármacos.
  - Reacción **tipo IV**: mediada por linfocitos T, y el inicio ocurre días a semanas después de la primera exposición al fármaco. Se divide en cuatro subtipos. Se presenta como diversos exantemas, erupciones farmacológicas fijas, dermatitis por contacto y reacciones adversas cutáneas graves (RACG), que incluyen síndrome de Stevens-Johnson (SSJ), necrólisis epidérmica tóxica (NET), pustulosis exantemática generalizada aguda (PEGA) y exantema farmacológico con eosinofilia y síntomas sistémicos (EFESS).

Epidemiología

- Un metaanálisis de estudios realizados en Estados Unidos de 1966 a 1996 demostró que 15.1% de los pacientes hospitalizados presentó una RFA con una incidencia de 3.1-6.2% de las admisiones hospitalarias debidas a ello.[2]
- Dentro de las RFA, las de tipo alérgico ocurren cerca de 6-10% de las veces.[3]
- La muerte por RFA ocurre en casi 0.2-0.4% de los pacientes hospitalizados.[2]
- Las muertes relacionadas con anafilaxia en Estados Unidos se debieron a medicamentos en 58.8% de casi 2 500 pacientes reportados en un periodo de 10 años.[4]
- Las reacciones cutáneas son los eventos farmacológicos adversos más comunes, con una incidencia anual de 2.26/1 000 personas.[5]

Fisiopatología

- Los medicamentos de alto peso molecular (APM), por lo general $> 4\,000$ Da, tienen el tamaño suficiente para provocar una respuesta inmune independiente, mientras que los fármacos de bajo peso molecular (BPM), por lo regular $< 1\,000$ Da, crean una respuesta inmune al interactuar con otras moléculas.
- Hay tres modelos de activación inmune por moléculas pequeñas:
  - Modelo hapteno/prohapteno: una molécula pequeña como un medicamento o su metabolito puede formar un enlace covalente con una proteína más grande, creando un complejo hapteno-portador.
  - Modelo de interacción farmacológica (p-i): el medicamento no puede unirse de forma covalente a una proteína transportadora y en su lugar se une de modo no covalente al receptor de célula T (TCR, por sus siglas en inglés) en los linfocitos T o a complejo mayor de histocompatibilidad (CMH) en las células presentadoras de antígenos.[6]
  - Modelo de repertorio peptídico alterado: el medicamento se une a la hendidura de unión a péptido de HLA clase I y cambia la especificidad de la presentación de péptidos de HLA. Los péptidos alterados son considerados extraños por los linfocitos T y detonan una respuesta inmune.[7]

Factores de riesgo

- **Factores relacionados con el fármaco**
  - **Tamaño y estructura:** los medicamentos APM y la habilidad del fármaco o sus metabolitos para unirse a las proteínas transportadoras son más inmunogénicos.
  - **Ruta de exposición:** la administración cutánea es la más inmunogénica.[8] La penicilina (PCN) y las sulfonamidas ya no están disponibles en formulación tópica debido a esto. Una vez sensibilizada, la administración parental se relaciona con anafilaxia más que la administración oral.
  - **Dosis, duración y frecuencia:** una mayor dosis, una mayor duración de la terapia y una mayor frecuencia de la terapia contribuyen a la inmunogenicidad.
  - MRGPRX2 es un receptor acoplado a proteína G en los mastocitos humanos que está implicado en una interacción dependiente de la dosis con un fármaco que puede provocar una reacción no alérgica con manifestaciones inmunológicas.[9] Los medicamentos implicados incluyen vancomicina, fluoroquinolonas, bloqueadores neuromusculares y opioides.
- **Factores relacionados con el paciente**
  - **Género:** las mujeres padecen de ello con mayor frecuencia que los hombres. Sin embargo, no hay diferencias significativas en la presentación clínica ni en la gravedad entre géneros.
  - **Edad:** los niños tienen menor probabilidad de exponerse a un fármaco de modo repetitivo, lo cual reduce el riesgo de sensibilización y la tasa de incidencia general.
  - **Factores genéticos:** tanto los factores genéticos como los ambientales tienen un papel en la determinación de la sensibilidad de un individuo a cierto fármaco.
    - **Atopia:** la presencia de enfermedades atópicas no es un factor de riesgo para alergia a fármacos. No obstante, los individuos atópicos pueden tener mayor riesgo de desarrollar reacciones no alérgicas con manifestaciones inmunológicas, en particular con medio de contraste radiológico (MCR).[10]

- **Acetiladores e hidroxiladores:** los pacientes que son acetiladores o hidroxiladores lentos tienen mayor riesgo de RFA. Riesgo incrementado de lupus inducido por fármaco (LIF) debido a isoniazida, hidralazina y procainamida en acetiladores lentos.
- **Tipo de HLA:** hay ciertas variantes del genotipo de HLA que tienen un papel clave en el desarrollo de hipersensibilidad a fármacos.
  - □ Por ejemplo, se encontró que abacavir se une a la hendidura presentadora de antígenos de moléculas CMH clase I en pacientes portadores del alelo HLA-B*57:01. La evaluación para este genotipo de HLA es el estándar de atención antes de prescribir abacavir.
  - □ Otras asociaciones con HLA incluyen el alelo HLA-B*15:02 y SSJ/NET inducidos por carbamazepina en poblaciones asiáticas y el alelo HLA-B*58:01 en SSJ/NET inducidos por alopurinol en poblaciones asiáticas.
- ○ **Antecedentes familiares de múltiples alergias farmacológicas.**
- ○ Los **antecedentes de reacciones farmacológicas** pueden conferir una predilección por más de un medicamento que no provoca reacciones cruzadas.
- ○ **Comorbilidades médicas:** algunas enfermedades, en especial infecciones, predisponen a un riesgo incrementado de RFA.
  - La hipersensibilidad a trimetoprim-sulfametoxazol (TMP-SMX) ocurre en 5% de los pacientes negativos para VIH y en 60% de los pacientes con VIH.[11]
  - En un individuo infectado por virus Epstein-Barr (VEB), la administración de ampicilina produce un exantema maculopapular casi universal.[12]
- ○ **Terapia médica concurrente:** los pacientes tratados con β-bloqueadores pueden recibir un diagnóstico de reacción alérgica mucho después de la reacción. Los β-bloqueadores también pueden impedir el tratamiento con epinefrina.

Prevención

- La prevención es vital para reducir la incidencia de reacciones farmacológicas alérgicas.
- Es importante solo prescribir medicamentos que son clínicamente esenciales.
- Reducir la polifarmacia también disminuye la incidencia de reacciones farmacológicas alérgicas.
- Si una alergia a un fármaco está en duda, se deben utilizar pruebas cutáneas siempre que sea posible o intentar con dosis graduales, con el propósito de definir si un medicamento puede usarse de modo seguro a una dosis terapéutica.
- Los pacientes que han tenido una reacción farmacológica alérgica deben ser informados sobre la reacción y cómo evitar exposiciones ulteriores, incluido el fármaco y cualquier agente que pueda tener una reacción cruzada. El paciente puede portar una tarjeta o un brazalete de alerta médica.
- La valoración de HLA puede usarse si el paciente está en alto riesgo de desarrollar RACG a un fármaco (p. ej., abacavir y carbamazepina).

DIAGNÓSTICO

Presentación clínica

Antecedentes familiares

- Una historia detallada es esencial para realizar el diagnóstico de una reacción farmacológica alérgica.
- Las preguntas deben buscar establecer la siguiente información:
  - ○ Signos y síntomas: ¿dónde y en qué orden comenzaron, progresaron y se resolvieron los síntomas?
  - ○ Momento de la reacción: desde la primera dosis del medicamento sospechoso, hasta el máximo de la reacción, y luego la resolución después de suspender el medicamento sospechoso.
  - ○ ¿Cómo se trató la reacción farmacológica?
  - ○ Propósito del medicamento: ¿se prescribió para el tratamiento apropiado y los signos y síntomas pueden explicarse por una comorbilidad?
  - ○ Otros medicamentos que recibe el paciente: estos incluyen todos los medicamentos de venta sin receta y suplementos alimenticios.

○ Exposición previa al fármaco o a otro medicamento en la misma clase o en una clase relacionada: de ser así, ¿cuándo se administró y cuál fue el resultado?

○ Historia clínica de otras reacciones farmacológicas alérgicas: ¿el paciente acudió a Alergología y se realizaron pruebas cutáneas? ¿Cuál fue la reacción y hace cuánto tiempo ocurrió?

• La historia clínica obtenida ayudará a decidir la prueba diagnóstica apropiada para evaluar la respuesta farmacológica alérgica.

Características clínicas de la alergia a fármacos

• **Reacciones tipo I (reacción mediada por IgE).**

○ Es usual que los síntomas comiencen en los siguientes 30 minutos a 8 h después de la reexposición al fármaco.

▪ La **anafilaxia** se explica a detalle en el capítulo 4. Es importante recordar que las reacciones no alérgicas con manifestaciones inmunológicas pueden ser indistinguibles de la anafilaxia, pero no están mediadas por IgE.

▪ La **urticaria y el angioedema** se explican a detalle en el capítulo 12 y son ejemplos de una hipersensibilidad tipo I, además de ser la segunda erupción cutánea inducida por fármacos más frecuente.

○ Los medicamentos implicados con mayor frecuencia incluyen β-lactámicos, quimioterapia basada en platino (p. ej., carboplatino y oxaliplatino), bloqueadores neuromusculares y proteínas extrañas (p. ej., el cetuximab, que es un anticuerpo monoclonal quimérico, contiene α-gal y desencadenará anafilaxia cuando se administre a una persona sensibilizada a α-gal después de la mordedura por garrapata estrella solitaria).

• **Reacciones tipo II (reacción citotóxica dependiente de complemento que involucra IgG/IgM).**

○ En su mayoría se presentan con manifestaciones hematológicas sin otros síntomas.

○ El inicio puede ocurrir 1 semana después de la exposición y se resuelve 1-2 semanas después de suspender el fármaco. La reexposición al medicamento puede causar síntomas en unas cuantas horas.

▪ **Eosinofilia inducida por fármacos:** puede producirse por sales de oro, alopurinol, ácido aminosalicílico, ampicilina, antidepresivos tricíclicos, sulfato de capreomicina, carbamazepina, digitálicos, fenitoína, sulfonamidas, vancomicina y estreptomicina.

▪ **Trombocitopenia inducida por fármacos:** puede presentarse con sangrado petequial en la piel y la mucosa oral. El secuestro plaquetario por el hígado y el bazo puede provocar espleno- y hepatomegalia. Los medicamentos implicados con mayor frecuencia son sales de oro, quinidina, sulfonamidas, vancomicina, carbamazepina, AINE, abciximab y heparina.

▪ **Anemia hemolítica inducida por fármacos:** puede presentarse con disnea, fatiga, palidez, orina oscura y esplenomegalia. La lista de medicamentos causales frecuentes incluye PCN, cefalosporinas, AINE, cisplatino, tetraciclina, metildopa, levodopa, ácido mefenámico, procainamida, tolmetina, quinidina, clorpropamida, nitrofurantoína, probenecid, rifampicina, estreptomicina, isoniazida, eritromicina, triamtereno y fenacetina.

▪ **Neutropenia o agranulocitosis inducida por fármacos:** se presenta días a semanas después de comenzar el medicamento detonante y el paciente presenta síntomas relacionados con una infección. La lista de fármacos causales comunes incluye clozapina, sulfonamidas, sulfasalazina, propiltiouracilo, metimazol, PCN semisintéticas, quinidina, procainamida, flecainida, dapsona, fenitoína, fenotiazinas y rituximab.

• **Reacciones tipo III (acumulación de complejos antígeno-anticuerpo IgG).**

○ Una reacción que se desarrolla después de que el fármaco se une a una molécula IgG específica y forma inmunocomplejos que pueden activar al complemento y precipitarse en varios tejidos y órganos.

○ La reacción puede ser rápida y más grave a la reexposición a un fármaco similar.

○ **Enfermedad del suero**

▪ Los síntomas comienzan 6-21 días después de la administración del fármaco, e incluyen fiebre, malestar general, erupciones cutáneas (púrpura palpable o urticaria), artralgias/mialgias, artritis, linfadenopatía, glomerulonefritis y leucopenia.

- Los hallazgos de laboratorio incluyen cifras séricas bajas de complemento y velocidad de sedimentación globular (VSG) incrementada.
- Una vez suspendido el medicamento causal, los síntomas se resuelven por completo en unos cuantos días o semanas, según la gravedad.
- Se observa con frecuencia en inmunoterapia sérica, que incluye rabia, botulismo y antitoxinas de veneno.
- Los β-lactámicos son los medicamentos no séricos que causan enfermedad del suero más a menudo.

○ **Vasculitis**
- La vasculitis cutánea se presenta comúnmente con lesiones de púrpura palpables en las piernas y varía en tamaño.
- Las áreas afectadas con mayor frecuencia son las nalgas, las extremidades superiores y el tronco.
- Hay otros órganos que se afectan en menor grado, como el tracto gastrointestinal o los riñones.
- Los síntomas sistémicos, como el malestar general, las artralgias y la fiebre, son menos frecuentes.
- Por lo regular, las lesiones vasculíticas se desarrollan varias semanas después de indicado el medicamento causal.
- Los responsables más comunes son PCN, cefalosporinas, sulfonamidas, fenitoína, diltiazem, furosemida y alopurinol.
- Una reacción de Arthus es una reacción localizada que implica inmunocomplejos depositados en vasos sanguíneos pequeños y provoca la infiltración de neutrófilos y necrosis cutánea localizada. Los síntomas comienzan en unas cuantas horas y alcanzan su máximo en 24 h en los sitios donde se inyectó una vacuna de refuerzo. Se ha documentado al aplicar vacunas contra tétanos y difteria.[13]

○ **Fiebre por fármacos**
- La fiebre puede ser la única manifestación de una alergia a fármacos; el diagnóstico es de exclusión.
- En individuos no sensibilizados, el inicio de la fiebre es muy variable y difiere entre clases farmacológicas, pero aparece más comúnmente 7-10 días después de comenzar el medicamento, y la defervescencia ocurre 2-3 días después de suspenderlo.
- Por lo general, un segundo reto con el agente detonante causará recurrencia de la fiebre en unas cuantas horas, lo que confirma el diagnóstico.
- Se desconoce la causa, pero se sospecha que incluye inmunocomplejos y reacciones mediadas por linfocitos T.
- Los medicamentos relacionados con fiebre por fármacos incluyen azatioprina, sulfasalazina, minociclina, TMP-SMX, sirolimus y tacrolimus.

- **Reacciones tipo IV (mediadas por células).**
  ○ El inicio de estas reacciones se retrasa por lo menos 2 días a unas cuantas semanas después de la exposición al fármaco culpable.
  ○ **Erupciones cutáneas morbiliformes o maculopapulares.**
    - La erupción cutánea inducida por fármacos más común.
    - Por lo regular, el exantema es simétrico, comienza en áreas de presión y omite tanto las palmas como las plantas. Es confluente con máculas y pápulas eritematosas.
    - Comienza 4-7 días después de iniciar un fármaco.
  ○ **Erupción fija por fármacos.**
    - **Lesiones cutáneas que ocurren en la misma área a la reexposición al fármaco.**
    - Se caracteriza por parches eritematosos redondos u ovalados, solitarios o múltiples, bien demarcados con centros marrones o rojizos oscuros, algunos de los cuales pueden progresar a la formación de bulas después de la readministración del fármaco responsable.
    - Por lo general, los síntomas inician 30 minutos a 8 h después de la reexposición al fármaco.
    - Después de suspender el medicamento causal, la lesión se resuelve en 2-3 semanas, lo que deja un área de descamación y luego de hiperpigmentación.

- Los medicamentos comunes implicados en reacciones fijas a fármacos incluyen barbitúricos, paracetamol, AINE, quinina, sulfonamidas, PCN, tetraciclina y carbamazepina.
  ○ **Dermatitis por contacto:** explicada con mayor detalle en el capítulo 14, es una reacción de hipersensibilidad tipo IV por la exposición a un medicamento tópico.
  ○ **Eritema multiforme (EM)**
    - Una erupción cutánea por lo general autolimitada. Se presenta con una combinación de máculas, pápulas, vesículas, bulas y lesiones con forma de diana.
    - Las lesiones predominan en las extremidades y afectan las palmas y las plantas, pero es raro que afecten el cuero cabelludo o el rostro.
    - Es usual que la afección mucosa se limite a la cavidad oral. El exantema se resuelve en 2-4 semanas y puede tener hiperpigmentación residual.
    - EM se debe a infecciones la mayor parte de las veces, pero los medicamentos asociados con EM incluyen AINE, sulfonamidas, antiepilépticos, PCN y alopurinol.
  ○ **Síndrome de Stevens-Johnson**
    - Se caracteriza por fiebre, afección mucosa y descamación de < 10% de le epidermis. La afección ocular es común.
    - Puede manifestarse como parches eritematosos o violáceos, lesiones atípicas en diana, bulas, erosiones, y úlceras. Es usual que las bulas muestren un signo de Nikolsky positivo.
    - Los síntomas inician 1-3 semanas después de comenzar el fármaco. La recuperación puede durar 6 semanas. La mortalidad es cercana a 10% en casos graves.
    - Suspender el medicamento causal y comenzar dosis altas de corticoesteroides reduce la morbimortalidad.[14]
    - **Si se readministra el medicamento causante, los síntomas recurrirán, por lo que cualquier reto farmacológico (incluido un reto gradual) está contraindicado.**
    - Los fármacos que causan SSJ con frecuencia incluyen sulfonamidas, anticonvulsivos como lamotrigina, barbitúricos, nevirapina, piroxicam y alopurinol.
  ○ **Necrólisis epidérmica tóxica**
    - La NET pone en riesgo la vida y se caracteriza por fiebre, necrosis difusa y descamación de > 30% de la superficie epitelial.
    - La superposición SSJ/NET afecta 10-30% de la superficie epitelial.
    - La NET tiene una tasa de mortalidad de hasta 40%.[15] Se ha demostrado que el tratamiento de la NET con ciclosporina disminuye la mortalidad.[16]
    - Al igual que con el SSJ, **cualquier reto farmacológico (incluido el reto gradual) con el agente detonante está contraindicado**
    - Los medicamentos relacionados con NET incluyen sulfonamidas, alopurinol, barbitúricos, carbamazepina, fenitoína y AINE.
  ○ **Reacción farmacológica con eosinofilia y síntomas sistémicos (EFESS)**
    - Por lo general, la reacción inicia 2-6 semanas después de comenzar el medicamento detonante.
    - Las características relacionadas con EFESS incluyen exantema diseminado (puede variar en apariencia), eosinofilia, afección visceral (p. ej., riñones, hígado), fiebre alta, edema facial, linfocitos atípicos, afección mucosa leve y linfadenopatía.
    - Se asocia con la reactivación del virus herpes humano (VHH)-6 con mayor frecuencia que con VHH-7, citomegalovirus (CMV) y VEB.
    - La mortalidad es cercana a 10%.
    - Los pacientes jóvenes pueden desarrollar enfermedades autoinmunes (p. ej., tiroiditis, diabetes tipo 1, anemia hemolítica) como complicación a largo plazo, mientras que los pacientes de edad avanzada son más vulnerables a falla de órgano blanco (p. ej., insuficiencia renal).[17]
    - Los medicamentos relacionados con EFESS incluyen alopurinol, antiepilépticos aromáticos, sulfonamidas, olanzapina, nevirapina, vancomicina, minociclina y dapsona.
  ○ **Pustulosis exantemática generalizada aguda (PEGA)**
    - La reacción ocurre horas o días después de iniciar el medicamento detonante.
    - Erupción de pústulas no foliculares difusas estériles en una base eritematosa.
    - Comienza en la cara o los pliegues cutáneos y se disemina con rapidez al tronco y las extremidades.

- Puede asociarse con fiebre y leucocitosis.
- Los medicamentos asociados con PEGA incluyen diltiazem, PCN, quinolonas, sulfonamidas, hidroxicloroquina, pristinamicina y terbinafina.
  ○ **Lupus eritematoso inducido por fármacos (LEIF o LIF)**
    - Los síntomas pueden no aparecer sino hasta meses después de comenzar un medicamento.
    - Se caracteriza por síntomas generales tipo lupus, con fiebre, malestar general, artralgias y pleuresía. A diferencia del lupus eritematoso sistémico (LES) idiopático, es raro que presente un exantema malar en mariposa, lesiones discoides, úlceras orales, fenómeno de Raynaud, alopecia o afección renal o neurológica.
    - El LIF se observa en personas de mayor edad, y mujeres y hombres se afectan por igual. Es una enfermedad más leve que el LES.
    - Los pacientes tienen anticuerpos ANA o IgG anti-[(H2A-H2B)-ADN] positivos, los cuales incluyen anticuerpos anticromatina, antinucleosoma o antihistona que pueden ayudar a confirmar el diagnóstico de LIF.
    - Por lo general, los síntomas mejoran días o semanas después de suspender la terapia.
    - Los fármacos con mayor riesgo de LIF son hidralazina, procainamida, quinidina, minociclina, penicilamina, isoniazida y antifactor de necrosis tumoral α (TNF-α).
  ○ **Lesión hepática inducida por fármacos (LHIF)**
    - Comienza 1-5 semanas después de iniciar el fármaco. El daño hepático puede producirse por colestasis, lesión hepatocelular o una mezcla de ambas.
    - El paciente puede desarrollar ictericia, fiebre, exantema y eosinofilia además de anomalías en las pruebas de función hepática.
    - La recuperación ocurre después de suspender el medicamento causal, si no ha ocurrido daño celular irreversible.
    - Los medicamentos detonantes comunes para lesión hepática mediada por inmunidad incluyen amoxicilina-clavulanato, fenitoína, diclofenaco, alopurinol, fenotiazinas, halotano y sulfonamidas.
  ○ **Nefritis intersticial aguda (NIA) inducida por fármacos**
    - Los síntomas comienzan días o semanas después de iniciar el fármaco. Se relaciona con fiebre, exantema y eosinofilia.
    - La afección renal incluye proteinuria, microhematuria y eosinofiluria.
    - La insuficiencia renal se resuelve una vez suspendido el medicamento causal.
    - Los medicamentos que provocan NIA son β-lactámicos (en especial meticilina), rifampicina, AINE, sulfonamidas, captopril, alopurinol, metildopa, anticonvulsivos, cimetidina, ciprofloxacino e inhibidores de la bomba de protones.
  ○ **Neumopatía intersticial inducida por fármacos (NIIF)**
    - Las reacciones son variables y pueden ocurrir días o años después del tratamiento.
    - Los mecanismos propuestos incluyen una respuesta mediada por inmunidad que implica a los linfocitos T.
    - Se presenta con numerosos patrones clínicos, que varían desde infiltrados benignos hasta síndrome de dificultad respiratoria aguda que pone en riesgo la vida.
    - Las manifestaciones clínicas de NIIF son inespecíficas e incluyen tos, fiebre, disnea e hipoxemia.
    - Suspender el fármaco puede ayudar a realizar el diagnóstico, y un reto con el medicamento detonante no es práctico debido a que el daño pulmonar causado por NIIF puede ser irreversible.
    - Los medicamentos que pueden causar NIIF incluyen inhibidores de TNF-α, rituximab, bleomicina, ciclofosfamida, metotrexato, minociclina e hidroxiurea.

Criterios diagnósticos

En la tabla 17-1 se presentan los criterios clínicos para una reacción farmacológica alérgica.[18]

TABLA 17-1	CRITERIOS CLÍNICOS PARA REACCIONES FARMACOLÓGICAS ALÉRGICAS

1. Las reacciones alérgicas ocurren solo en un pequeño porcentaje de pacientes que reciben el medicamento y no pueden predecirse a partir de estudios en animales.
2. Las manifestaciones clínicas observadas no se parecen a las acciones farmacológicas del medicamento.
3. En ausencia de exposición previa al fármaco, es raro que ocurran síntomas alérgicos antes de 1 semana de tratamiento continuo. Después de la sensibilización, incluso años antes, la reacción puede desarrollarse con rapidez a la reexposición al fármaco. Como regla, es raro que los medicamentos utilizados sin ninguna reserva durante varios meses o más sean los culpables. A menudo, esta relación temporal es la información más vital para determinar cuáles fármacos deben considerarse con mayor seriedad como la causa de una posible reacción de hipersensibilidad farmacológica.
4. La reacción puede simular otras reacciones alérgicas establecidas, como anafilaxia, urticaria, asma y reacciones tipo enfermedad del suero. Sin embargo, varias lesiones cutáneas (en particular los exantemas), fiebre, infiltrados pulmonares con eosinofilia, hepatitis, NIA y síndrome lúpico se han atribuido a hipersensibilidad farmacológica.
5. La reacción puede reproducirse con dosis pequeñas del fármaco sospechoso u otros agentes que posean estructuras químicas similares o que presenten reacciones cruzadas.
6. De haberla, la eosinofilia puede ser sugerente.
7. En raras ocasiones se han identificado anticuerpos o linfocitos T específicos contra el fármaco que reaccionan con el fármaco sospechoso o un metabolito relevante del mismo.
8. Como en todas las reacciones farmacológicas adversas en general, es usual que la reacción desaparezca varios días después de suspender el medicamento.

NIA, nefritis intersticial aguda.

Reimpreso de Ditto AM. Drug allergy: introduction, epidemiology, classification of adverse reactions, immunochemical basis, risk factors, evaluation of patients with suspected drug allergy, patient management considerations. En: Grammer LC, Greenberger PA, eds. *Patterson's Allergic Diseases*. 8th ed. Philadelphia, PA: Wolters Kluwer, 2018, con permiso.

Valoración diagnóstica

- Las pruebas diagnósticas para alergias se explican con mayor detalle en el capítulo 3.
- Las pruebas *in vitro* consisten en varias pruebas de laboratorio para ayudar en la valoración de una alergia farmacológica.
  - Por lo general, los **niveles de triptasa** están aumentados hasta 4 h después de un evento anafiláctico y son más sensibles que los niveles séricos o urinarios de histamina.
  - Puede encontrarse un decremento de los niveles del complemento hemolítico total (CH50) o C3 y C4 en reacciones farmacológicas que implican la activación del complemento.
  - Los niveles séricos de IgE total no son útiles para alergia a fármacos.
  - Si se sospecha EFESS, evaluar para eosinofilia con biometría hemática completa (BHC), linfocitos atípicos en el frotis de sangre periférica y lesión hepática o renal con un perfil metabólico completo (PMC). La reactivación de HHV-6/7, VEB y CMV puede presentarse también en EFESS.
  - La biopsia cutánea puede ser útil para evaluar RACG.
  - La medición *in vitro* de **IgE contra antígenos específicos** puede ser útil para diagnosticar alergia a fármacos.
    - En general, medir IgE contra antígenos específicos *in vitro* es menos sensible que las pruebas cutáneas.

- Es necesario saber cuál metabolito del fármaco es inmunogénico, pero esto se desconoce para numerosos medicamentos.
- La IgE contra antígenos específicos *in vitro* se ha validado para el determinante principal (peniciloil) de PCN, pero no para los determinantes menores.
- **La ausencia de IgE contra antígenos específicos de un fármaco no descarta una alergia a fármacos.**
  - Otras pruebas *in vitro* que se utilizan en la investigación para diagnosticar alergia a fármacos son:
    - La prueba de activación de basófilos (PAB) mide la activación de los marcadores CD63 y CD203c que se encuentran en la superficie de los basófilos después de incubarlos con el fármaco.
    - La prueba de transformación linfocitaria (PTL) puede ayudar a diagnosticar hipersensibilidad retardada por células T, ya que mide la proliferación de estas células cuando se cultivan con un medicamento.
- La valoración *in vivo* implica pruebas cutáneas y evalúa la dosificación del paciente con el fármaco sospechoso.
  - Las **pruebas cutáneas intradérmicas y por pinchazo** ayudan a medir una respuesta de IgE al medir una respuesta de roncha y eritema en la piel a un medicamento evaluado.
    - Los medicamentos de APM, como el antisuero, vacunas que contienen huevo, anticuerpos monoclonales, látex y toxoides pueden utilizarse directamente como reactantes para las pruebas cutáneas.
    - Se han publicado las concentraciones no irritantes para numerosos medicamentos comunes implicados en reacciones farmacológicas tipo I.[19]
    - Es importante que los pacientes se abstengan de utilizar antihistamínicos y antidepresivos tricíclicos, los cuales pueden interferir con la respuesta de roncha y eritema.
    - Hay un periodo refractario de 4-6 semanas después de un episodio de anafilaxia aguda en que las pruebas cutáneas son inválidas.
    - Un resultado negativo no descarta una alergia a fármacos.
  - Las **pruebas con parche** (explicadas en cap. 14) y las **pruebas intradérmicas retardadas** (lectura a las 24 h) pueden usarse para evaluar una hipersensibilidad tipo IV.
  - **Reto de dosificación gradual** (prueba de provocación con distintas dosis).
    - Es un reto directo para determinar si un fármaco sospechoso causó las manifestaciones clínicas.
    - Por lo general, los retos graduales se realizan cuando hay poca probabilidad de una alergia a fármacos verdadera.
    - Sin embargo, esta estrategia conlleva el riesgo de una reacción adversa potencialmente grave y debe realizarse por una persona con experiencia en el manejo de reacciones de hipersensibilidad.
    - En los retos graduales, la dosis de medicamento se incrementa de modo gradual hasta alcanzar la dosis terapéutica. La estrategia más común usada en la práctica clínica implica administrar 10% de la dosis, seguida por 90% de la dosis. Para antecedentes de una reacción cutánea retardada (no RACG), un reto de dosificación puede expandirse para durar algunos días.
    - Si un paciente tolera un reto gradual sin reacciones adversas, el paciente no tiene una alergia a ese fármaco. Las futuras dosis del mismo medicamento pueden administrarse sin estudios adicionales.
    - Si se considera que el riesgo de una reacción adversa es demasiado alto para llevar a cabo un reto gradual, puede realizarse una desensibilización farmacológica.
    - Los retos de dosificación gradual son más rápidos que la desensibilización, pero conllevan un mayor riesgo de reacciones adversas.

TRATAMIENTO

- **La suspensión del fármaco sospechoso es el paso más importante en el manejo de una RFA.**
- La mayoría de las RFA debidas a alergia se resolverá al suspender el medicamento culpable.
- Deben seguirse los lineamientos para el tratamiento de anafilaxia (cap. 4), urticaria, angioedema (cap. 12), broncoespasmo (cap. 5) y dermatitis por contacto (cap. 14).
- Las reacciones del tipo enfermedad del suero pueden tratarse con antihistamínicos y AINE. Puede administrarse un ciclo de prednisona con reducción gradual para el caso de reacciones graves.

TABLA 17-2	PROTOCOLO DE PRETRATAMIENTO PARA MEDIO DE CONTRASTE RADIOLÓGICO	
	Medicamento y dosis	
Tiempo antes del procedimiento (hora)	**Prednisona**[a]	**Difenhidramina**[b]
13	50 mg VO o IV	
7	50 mg VO o IV	
1	50 mg VO o IV	50 mg VO o IV

[a] O metilprednisolona, 40 mg IV.
[b] O clorfeniramina, 10–12 mg.

- El SSJ, la fiebre por fármacos, la EFESS (con afección renal o pulmonar) y el LIF pueden tratarse con corticoesteroides.
- En la NET, los corticoesteroides no son eficaces, pero la ciclosporina puede ayudar a disminuir la mortalidad.
- En pacientes con sospecha o confirmación de alergia a fármacos, puede administrarse un medicamento alternativo que no tenga reacción cruzada, proporcionarse un fármaco con potencial de reacciones cruzadas bajo vigilancia estrecha, realizarse un reto de dosis gradual con el fármaco sospechoso u optar por la desensibilización al fármaco.
- Para reacciones no alérgicas con manifestaciones inmunológicas, el riesgo de una reacción puede minimizarse con la premedicación antes de administrar el medicamento. En la tabla 17-2 se muestra un protocolo de premedicación usado con frecuencia para MCR.

Desensibilización a fármacos

- La desensibilización a fármacos permite un estado temporal de tolerancia a un medicamento.
- Los mecanismos subyacentes a la desensibilización a fármacos no se han comprendido del todo.
- Este procedimiento debe realizarse bajo observación médica estrecha por un profesional capacitado. La tabla 17-3 proporciona un protocolo muestra de desensibilización.[20]
- El medicamento se administra con intervalos de 10-15 minutos para preparaciones IV y de 20-30 minutos para las preparaciones orales. La dosis inicial es 1:10 000 o 1:1 000 de la dosis final objetivo, y es común que la dosis se duplique hasta alcanzar la dosis objetivo.
- Los pacientes tolerarán el medicamento solo mientras se continúa administrando. En general, si transcurren más de 48 h sin que el paciente reciba una dosis, entonces deberá realizarse de nuevo la desensibilización.
- Los β-bloqueadores deben suspenderse o disminuirse de modo gradual antes del procedimiento.
- Los antihistamínicos deben suspenderse antes del procedimiento porque pueden enmascarar los síntomas tempranos de la anafilaxia.
- La opción de realizar un reto de dosificación gradual o la desensibilización debe basarse en la valoración de un médico experimentado.
- La desensibilización está contraindicada para medicamentos que desencadenan RACG y enfermedad del suero.
- Para una reacción no mediada por IgE, puede utilizarse el pretratamiento con bloqueadores de H1 y H2, montelukast, o glucocorticoides.

CONSIDERACIONES ESPECIALES

Alergia a penicilina

- Se ha informado anafilaxia en 1:100 000 con reacciones alérgicas graves en 4.6/10 000 administraciones.[21]
- Alrededor de 8% de los pacientes reporta tener una alergia a PCN.[22]

TABLA 17-3	PROTOCOLO PARA DESENSIBILIZACIÓN A PENICILINA ORAL	

Tiempo (minuto)	Unidades	Ruta de administración
0	100	VO
15	200	VO
30	400	VO
45	800	VO
60	1 600	VO
75	3 200	VO
90	6 400	VO
105	12 500	VO
120	25 000	VO
135	50 000	VO
150	100 000	VO
165	200 000	VO
180	400 000	VO
195	50 000	SC
210	100 000	SC
225	200 000	SC
240	400 000	SC
255	800 000	SC
270	1 000 000	IM
285	100 000	IV
300	200 000	IV
315	400 000	IV

Adaptada de Sullivan TJ, Wedner HJ. Drug allergy. En: Wedner HJ, Korenblat PE, eds. Allergy Theory and Practice. 2nd ed. Philadelphia, PA: WB Saunders, 1992:548.

- Se ha demostrado que los pacientes hospitalizados con antecedentes de alergia a PCN tienen estancias hospitalarias más prolongadas con una mayor incidencia de infecciones por *Enterococcus* resistente a vancomicina, *Staphylococcus aureus* resistente a meticilina y *C. difficile* en comparación con los pacientes sin reporte de alergia a PCN.[23]
- Alrededor de 90% de los pacientes con antecedente de alergia a PCN será capaz de tolerar la PCN debido a que la mayoría de los pacientes supera su alergia con el tiempo (por lo general después de 5 años).[24] Se han desarrollado programas de administración de antibióticos para ayudar a disminuir el uso de alternativas β-lactámicas, dada la menor probabilidad de tener una alergia verdadera a PCN.
- Las reacciones a PCN pueden estratificarse según su evolución (tabla 17-4). Las reacciones inmediatas (< 1 h) y aceleradas (1-72 h) están mediadas por IgE.
- La alergia a PCN reportada con mayor frecuencia es un exantema maculopapular, que ocurre en 2-3% de los tratamientos. Las siguientes reacciones más comunes incluyen urticaria, fiebre y broncoespasmo.
- La PCN requiere su conjugación con proteínas para provocar una reacción inmune, dado que es un medicamento de BPM.

TABLA 17-4	**REACCIONES A PENICILINA SEGÚN SU EVOLUCIÓN**	
Inmediata (< 1 hora)	**Acelerada (1–72 horas)**	**Retardada (> 72 horas)**
Anafilaxia	Urticaria	Exantema maculopapular
Urticaria	Broncoespasmo	Fiebre
Angioedema	Eritema multiforme	Enfermedad del suero
Broncoespasmo	Exantema maculopapular	Mialgias o urticaria recurrentes
	Enfermedad del suero	

- **El determinante antigénico mayor es una fracción peniciloil** formada por la unión covalente de PCN a los residuos de lisina en el suero o a las proteínas de la superficie celular. Esto ocurre en casi 93% de las moléculas de PCN.
- Los determinantes antigénicos menores son todos los conjugados de PCN restantes (7%), que incluyen PCN, peniciloato y peniloato.
- **Pruebas cutáneas**
  - El determinante antigénico principal puede evaluarse con Pre-Pen®. Aunque se retiró del mercado en 2004 debido a la falta de un fabricante, en 2009 lo aprobó de nuevo la Food and Drug Administration (FDA). **Pre-Pen® es la única prueba cutánea aprobada por la FDA para alergia a fármacos.**
  - En el mercado no se dispone de una prueba estandarizada para determinantes antigénicos menores. Puede utilizarse una solución fresca de bencilpenicilina para las pruebas cutáneas.
  - Las pruebas cutáneas no son útiles para predecir la ocurrencia de una reacción no mediada por IgE.
  - El valor predictivo de un antecedente de alergia a PCN combinado con pruebas cutáneas para determinar hipersensibilidad a PCN muestra que 19% de los pacientes con antecedentes positivos tendrá una prueba cutánea positiva. En pacientes con antecedentes negativos de alergia a PCN, 4-7% tuvo una prueba cutánea positiva. La incidencia de una reacción en individuos con pruebas cutáneas negativas es < 1% cuando se evalúa para determinantes antigénicos menores.[25,26]
- **Reactividad cruzada**
  - La reactividad cruzada entre antibióticos β-lactámicos es variable y está determinada en gran medida por su estructura de cadena lateral unida al núcleo β-lactámico.
  - Las **cefalosporinas** tenían mayor reactividad cruzada con PCN antes de la década de 1980 debido a que estaban contaminadas con pequeñas cantidades de PCN.[27]
  - El riesgo de una reacción cruzada entre una PCN y una cefalosporina que no comparten la misma cadena lateral es < 2%. La reactividad cruzada entre PCN y monobactams es 0%, entre PCN y carbapenems es < 1% y entre cefalosporinas y carbapenems es < 1%.[28]
  - Los pacientes con **alergia a amoxicilina** deben evitar cefadroxilo, cefprozil y cefatrizina debido a que estos fármacos comparten el mismo grupo R en la cadena lateral.
  - El monobactam **aztreonam** sí comparte un grupo R1 idéntico en su cadena lateral con ceftazidima y produce reacciones cruzadas.[29]
- La **desensibilización** se realiza si no hay medicamentos alternativos disponibles y el paciente tiene una prueba cutánea positiva. En la tabla 17-3 se presenta una muestra de un protocolo para PCN.

Alergia a sulfonamida

- Las alergias a sulfonamidas son más frecuentes en pacientes con VIH en comparación con la población general. La hipersensibilidad a TMP-SMX ocurre en 5% de los pacientes negativos para VIH y en 60% de los pacientes con VIH.[11]

- La reacción más común es un **exantema maculopapular** que se desarrolla 7-12 días después de iniciar el fármaco. Puede asociarse con fiebre. Puede observarse urticaria, pero la anafilaxia es rara. Se sabe que el SSJ y la NET se ocasionan por sulfonamidas.
- Las sulfonamidas aromáticas (por lo regular antimicrobianas) como SMX, sulfadiazina, sulfisoxazol y sulfacetamida tienen una amina aromática en la posición N4 y un anillo sustituido en la posición N1. Esto difiere de otros fármacos que contienen sulfonamidas, como los diuréticos tiacídicos y los hipoglucemiantes sulfonilurea; estos dos grupos diferentes de sulfonamidas no producen reacciones cruzadas.[30]
- Las sulfonamidas se metabolizan principalmente por *N*-acetilación y de modo secundario por *N*-oxidación mediante el citocromo P450.
- **Los aceleradores lentos están en mayor riesgo de reacciones farmacológicas** debido a que de modo preferente metabolizan los antibióticos sulfonamidas por *N*-oxidación, lo que produce metabolitos nitrosos reactivos que causan daño celular y reaccionan con las proteínas para volverse inmunogénicos. Este cambio de metabolismo se debe a deficiencia de glutatión reductasa, la cual también se sabe está disminuida en pacientes con VIH.[31]
- No se cuenta con pruebas cutáneas estandarizadas para evaluar la alergia farmacológica a sulfonamidas, pero se han reportado protocolos para pruebas cutáneas, así como para desensibilización.

Anestésicos locales

- La alergia verdadera a anestésicos locales (AL) es rara. Es probable que el paciente haya experimentado una efecto colateral de la epinefrina administrada con el AL o una reacción vasovagal.
- Las AL se dividen en dos clases con base en su estructura (véase tabla 17-5).
  - ○ Grupo I: los AL que contienen ácido *p*-aminobenzoico (PABA, por sus siglas en inglés) (ésteres) producen reacciones cruzadas entre sí, e incluyen benzocaína, procaína y tetracaína.
  - ○ Grupo II: los AL que no contienen PABA (amidas) no producen reacciones cruzadas entre sí.
- Si se conoce el AL que causa la reacción previa, entonces debe elegirse otro AL que no reaccione de manera cruzada.
- Si se desconoce el AL y el paciente se someterá a un procedimiento, entonces debe referirse a Alergología para evaluar el AL de elección. Pueden evaluarse múltiples AL a la vez mediante diluciones del fármaco con pruebas epicutáneas e intradérmicas. Esto va seguido por un reto farmacológico SC.
- Es importante no utilizar una preparación que contenga epinefrina ni conservadores para las pruebas cutáneas. La epinefrina puede causar pruebas cutáneas falsas negativas y los parabenos pueden causar pruebas cutáneas falsas positivas. Los pacientes con una reacción previa deben utilizar preparaciones libres de conservadores en el futuro.
- Si la reacción alérgica informada tuvo un inicio tardío, entonces pueden usarse pruebas con parche.

Anticuerpos monoclonales

- La anafilaxia no es común entre anticuerpos monoclonales, pero sí ha habido reportes de algunos casos (p. ej., rituximab, cetuximab, trastuzumab).

TABLA 17-5 CLASES DE ANESTÉSICOS LOCALES

Contienen PABA	No contienen PABA
Cloroprocaína (Nesacaína)	Bupivacaína (Marcaína)
Procaína (Novocaína)	Etidocaína (Duranest)
Tetracaína (Pontocaína)	Lidocaína (Xilocaína)
	Mepivacaína (Carbocaína)
	Prilocaína (Citanest)

PABA, ácido *p*-aminobenzoico.

- Las reacciones de hipersensibilidad a anticuerpos monoclonales pueden dividirse en cinco tipos:[32]
  - **Reacción a la infusión** con liberación de citocinas desde los linfocitos, lo cual causa fiebre, escalofríos/temblor, náusea, dolor, cefalea, disnea, hipertensión/hipotensión. Los síntomas pueden ocurrir a la primera infusión y mejorarán con las infusiones subsecuentes junto con la premedicación.
  - **Tipo I mediadas o no por IgE** que implican la liberación mastocitaria y basofílica, con rubor, prurito, exantema, urticaria, dificultad respiratoria, síntomas gastrointestinales, dolor de espalda, colapso cardiovascular.
  - **Liberación de citocinas** (TNF-α, interleucina [IL]-6, IL-1β) de las células T que persisten en las infusiones subsecuentes.
  - **Reacciones mixtas** tipo 1 mediadas por IgE y liberación de citocinas con los mismos síntomas listados antes.
  - **Reacciones tipo IV** con exantema maculopapular retardado.
- Se dispone de protocolos de pruebas cutáneas para evaluar reacciones farmacológicas tipo I, aunque no están estandarizados.
- Se ha demostrado que la desensibilización a fármacos es útil para tratar pacientes con reacciones tipo I mediadas o no por IgE, reacciones mixtas y reacciones tipo IV.

AINE/ácido acetilsalicílico

- Los AINE pueden inducir varios tipos de reacciones de hipersensibilidad, incluidos urticaria y angioedema mediados o no por IgE, erupciones fijas por fármacos, erupciones maculopapulares, dermatitis por contacto y RACG.
- La enfermedad respiratoria exacerbada por ácido acetilsalicílico (EREA) o tríada de Samter consiste en rinosinusitis crónica con pólipos nasales (RSCcPN), asma y reacción de hipersensibilidad a ácido acetilsalicílico y otros AINE.
  - La reacción no está mediada por IgE, sino que es resultado de un decremento de prostaglandina E$_2$ debido al bloqueo de su producción por inhibición de ciclooxigenasa tipo 1. El ácido acetilsalicílico también puede liberar mediadores de mastocitos y eosinófilos.
  - Por lo general, el diagnóstico se basa en la historia clínica. Si no hay antecedentes claros, entonces puede realizarse un reto con ácido acetilsalicílico.[33]
    - Los retos deben ocurrir solo si el asma del paciente se encuentra estable y el volumen espiratorio forzado en 1 segundo (VEF$_1$) es > 70% del valor predicho o < 1.5 L.
    - El reto oral consiste en duplicar la dosis de ácido acetilsalicílico y vigilar durante las 1-2 h siguientes a cada dosis en busca de un decremento de VEF$_1$ > 20% respecto a la basal (reacción positiva) o un decremento de VEF$_1$ < 15% sin síntomas nasales u oculares (reacción negativa).
    - El reto bronquial inicia con dosis crecientes de acetilsalicilato de lisina al utilizar un nebulizador controlado con dosímetro cada 30 minutos y medir VEF$_1$ 10 minutos después de la administración, con los mismos criterios para una reacción positiva y negativa que ya se mencionaron.
    - El reto nasal con ácido acetilsalicílico es más seguro de realizar debido a que es raro que produzca síntomas sistémicos y puede utilizarse en pacientes con asma grave. No es tan sensible como el reto oral ni el bronquial. Se administra una solución de ketorolaco o acetilsalicilato de lisina en la nariz en dosis crecientes cada 30 minutos. La reacción se basa en la puntuación de síntomas, rinomanometría, o rinometría acústica o el flujo inspiratorio nasal máximo.
  - La desensibilización al ácido acetilsalicílico puede ayudar a mejorar los síntomas de asma y el sentido del olfato, así como a disminuir la necesidad de cirugía por pólipos, el uso de corticoesteroides y la incidencia de infecciones sinusales.[34]
    - Los protocolos varían y pueden durar 1-5 días. La mayoría de los protocolos busca lograr 650-1 300 mg de ácido acetilsalicílico al día. Si los síntomas nasales se controlan después de 1 mes, entonces el ácido acetilsalicílico se disminuye a 325 mg dos veces al día. Debe observarse al paciente en busca de efectos colaterales con dosis más altas de ácido acetilsalicílico, como gastritis.
    - Las dosis diarias de ácido acetilsalicílico de 325 mg y mayores permiten el uso de otros AINE que pueden emplearse para tratar afecciones reumatológicas y dolor crónico.

REFERENCIAS

1. Johansson SG, Bieber T, Dahl R, *et al*. Revised nomenclature for allergy for global use: report of the nomenclature review committee of the World Allergy Organization, October 2003. *J Allergy Clin Immunol*. 2004;113:832–6.
2. Lazarou J, Pomeranz BH, Corey PN. Incidence of adverse drug reactions in hospitalized patients: a meta-analysis of prospective studies. *JAMA*. 1998;279:1200–5.
3. Solensky R, Phillips EJ. Drug allergy. En: Burks AW, Holgate ST, O'Hehir RE, *et al.*, eds. *Middleton's Allergy Principles and Practice*. 9th ed. Philadelphia, PA: Elsevier; 2020:1261–82.
4. Jerschow E, Lin RY, Scaperotti MM, *et al*. Fatal anaphylaxis in the United States, 1999–2010: temporal patterns and demographic associations. *J Allergy Clin Immunol*. 2014;134(6):1318–28.
5. Koelblinger P, Dabade TS, Gustafson CJ, *et al*. Skin manifestations of outpatient adverse drug events in the United States: a national analysis. *J Cutan Med Surg*. 2013;17(4):269–75.
6. Pichler WJ, Adam J, Daubner B, *et al*. Drug hypersensitivity reactions: pathomechanism and clinical symptoms. *Med Clin North Am*. 2010;94:645–64.
7. Illing P, Vivian J, Dudek N, *et al*. Immune self-reactivity triggered by drug-modified HLA-peptide repertoire. *Nature*. 2012;486:554–8.
8. Adkinson NF. Risk factors for drug allergy. *J Allergy Clin Immunol*. 1984;74(4):567–72.
9. McNeil BD, Pundir P, Meeker S, *et al*. Identification of a mast-cell-specific receptor crucial for pseudo-allergic drug reactions. *Nature*. 2015;519:237–41.
10. Enright T, Chua-Lim A, Duda E, *et al*. The role of a documented allergic profile as a risk factor for radiographic contrast media reaction. *Ann Allergy*. 1989;62(4):302–5.
11. Phillips E, Mallal S. Drug hypersensitivity in HIV. *Curr Opin Allergy Clin Immunol*. 2007;7(4):324–30.
12. Bierman CW, Pierson WE, Zeitz SJ, *et al*. Reactions associated with ampicillin therapy. *JAMA*. 1972;220(8):1098–100.
13. Siegrist CA. Mechanisms underlying adverse reactions to vaccines. *J Comp Path*. 2007;137:S46–50.
14. Tripathi A, Ditto AM, Grammer LC, *et al*. Corticosteroid therapy in an additional 13 cases of Stevens-Johnson syndrome: a total series of 67 cases. *Allergy Asthma Proc*. 2000;21(2):101–5.
15. Roujeau JC, Kelly JP, Naldi L, *et al*. Medication use and the risk of Stevens-Johnson syndrome or toxic epidermal necrolysis. *N Engl J Med*. 1995;333:1600–7.
16. Ng QX, De Deyn MLZQ, Venkatanarayanan N, *et al*. A meta-analysis of cyclosporine treatment for Stevens-Johnson syndrome/toxic epidermal necrolysis. *J Inflamm Res*. 2018;11:135–42.
17. Chen YC, Chang CY, Cho YT, *et al*. Long-term sequelae of drug reaction with eosinophilia and systemic symptoms: a retrospective cohort study from Taiwan. *J Am Acad Dermatol*. 2013;68:459–65.
18. Ditto AM. Drug allergy: introduction, epidemiology, classification of adverse reactions, immunochemical basis, risk factors, evaluation of patients with suspected drug allergy, patient management considerations. En: Grammer LC, Greenberger PA, eds. *Patterson's Allergic Diseases*. 7th ed. Philadelphia, PA: Lippincott Williams & Wilkins, 2009:238–275.
19. Brockow K, Garvey LH, Aberer W, *et al*. Skin test concentrations for systemically administered drugs—an ENDA/EAACI Drug Allergy Interest Group position paper. *Allergy*. 2013;68:702–12.
20. Sullivan TJ, Wedner HJ. Drug allergy. En: *Allergy Theory and Practice*. 2nd ed. Philadelphia, PA: WB Saunders, 1992:548.
21. Johannes CB, Ziyadeh N, Seeger JD, *et al*. Incidence of allergic reactions associated with antibacterial use in a large, managed care organisation. *Drug Saf*. 2007;30:705–13.
22. Macy E. Penicillin and beta-lactam allergy: epidemiology and diagnosis. *Curr Allergy Asthma Rep*. 2014;14:476.
23. Macy E, Contreras R. Health care use and serious infection prevalence associated with penicillin "allergy" in hospitalized patients: a cohort study. *J Allergy Clin Immunol*. 2014;133:790–6.
24. del Real GA, Rose ME, Ramirez-Atamoros MT, *et al*. Penicillin skin testing in patients with a history of beta-lactam allergy. *Ann Allergy Asthma Immunol*. 2007;98:355–9.
25. Green GR, Rosenblum AH, Sweet LC. Evaluation of penicillin hypersensitivity: value of clinical history and skin testing with penicilloyl-polylysine and penicillin G. *J Allergy Clin Immunol*. 1977;60:339–45.
26. Sogn DD, Evans R, Shepherd GM, *et al*. Results of the National Institute of Allergy and Infectious Diseases Collaborative Clinical Trial to test the predictive value of skin testing with major and minor penicillin derivatives in hospitalized adults. *Arch Intern Med*. 1992;152:1025–32.
27. Khan DA, Solensky R. Drug allergy. *J Allergy Clin Immunol*. 2010;125(2 suppl 2):S126–37.
28. Chiriac AM, Banerji A, Gruchalla RS, *et al*. Controversies in drug allergy: drug allergy pathways. *J Allergy Clin Immunol Pract*. 2019;7:46–60.

29. Frumin J, Gallagher JC. Allergic cross-sensitivity between penicillin, carbapenem, and monobactam antibiotics: what are the chances? *Ann Pharmacother.* 2009;43:304–15.

30. Strom BL, Schinnar R, Apter A, et al. Absence of cross-reactivity between sulfonamide antibiotics and sulfonamide nonantibiotics. *N Engl J Med.* 2003;349:1628–35.

31. Davis CM, Shearer WT. Diagnosis and management of HIV drug hypersensitivity. *J Allergy Clin Immunol.* 2008;121:826–32.

32. Isabwe GAC, Neuer MG, de las Vecillas Sanchez L, et al. Hypersensitivity reactions to therapeutic monoclonal antibodies: phenotypes and endotypes. *J Allergy Clin Immunol.* 2018;142:159–70.

33. Nizankowska-Mogilnicka E, Bochenek G, Mastalerz L, et al. EAACI/GA2LEN guideline: aspirin provocation tests for diagnosis of aspirin hypersensitivity. *Allergy.* 2007;62:11118.

34. Berges-Gimeno MP, Simon RA, Stevenson DD. Long-term treatment with aspirin desensitization in asthmatic patients with aspirin-exacerbated respiratory disease. *J Allergy Clin Immunol.* 2003;111:180–6.

Alergia a insectos

18

Mark Alan Pinkerton, II y Tiffany Dy

PRINCIPIOS GENERALES

- Los insectos causan diversos tipos de reacciones en personas en Estados Unidos. La mayoría de las picaduras produce una reacción local transitoria. Un subconjunto más pequeño puede desarrollar reacciones graves o que ponen en riesgo la vida.[1]
- La mayoría de las picaduras es causada por insectos del orden de los himenópteros (Hymenoptera), que incluyen abejas, avispas germánicas (AG), avispas, avispones y hormigas.
- Las evaluaciones por picadura requieren la obtención cuidadosa de la historia clínica, la exploración física y la clasificación de las reacciones.
- El tratamiento depende del tipo de reacción y puede variar desde el tratamiento sintomático para reacciones locales hasta epinefrina inyectable para anafilaxia.
- Además de las modificaciones del estilo de vida y la prescripción de epinefrina autoinyectable, se recomienda la referencia a Alergoinmunología para considerar la inmunoterapia con veneno (ITV) después de una reacción grave.
- Este capítulo se enfoca en la alergia a picaduras de insectos y reacciones mediadas por veneno. Las reacciones a picaduras/mordeduras de insectos, como mosquitos, garrapatas, moscas y pulgas, así como aquellas causadas por aeroalérgenos ambientales (p. ej., cucarachas), pueden encontrarse en otros capítulos de este libro.

Definición

- Los himenópteros (alas membranosas en latín) incluyen insectos con dos pares de alas, antenas y un ovipositor que se utiliza para administrar veneno. Las familias de interés incluyen Apidae, Vespidae y Formicidae.
- Apidae incluye a las **abejas melíferas** (AM) y **abejorros**.
  - Por lo general, las AM domésticas se encuentran en panales comerciales y las picaduras suelen ser ocupacionales.
  - Las AM silvestres construyen sus panales en edificios, árboles huecos o troncos antiguos. Es común que no sean agresivas si no se está cerca de sus colmenas.
  - Cuando pican, a menudo queda detrás un aguijón barbado con el saco de veneno. Debido a que la mayoría de los demás insectos no tiene aguijón, la presencia de uno sugiere que se trata de AM, pero no es patognomónico de ellas.
  - Las **AM africanizadas** pueden encontrarse en estados del sureste de EUA, entre ellos California, Arizona, Nuevo México, Texas y Nevada. Atacan en enjambre y son mucho más agresivas que las AM domésticas. Dada su naturaleza de enjambre, pueden ocurrir múltiples picaduras simultáneas, lo que causa una reacción tóxica.[1]
- Vespidae incluye AG, avispas y avispones.
  - Las **AG** viven en el suelo, en túneles hechos en las paredes, troncos o grietas. **Son agresivas y responsables de la mayoría de las reacciones reportadas.** No requieren gran provocación para picar, en particular alrededor de comida.
  - Los **avispones** construyen nidos grandes tipo papel maché que se encuentran con frecuencia en árboles y arbustos. También son agresivos y pueden perseguir si se les provoca.
  - Las **avispas** tienen colmenas más pequeñas con forma de panal. Pueden encontrarse en aleros, muebles de jardín y arbustos.
  - Estas tres formas de insectos se sienten atraídos por la comida humana y es factible encontrarlos en eventos al aire libre o alrededor de la basura.[1]

166

- Formicidae incluye hormigas rojas y hormigas cosechadoras.
  - Las **hormigas rojas,** en particular aquellas del género *Solenopsis*, son nativas de Sudamérica, pero también se encuentran en EUA, con mayor frecuencia en el sureste y la región centro-sur de dicho país.
  - El veneno de *Solenopsis invicta* causa una pústula estéril, que es patognomónica de la mordedura de la hormiga roja (hormiga de fuego u hormiga colorada).[2]
  - Formicidae difiere de otros himenópteros en que carecen de alas y pican en un patrón circular.

Clasificación

- Las **reacciones locales** son pequeñas o grandes e inmediatas o tardías.
  - Por lo general, el área está edematizada, rojiza y dolorosa.
  - Por definición, una reacción local debe ser contigua al sitio de la picadura.
  - Las reacciones inmediatas ocurren en < 4 horas.
- Las **reacciones locales grandes** se definen por un diámetro > 10 cm con síntomas máximos en 24-48 horas.[3]
  - Estas reacciones pueden durar 5-10 días y pueden llegar a abarcar una extremidad completa.
  - Las áreas implicadas son contiguas.
  - Las reacciones pueden tener estrías linfangíticas asociadas con los ganglios linfáticos inguinales o axilares y pueden confundirse con celulitis.[4]
  - Estas reacciones pueden acompañarse de fiebre, fatiga y malestar general.
- Las **reacciones cutáneas sistémicas** son similares a las reacciones locales grandes, excepto que no son contiguas (p. ej., una picadura en el pie con una reacción separada que aparece en la mano de modo no contiguo). Los signos están confinados a la dermis y pueden incluir urticaria y angioedema.
- Las **reacciones sistémicas** incluyen tanto reacciones cutáneas sistémicas como anafilaxia.
  - Pueden afectar múltiples aparatos/sistemas, incluidos el cardiovascular (hipotensión y taquicardia), respiratorio (broncoespasmo; edema laríngeo, lingual o faríngeo), nervioso (convulsiones) y gastrointestinal (náusea, emesis, diarrea, dolor abdominal).
  - Por lo general, la anafilaxia requiere la afección de dos o más sistemas corporales (véase cap. 4).
  - En caso de bradicardia, debe considerarse una reacción vasovagal, aunque en ocasiones la anafilaxia puede presentarse con bradicardia.[5]

Epidemiología

- Las reacciones sistémicas en adultos estadounidenses tienen una prevalencia cercana a 3%. Cada año ocurren alrededor de 40 muertes en Estados Unidos por picaduras de insectos.[1]
- Aquellos que presentan una reacción sistémica cutánea tienen una probabilidad de casi 10% de desarrollarla de nuevo si reciben otra picadura. Es muy probable que las reacciones subsecuentes sean cutáneas, y menos de 3% tendrá anafilaxia grave.[1]
- Las reacciones locales grandes ocurren con mayor frecuencia y tienen una prevalencia mundial de 2.4-10%.
  - Los apicultores tienen una mayor prevalencia, de hasta 38%.
  - Aquellos que presentan una reacción local grande tienen una probabilidad de 5-15% de una reacción sistémica si son picados de nuevo por el mismo tipo de insecto.[3]
- Se encuentran resultados positivos en las pruebas séricas o cutáneas para IgE específica contra el veneno en > 20% de los adultos sanos; sin embargo, solo 5-15% de aquellos con sensibilización asintomática tendrá una reacción sistémica a una picadura subsecuente.[6]
- En lo que respecta a **AG** o **AM**, serán positivas en cualquier prueba sérica o cutánea en 10-20% de todos los adultos.[6] De aquellos evaluados para una reacción a AG o AM, 30-50% tendrá una prueba cutánea positiva a ambas.[7]
- Las **hormigas rojas** pican a la mitad de aquellos que tienen contacto con ellas cada año.[8]

Fisiopatología

- Las reacciones a las mordeduras de insecto se producen por diferentes mecanismos.
  - La mayoría de las reacciones de hipersensibilidad está mediada por anticuerpos IgE contra el veneno específico.
  - También se han reportado otras reacciones inmunes, que incluyen respuestas tipo enfermedad del suero, neuritis, encefalitis, glomerulonefritis y vasculitis.
  - Cuando se es picado por múltiples insectos de manera simultánea, el veneno puede causar una **reacción tóxica.**
    - Estas reacciones pueden ser clínicamente similares a anafilaxia y pueden causar la muerte.
    - Las picaduras múltiples, en particular por AM africanizadas u hormigas rojas, pueden ser incitadas por el hecho de molestar la colmena o el nido.[1]
  - Los componentes del veneno que producen un efecto lesivo, pero no necesariamente inducen hipersensibilidad mediada por IgE, incluyen hialuronidasa, melitina, péptido desgranulador mastocitario, mastoparán-C, histamina, dopamina, noradrenalina, acetilcolina y cininas.[3,6]
- **Los alérgenos de veneno que causan reacciones de hipersensibilidad mediadas por IgE consisten en proteínas.**
  - La proteína principal en **AM**, *Api mellifera,* es Api-m-1.
  - La proteína principal en **AG**, *Vespula vulgaris,* es Ves-v-5.
  - La proteína de hormiga roja (*S. invicta*) Sol-i-3 es similar a Ves-v-5.[7]
- **La solenopsina es el componente tóxico del veneno de la hormiga roja.**[9]
  - La porción alcaloide de este veneno es responsable del ardor, el edema y la formación de vesículas o ampollas. Pruebas de laboratorio en roedores demostraron efectos cardiacos y sobre el sistema nervioso central (SNC) al inyectarse de manera IV; entre ellos, mareo, convulsiones y muerte.
  - Se ha postulado que la insuficiencia cardiaca después de una gran cantidad de picaduras por hormiga roja podría ser secundaria a las propiedades de la solenopsina.[8]
- A menudo, las reacciones a las picaduras de insectos como mosquitos y jejenes, o a las mordeduras de insectos como moscas, piojos y garrapatas, causan urticaria papular.
  - Las picaduras de mosquito pueden causar reacciones locales grandes y síntomas sistémicos.
  - Se ha reportado anafilaxia con la picadura/mordedura de mosquito, garrapata y tábanos.[10]
- Los patrones de reactividad cruzada varían según la clasificación familiar.
- **Los véspidos tienen reactividad cruzada significativa** (AG, avispones, avispa).
  - Diferentes especies del mismo género de hormigas tendrán reacciones cruzadas; sin embargo, no hay gran reactividad cruzada entre géneros (p. ej., diferentes especies de hormigas de fuego [*Solenopsis*] presentan reacciones cruzadas entre sí, pero no con las hormigas cosechadoras [*Pogonomyrmex*]).
  - Las AM tienen reactividad cruzada muy limitada con los abejorros.[6]

Factores de riesgo

- El riesgo de una reacción sistémica se basa en la gravedad de una reacción previa, el tipo de alergia a insectos y el tiempo desde la reacción previa.
  - Mientras más grave la reacción, mayor la probabilidad de que una reacción subsecuente también sea grave.
  - Para una reacción anafiláctica, si el paciente es picado en los 9 años siguientes, el riesgo de presentar otra respuesta anafiláctica es 60%. Sin intervención, el riesgo disminuye a 40% si han pasado 10-20 años desde la picadura previa.
  - La alergia a AM confiere mayor riesgo de una reacción sistémica en comparación con otros himenópteros.[6]
- La ocupación y pasatiempos pueden conferir riesgo de picaduras.
  - Los apicultores tienen el riesgo más elevado.
  - Los jardineros, campistas, agricultores y jinetes también tienen mayor riesgo.
  - El riesgo de una picadura también aumenta en áreas al aire libre donde hay comida.
- El riesgo de una reacción sistémica aumenta con:[5]
  - Inhibidores de la enzima convertidora de angiotensina (ECA).
  - Niveles basales de triptasa > 5 ng/L.
  - Sexo masculino.
- El incremento de los niveles basales de triptasa es un factor de riesgo independiente para anafilaxia grave a una picadura.[11]

- Un incremento de los niveles séricos basales de triptasa ha demostrado tener una correlación con mayor edad, lo que aumenta de manera potencial el riesgo de reacciones sistémicas graves en personas de edad avanzada.[12]
- Se ha reportado que los pacientes con mastocitosis tienen mayor riesgo de reacciones más graves tras la picadura, y hasta 39% de ellos tiene una alergia al veneno de himenópteros.[13]
- Si un paciente tuvo una reacción tipo enfermedad del suero y una reacción tóxica, múltiples picaduras en una sola ocasión o una picadura previa hace algunas semanas, tendrá mayor riesgo de anafilaxia.

DIAGNÓSTICO

- La historia clínica es muy importante para ayudar a distinguir el tipo de insecto.
- Las características físicas de la reacción ayudan a determinar el futuro riesgo y qué tipo de valoración diagnóstica debe llevarse a cabo, en caso de ser necesario.
- La alergia a himenópteros se confirma mediante la valoración de IgE específica para el alérgeno.

Presentación clínica

Antecedentes familiares
- Un elemento clave de la historia clínica es intentar dilucidar **qué insecto** picó al paciente.
  - Tanto la naturaleza como la localización de la actividad que ocurre al momento de la picadura son importantes.
  - Cualquier característica que el paciente pueda utilizar para describir al insecto es útil, como tamaño, color o si el aguijón quedó en la piel.
  - Si es factible para el paciente llevar al insecto, entonces puede realizarse un diagnóstico preciso.
- También es importante notar si el paciente en verdad vio al insecto, o si hay alguna picadura/mordedura a la exploración. Esto ayuda al diagnóstico diferencial, ya que 25% de la población general está sensibilizada al veneno.[6]
- Otros elementos importantes de la historia clínica incluyen la valoración de:
  - Tiempo desde que ocurrió la picadura hasta la reacción (**latencia**).
  - **Duración** de la reacción.
  - Antecedentes de **picaduras previas** (y por cuáles insectos).
- Una historia clínica detallada de las actividades del paciente, sus pasatiempos y otros problemas médicos ayudarán a individualizar el tratamiento.
- Las comorbilidades y medicamentos actuales pueden ser pronósticos. Por ejemplo, los pacientes que reciben β-bloqueadores pueden tener anafilaxia prolongada.

Exploración física
- La exploración física debe enfocarse en el tipo de reacción (local o sistémica) y su gravedad (local grande, sistémica cutánea, anafilaxia).
- El colapso **cardiovascular** es responsable de 25% de las muertes. Los signos importantes incluyen rubor, taquicardia, hipotensión y colapso vascular/choque.
- La obstrucción **respiratoria** es responsable de 60% de las muertes. Los signos importantes incluyen angioedema de labios, lengua o faringe; sibilancias; estridor, y dificultad o insuficiencia respiratorias.
- Los síntomas **cutáneos** incluyen dolor y prurito.
  - Debe evaluarse la distribución y contigüidad del edema, el rubor, la urticaria y la presencia/ausencia de angioedema labial, oral o lingual.
  - Las pústulas presentes en el área de la mordedura son patognomónicas de hormigas rojas.
  - El tamaño del área de edema y contigüidad son muy importantes para determinar si la reacción es local, local grande o sistémica.
- Los síntomas **gastrointestinales** incluyen náusea y cólico abdominal. Los signos incluyen emesis y diarrea.
- **Otros signos y síntomas generales** son mareo, desfallecimiento, convulsiones, malestar general, fiebre, fatiga, exantemas indicativos de vasculitis, artralgias, o molestias renales, mentales o sensoriales.
- Deben buscarse signos de **infección** secundaria en los sitios de mordedura. La septicemia causa 2% de las muertes relacionadas.

Diagnóstico diferencial

- Otras enfermedades pueden confundirse con una picadura de insecto, en particular si el insecto no fue visto.
- Los diagnósticos alternativos incluyen:
  - Reacciones locales.
    - Celulitis.
    - Vasculitis.
    - Forúnculos.
    - Abscesos.
  - Reacciones sistémicas.
    - Reacción vasovagal.
    - Infarto de miocardio.
    - Embolia pulmonar.
    - Sepsis.
    - Reacción farmacológica.
    - Alergia a alimentos.
    - Otras causas de anafilaxia.

Valoración diagnóstica

- El objetivo de la valoración diagnóstica es identificar al insecto culpable para poder iniciar ITV. El diagnóstico implica pruebas cutáneas o valoración de IgE sérica contra venenos específicos *in vitro* en casos especiales.
- La presencia de IgE contra un veneno específico en ausencia de antecedentes de una reacción sistémica no es suficiente para realizar un diagnóstico de alergia a veneno, ni es predictiva para la gravedad de una reacción futura. Alrededor de 27-40% de los individuos en la población general tendrá IgE detectable contra un veneno específico.[14]
- La valoración diagnóstica adicional para identificar el tipo de insecto está indicada en anafilaxia, reacciones cutáneas sistémicas y algunas reacciones locales grandes.
- **La valoración debe llevarse a cabo para todos los miembros himenópteros, a menos que el paciente pueda identificar de modo absoluto a las hormigas rojas como el insecto que lo picó.** Si se identifica este tipo de hormiga, no está indicada la valoración con veneno para otras picaduras de insecto (himenópteros).[1]
- Por lo general, la valoración diagnóstica comienza con pruebas cutáneas de hipersensibilidad inmediata con controles positivos y negativos. **Es preferible esperar 3-6 semanas después de haber tenido una reacción antes de realizar las pruebas cutáneas para prevenir resultados falsos negativos.**
- Pueden realizarse pruebas **cutáneas por pinchazo** para varios insectos, y se prefiere en lugar de IgE contra un veneno específico *in vitro* debido a su mayor sensibilidad.
  - En Estados Unidos, las proteínas de veneno a evaluar incluyen avispones amarillos, avispones cariblancos, AG, avispas y AM.
  - Para evaluar hormiga roja pueden utilizarse los extractos de cuerpo completo, en lugar de usar la proteína purificada de veneno sola.[15]
  - Primero se realizan las pruebas epicutáneas, y de ser negativas, van seguidas por pruebas cutáneas intradérmicas, comenzando en 0.001-0.01 μg/mL de veneno, con incrementos 10 veces mayores de las concentraciones cada 20-30 minutos.
  - La evaluación se considera positiva si ocurre una respuesta con ≤1 μg/mL de veneno o 1:500 (wt/vol) de extracto de hormiga roja.
  - El tamaño de una prueba cutánea positiva no siempre se correlaciona con la intensidad de la reacción.
- Las indicaciones para IgE contra un veneno específico *in vitro* con ImmunoCAP® incluyen:
  - Presencia de una historia clínica fuerte con pruebas cutáneas negativas.
  - Presencia de afecciones cutáneas graves o dermografismo.
  - Incapacidad para suspender el uso de medicamentos que puedan provocar que la piel sea inactiva, como antihistamínicos o antidepresivos tricíclicos.
  - Resultados inconsistentes de las pruebas cutáneas e historia clínica.

TRATAMIENTO

Medicamentos

Terapia inmediata para una picadura

- Las picaduras por AM dejan incrustados los aguijones. Hay una variación en la cantidad total de veneno inyectado por picadura, pero la mayor parte del veneno se inyecta en menos de 30 segundos. Si se retira un aguijón con gran rapidez, en teoría, podría minimizarse la reacción. No obstante, no se recomienda una larga búsqueda y retiro del aguijón debido a que esto puede retrasar el tratamiento adicional.[16,17]
- Las reacciones locales se tratan de manera sintomática.
  - El dolor puede aliviarse con compresas frías y analgésicos orales.
  - Los antihistamínicos orales pueden aliviar el prurito.
- Los pacientes con reacciones locales grandes también pueden tratarse con **antihistamínicos y analgésicos orales**.
- Pueden prescribirse **esteroides orales** (40-60 mg de prednisona como dosis única o decremento gradual en 2-5 días) si el edema se propaga, las extremidades no funcionan de manera adecuada o el edema afecta los labios o la cara.[3,6]
- **Para casos de anafilaxia, la epinefrina es el tratamiento de elección.** En una situación que pone en riesgo la vida, no hay contraindicaciones para epinefrina.[1]
- Si el diagnóstico de anafilaxia está en duda, puede obtenerse **triptasa sérica** en el transcurso de las 1-3 h siguientes al evento y mantener en observación después de estabilizar al paciente. Empero, una cifra normal *no* excluye el diagnóstico.
  - En caso de anafilaxia, debe vigilarse al paciente durante por lo menos 3-6 h en espera de una reacción de fase tardía o anafilaxia prolongada, en particular si reciben β-bloqueadores.
  - El glucagón puede ser útil para pacientes que toman β-bloqueadores.[6]
- La **epinefrina autoinyectable** está disponible por prescripción en dosis de 0.3 mg administrados IM o 0.15 mg administrados IM. Las personas que pesan > 30 kg deben recibir dosis de 0.3 mg.
- Debe educarse a los individuos a quienes se prescribe epinefrina autoinyectable respecto a cómo utilizar estos dispositivos de manera adecuada.

Inmunoterapia con veneno

- La ITV es un tratamiento que puede salvar la vida de pacientes con reacciones sistémicas a himenópteros y puede disminuir el riesgo de reacciones sistémicas futuras a < 5%.[1]
- La ITV se compone de los venenos (o extracto de cuerpo completo en el caso de la hormiga roja) a los cuales el paciente es alérgico.
  - Los componentes de la ITV están determinados por la valoración de IgE contra antígenos específicos.
  - Por lo general se utilizan todos los venenos a los cuales el paciente sea positivo.
- La tabla 18-1 resume quién debe recibir ITV.
- **La ITV está indicada en quienes han tenido anafilaxia y en algunos pacientes que han presentado reacciones sistémicas cutáneas que no pusieron en riesgo su vida, y reacciones locales grandes. Los pacientes deben demostrar la presencia de IgE contra un veneno específico, ya sea mediante pruebas cutáneas o *in vitro*.**
- Antes la recomendación era utilizar ITV para pacientes > 16 años de edad con reacciones cutáneas sistémicas que no ponen en riesgo la vida. En 2016, los lineamientos de práctica se modificaron para recomendar ITV solo para pacientes con anafilaxia grave.[18]
- Existen excepciones si un paciente desea ITV o si está en alto riesgo de picaduras múltiples o frecuentes.[1]
- Los pacientes que tienen reacciones sistémicas cutáneas y reacciones locales grandes que trabajan en sitios o participan en pasatiempos con alto riesgo de picaduras múltiples o frecuentes deben considerarse para ITV.[7]
- **La ITV está contraindicada en pacientes con asma descontrolada.**[12]
- Ciertas poblaciones de pacientes merecen una consideración especial:
  - Pacientes embarazadas.
    - La ITV puede continuarse si se inició antes del embarazo.

TABLA 18-1	LINEAMIENTOS GENERALES PARA INMUNOTERAPIA CON VENENO	
Reacción	**Resultado de la prueba cutánea o de IgE contra veneno específico**	**¿Está indicada la inmunoterapia con veneno?**
Reacción local (diámetro < 4 pulgadas o 10 cm, duración < 24 h)	Positivo o negativo	No
Reacción local grande (diámetro > 4 pulgadas o 10 cm, duración > 24 h)	Positivo o negativo	Por lo general no, pero puede hacerse una excepción para aquellos con exposiciones frecuentes
Reacciones cutáneas sistémicas diseminadas que no ponen en riesgo la vida (urticaria generalizada, angioedema, eritema, prurito)	Positivo	Usualmente no, pero puede hacerse una excepción para aquellos con enfermedades o medicamentos que pudiesen afectar el resultado de la anafilaxia, las exposiciones frecuentes o la calidad de vida alterada
Reacción sistémica que pone en riesgo la vida	Positivo	Sí
Sin antecedentes de reacción	Positivo	No

- La ITV no debe iniciarse durante el embarazo debido al riesgo de efectos de las reacciones sistémicas sobre el feto.
- La dosis debe mantenerse y no escalarse en embarazadas que ya reciben ITV.
  ○ Pacientes que requieren β-bloqueadores o inhibidores de la ECA.
    - El paciente y el médico deben sopesar el pequeño riesgo de una reacción sistémica a la ITV contra el riesgo de anafilaxia a una picadura de insecto.
    - Deben considerarse alternativas al tratamiento con inhibidores de la ECA y β-bloqueadores.
    - Si no hay una alternativa aceptable, y si los inhibidores de la ECA o los β-bloqueadores y la ITV están indicados, debe considerarse el riesgo vs. beneficio de manera individualizada.
    - Los pacientes que reciben estos medicamentos durante la fase de incremento gradual de ITV deben monitorearse de manera estrecha. Debe considerarse suspender estos medicamentos durante 24 horas antes de cada inyección.
  ○ Pacientes con alteraciones mastocitarias conocidas.
    - Los pacientes con mastocitosis presentan mayor riesgo de reacciones sistémicas a ITV.
    - Puede considerarse el pretratamiento con omalizumab.[19]
- La ITV requiere múltiples tratamientos durante un periodo prolongado.
  ○ Por lo general, las inyecciones se administran una vez por semana hasta unas cuantas semanas después de alcanzar la dosis de mantenimiento (veneno 100 μg o 0.5 mL de 1:100 [wt/vol] de extracto de hormiga roja), después de lo cual la dosificación se espacia a intervalos de 4 semanas.
  ○ Puede tardar hasta 28 semanas alcanzar la dosis de mantenimiento, asumiendo que no haya reacciones durante la fase de incremento gradual.
  ○ La ITV debe continuarse por al menos 5 años.
  ○ La ITV debe continuarse de forma indefinida en pacientes con lo siguiente:
    - Antecedente de reacciones a veneno que ponen en riesgo la vida.

- Alergia al veneno de AM.
- Reacciones sistémicas a ITV.
- Niveles séricos basales elevados de triptasa o mastocitosis sistémica.
  - La decisión de cuándo suspender la ITV aún está en debate y debe ser una decisión entre el médico y el paciente con base en numerosos factores, como el tipo de insecto, el futuro riesgo de picaduras y el tipo de reacción a la picadura del insecto.[1,20]
- Las reacciones a la ITV pueden ser locales o sistémicas.
  - La mayoría es local, aunque 5-15% puede tener reacciones sistémicas.
  - El pretratamiento con antihistamínicos orales puede ayudar a reducir todas las reacciones.[6]
- Dado el riesgo de reacciones sistémicas, la ITV debe administrarse en un consultorio médico con personal y equipo capaz de tratar anafilaxia.

Estilo de vida/modificación del riesgo

- Las medidas preventivas diarias incluyen lo siguiente:
  - Contar con un profesional que examine los nidos/hormigueros/panales/criaderos en el área.
  - Buscar nuevos nidos hormigueros/panales/criaderos.
  - Evitar vestir ropa brillante o floral cuando se está al aire libre.
  - No caminar descalzo a la intemperie.
  - Si se trabaja al aire libre, vestir ropa que cubra la piel, incluidos guantes, pantalones/manga larga, sombrero y calcetines con zapatos.
  - Tener precaución en áreas de alto riesgo, como áticos, arbustos o días de campo.
  - Contar con insecticidas para utilizar si se identifica un insecto con aguijón.
- Aquellos con antecedentes de reacciones sistémicas o anafilaxia deben:
  - Portar un collar o brazalete de alerta médica.
  - Portar epinefrina autoinyectable.
    - Debe insistirse en que este medicamento debe estar **disponible con facilidad**, y en caso de ocurrir una picadura, su uso **no debe retrasarse**.
    - Los antihistamínicos no son un sustituto adecuado para epinefrina.
- Es prudente discutir un plan de emergencia y recordar a los pacientes que acudan al departamento de urgencias para vigilancia en caso de picadura.
- Para aquellos que podrían ser candidatos para ITV, es importante referirlos a Alergoinmunología para una valoración de IgE contra un veneno específico.[1]

DERIVACIÓN

Véase la tabla 18-2 respecto a las indicaciones para derivar.

TABLA 18-2	INDICACIONES PARA DERIVACIÓN A ALERGOINMUNOLOGÍA
Pacientes que tienen	
Una reacción sistémica a una picadura (cutánea o anafiláctica)	
Anafilaxia con picadura de insecto en el diferencial de factores causales	
Una reacción que pueda requerir inmunoterapia con veneno	
Una comorbilidad que dificulte el tratamiento de la anafilaxia (p. ej., uso de β-bloqueadores)	
La necesidad de educación adicional sobre elusión y tratamiento	
Una solicitud específica para acudir a Alergoinmunología	

MONITOREO/SEGUIMIENTO

- La duración del monitoreo inicial después de una reacción sistémica debe ser de por lo menos 3-6 horas.
- Los pacientes con reacciones sistémicas deben ser referidos a Alergoinmunología para valoración de IgE contra un veneno específico.
- Los pacientes sometidos a ITV deben monitorearse durante las inyecciones. Reciben inyecciones semanales durante varios meses, luego inyecciones mensuales durante varios años.

EVOLUCIÓN/PRONÓSTICO

- Para pacientes que tienen reacciones a picaduras de insecto, la gravedad de las futuras reacciones se predice por la intensidad de las reacciones previas.
- Alrededor de 5-10% de aquellos con reacciones locales grandes tendrá una reacción sistémica en el futuro.[7]
- La mayoría de las muertes por picadura de insecto ocurre **durante las primeras 4 horas siguientes** a la picadura, aunque 10% es retardado.
- El uso de epinefrina es crítico en una reacción sistémica que pone en riesgo la vida.
- La ITV mejora en grado sumo el pronóstico y disminuye el riesgo de una reacción sistémica a < 5%.
- Para aquellos que han tenido una reacción sistémica y no reciben ITV, el riesgo de una reacción sistémica ulterior puede aproximarse a 60%.[1]

REFERENCIAS

1. Moffitt JE, Golden DB, Reisman RE, *et al*. Stinging insect hypersensitivity: a practice parameter update. *J Allergy Clin Immunol*. 2004;114:869–86.
2. Hoffman DR. Ant venoms. *Curr Opin Allergy Clin Immunol*. 2010;10:342–6.
3. Severino M, Bonadonna P, Passalacqua G. Large local reactions from stinging insects: from epidemiology to management. *Curr Opin Allergy Clin Immunol*. 2009;9:334–7.
4. Golden DB. Large local reactions to insect stings. *J Allergy Clin Immunol Pract*. 2015;3:331–4
5. Demain JG, Minaei AA, Tracy JM. Anaphylaxis and insect allergy. *Curr Opin Allergy Clin Immunol*. 2010;10:318–22.
6. Golden DB. Insect allergy. En: Adkinson NF, Busse WW, Holgate ST, *et al*., eds. *Middleton's Allergy: Principles and Practice*. 7th ed. Philadelphia, PA: Mosby/Elsevier, 2009:1005–18.
7. Hamilton RG. Diagnosis and treatment of allergy to hymenoptera venoms. *Curr Opin Allergy Clin Immunol*. 2010;10:323–9.
8. deShazo RD. My journey to the ants. *Trans Am Clin Climatol Assoc*. 2009;120:85–95.
9. Touchard A, Aili SR, Fox EG, *et al*. The biochemical toxin arsenal from ant venoms. *Toxins*. 2016;8:30.
10. Lee H, Halverson S, Mackey R. Insect allergy. *Prim Care Clin Office Pract*. 2016;43:417–31.
11. Rueff F, Przybilla B, Bilo MB, *et al*. Predictors of severe systemic anaphylactic reactions in patients with Hymenoptera venom allergy: importance of baseline serum tryptase-a study of the European Academy of Allergology and Clinical Immunology Interest Group on Insect Venom Hypersensitivity. *J Allergy Clin Immunol*. 2009;124:1047–54.
12. Nittner-Marszalska M, Cichocka-Jarosz E. Insect sting allergy in adults: key messages for clinicians. *Pol Arch Med Wewn*. 2015;125:929–37.
13. Ollert M, Blank S. Anaphylaxis to insect venom allergens: role of molecular diagnostics. *Curr Allergy Asthma Rep*. 2015;15:26.
14. Sturm GJ, Schuster C, Kranzelbinder B, *et al*. Asymptomatic sensitization to Hymenoptera venom is related to total immunoglobulin E levels. *Int Arch Allergy Immunol*. 2009;148;261–4.
15. Khurana T, Bridgewater, J, Rabin R. Allergenic extracts to diagnose and treat sensitivity to insect venoms and inhaled allergens. *Ann Allergy Asthma Immunol*. 2017;118:531–6.

16. Brown TC, Tankersley MS. The sting of the honeybee: an allergic perspective. *Ann Allergy Asthma Immunol.* 2011;107:463–71.

17. Fitzgerald KT, Flood AA. Hymenoptera stings. *Clin Tech Small Anim Pract.* 2006;21:194–204.

18. Golden DB, Demain J, Freeman T, *et al.* Stinging insect hypersensitivity: a practice parameter update 2016. *Ann Allergy Asthma Immunol.* 2017;118(1)28–54.

19. Rueff F, Przybilla B, Bilo M, *et al.* Predictors of side effects during the buildup phase of venom immunotherapy for Hymenoptera venom allergy: the importance of baseline serum tryptase. *J Allergy Clin Immunol.* 2010;126(1):105–11.e5.

20. Golden DB. Discontinuing venom immunotherapy. *Curr Opin Allergy Clin Immunol.* 2001;1:353–56.

Eosinofilia

19

Benjamin D. Solomon y Maleewan Kitcharoensakkul

PRINCIPIOS GENERALES

Definición

- **Eosinofilia** se define como un recuento de eosinófilos en sangre absoluta periférica > 500 células/μL (0.5×10^9 células/L).
- A menudo, la eosinofilia se subclasifica por grado:
  - Leve: 500-1 500 células/μL.
  - Moderada: 1 500-5 000 células/μL.
  - Grave: > 5 000 células/μL.
- Por lo general, se utiliza el término **hipereosinofilia** para referirse a la eosinofilia > 1 500 células/μL.
- El **síndrome hipereosinofílico (SHE)** se refiere de manera específica a un espectro de alteraciones eosinofílicas en las cuales la hipereosinofilia se asocia con daño orgánico y se han descartado otras causas.

Clasificación

- Hay varias maneras de clasificar la eosinofilia, sin un consenso claro. En la tabla 19-1 se listan las alteraciones asociadas con eosinofilia.
- **Eosinofilia reactiva** *vs.* **enfermedades eosinofílicas primarias:** distingue la eosinofilia secundaria a un proceso patológico primario de la eosinofilia debida a una alteración hematológica de los eosinófilos.
- El SHE se ha dividido en diversas variantes, como se muestra en la tabla 19-2.[1]

Epidemiología

- Las enfermedades alérgicas, en especial las reacciones farmacológicas, son la causa más común de eosinofilia en Norteamérica, pero las infecciones parasitarias son la causa más común a nivel global.
- La mayoría de las características de los padecimientos eosinofílicos es similar entre niños y adultos. Sin embargo, la población pediátrica tiene una mayor frecuencia de casos asociados con inmunodeficiencia y más presentaciones gastrointestinales (GI) y pulmonares.[2]

Fisiopatología

- Los eosinófilos son granulocitos derivados de la médula ósea implicados en inflamación alérgica y no alérgica.
- Más de 90% de los eosinófilos se localiza en los tejidos, en particular el tracto GI y el tejido linfoide. En comparación con la supervivencia promedio en la circulación periférica de 6-12 h, la supervivencia en los tejidos puede alcanzar varias semanas.
- Los eosinófilos contienen y pueden liberar grandes cantidades de proteínas citotóxicas preformadas a partir de gránulos intracelulares, que incluyen proteína básica principal, proteína catiónica eosinofílica, peroxidasa eosinofílica y neurotoxina derivada de eosinófilos. Los eosinófilos también pueden producir superóxido, leucotrienos y varias citocinas inflamatorias.
- Las citocinas factores de crecimiento de eosinófilos incluyen interleucina (IL)-5, IL-3 y factor estimulante de colonias de macrófagos y granulocitos (GM-CSF, por sus siglas en inglés). Su maduración está mediada por los factores de transcripción GATA-1 y PU.1.

TABLA 19-1 DIFERENCIAL GENERAL DE EOSINOFILIA

Alergia	Atopia (asma, rinitis alérgica, dermatitis atópica)
	Enfermedad respiratoria exacerbada por ácido acetilsalicílico
	Aspergilosis broncopulmonar alérgica
Reacciones farmacológicas	Reacción farmacológica con eosinofilia y síntomas sistémicos (DRESS, por sus siglas en inglés)
	Nefritis intersticial aguda
Neoplasias	Síndromes hipereosinofílicos
	Eosinofilia reactiva secundaria a mastocitosis, cáncer
Infecciones	*Schistosoma*
	Strongyloides
	VIH
	Uncinarias
Inmunodeficiencia	Síndrome de Omenn
	Síndrome de hiper-IgE
	Síndrome linfoproliferativo autoinmune (SLPA)
	Desregulación inmune, poliendocrinopatía y enteropatía ligadas a X (IPEX, por sus siglas en inglés)
Enfermedades reumáticas	Granulomatosis eosinofílica con poliangeítis (GEP)
	Enfermedad relacionada con IgG4
	Sarcoidosis
	Fascitis difusa con eosinofilia
Tejidos específicos	Gastrointestinal: enfermedades eosinofílicas gastrointestinales
	Pulmonar: neumonía eosinofílica, hipersensibilidad, neumonitis
	Dermatológico: síndrome de Kimura

TABLA 19-2 CLASIFICACIÓN DEL SÍNDROME HIPEREOSINOFÍLICO (SHE)

Subtipo	Características moleculares
SHE mieloproliferativo	Puede deberse a mutaciones en *PDGFRB*, *JAK2* y *FGFR1* o una deleción de 4q12 que provoca una proteína de fusión *FIP1L1-PDGFRA*
SHE linfocítico	Células T aberrantes que producen IL-5
SHE familiar	Autosómico dominante debido a una mutación 5q31–33
SHE restringido a cierto órgano	Enfermedades eosinofílicas gastrointestinales, neumonía eosinofílica
Síndromes específicos relacionados con hipereosinofilia	GEP
SHE idiopático	Desconocidas

FGFR1, receptor 1 del factor de crecimiento fibroblástico; FIP1L1, Fip1 tipo 1; GEP, granulomatosis eosinofílica con poliangeítis; *JAK2*, Janus cinasa 2; PDGFRA, factor de crecimiento derivado de plaquetas α; PDGFRB, factor de crecimiento derivado de plaquetas β.

- Mecanismos de enfermedad eosinofílica.
  - ○ Inflamación y daño de tejidos: la activación eosinofílica provoca la liberación de citocinas inflamatorias y proteínas tóxicas para los tejidos.
  - ○ Fibrosis: los eosinófilos pueden promover la proliferación y activación de los fibroblastos, lo que provoca fibrosis. Se observa en la patología endocárdica de la granulomatosis eosinofílica con poliangeítis (GEP) y fibrosis epitelial en esofagitis eosinofílica (EEo).
  - ○ Infiltración: una carga tisular elevada de eosinófilos puede provocar de forma directa disfunción orgánica. Puede provocar alteraciones obstructivas e hipóxicas de los órganos afectados.

DIAGNÓSTICO

Presentación clínica

Las alteraciones eosinofílicas pueden afectar numerosos sistemas orgánicos, como se describe en la tabla 19-3.

Antecedentes familiares
- Síntomas
  - ○ Constitucionales: fiebre, escalofríos, la pérdida ponderal puede asociarse con etiologías malignas, infecciosas o inmunológicas. La pérdida ponderal también puede deberse a deficiencias nutricionales relacionadas con eosinofilia GI.
  - ○ Pulmonares: las sibilancias y la dificultad respiratoria se asocian con asma, infecciones y enfermedades pulmonares mediadas por inmunidad.
  - ○ Cardiovasculares: la dificultad respiratoria también puede relacionarse con insuficiencia cardiaca en GEP o SHE.
  - ○ Neurológicos: puede observarse neuropatía periférica en GEP o SHE. Pueden ocurrir síntomas focales con ciertas infecciones.
  - ○ Dermatológicos: los exantemas, que incluyen urticaria, son inespecíficos y pueden observarse en numerosos padecimientos eosinofílicos.
  - ○ GI: se encuentra disfagia, dispepsia, dolor abdominal y diarrea en casos de eosinofilia en tejidos GI e infecciones.
  - ○ Hematológicos: puede observarse disrupción de la hematopoyesis que provoca síntomas citopénicos en el SHE.
- Antecedentes de viaje: cruciales en el diagnóstico de infecciones parasitarias. Los patrones específicos del viaje pueden ayudar a distinguir los organismos causales.
- Antecedentes médicos: casi siempre la eosinofilia ocurre como un componente de un proceso patológico más grande, y es raro que la eosinofilia sea la presentación inicial de dichos padecimientos.
- Antecedentes familiares: aunque la eosinofilia puramente hereditaria es rara, los antecedentes familiares son un factor de riesgo en estados patológicos como enfermedades alérgicas, inmunodeficiencia y alteraciones reumáticas.
- Antecedentes farmacológicos: cruciales para identificar reacciones a medicamentos. Es importante prestar atención a los suplementos, medicamentos de venta sin receta y ciclos breves de medicamentos (p. ej., AINE y antibióticos). El uso previo de un medicamento sin eventualidades no excluye la posibilidad de una reacción farmacológica de nuevo inicio.
- Antecedentes sociales: pueden identificar exposiciones ocupacionales o domésticas a alérgenos.

Exploración física
- COONG (cabeza, ojos, oídos, nariz y garganta): puede encontrarse otitis media, rinitis/sinusitis, pólipos y úlceras nasales en enfermedades alérgicas e inmunológicas.
- Cardiacos: galopes, soplos y signos de insuficiencia cardiaca en el SHE y etiologías reumatológicas.
- Pulmonares: fase espiratoria prolongada o sibilancias en asma e infecciones.
- Abdominales: esplenomegalia en alteraciones mieloproliferativas e inmunológicas.
- Dermatológicos: eccema, urticaria, vasculitis.
- Linfáticos: linfadenopatía en numerosas causas.
- Neurológicos: neuropatías en SHE y causas reumáticas.

TABLA 19-3	**DIAGNÓSTICO DIFERENCIAL DE EOSINOFILIA CON BASE EN LOS SÍNTOMAS A LA PRESENTACIÓN**
Dermatológico	• DRESS • SHE • Dermatitis atópica • Parásitos • Síndrome de Omenn • Síndrome de hiper-IgE
Pulmonar	• Asma • EREA • Síndrome de Löffler • ABPA • GEP
GI	• Esquistosomiasis • *Strongyloides* • IPEX • EEGI
Hematológico/linfático	• SHE • Filariasis • Síndrome de hiper-IgE • SLPA
Renal/GU	• NIA • GEP • *Schistosoma*
Cardiaco	• SHE • GEP
Infecciones recurrentes	• Síndrome de Omenn • Síndrome de hiper-IgE • SWA • VIH
Endocrino	• IPEX
SNC	• Meningitis eosinofílica • Deficiencia de *DOCK8*
MSK	• *Trichinella*

ABPA, aspergilosis broncopulmonar alérgica; DRESS, reacción farmacológica con eosinofilia y síntomas sistémicos; EEGI, alteraciones eosinofílicas gastrointestinales; EREA, enfermedad respiratoria exacerbada por ácido acetilsalicílico; GEP, granulomatosis eosinofílica con poliangeítis; GI, gastrointestinal; GU, genitourinario; NIA, nefritis intersticial aguda; SLPA, síndrome linfoproliferativo autoinmune; IPEX, desregulación inmune, poliendocrinopatía y enteropatía ligadas a X; MSK, musculoesquelético; SHE, síndrome hipereosinofílico; SNC, sistema nervioso central; SWA, síndrome de Wiskott–Aldrich.

Diagnóstico diferencial

• **Causas inducidas por medicamentos**

  ○ La eosinofilia periférica no es un hallazgo laboratorial infrecuente en pacientes que reciben antibióticos, en especial penicilina, cefalosporinas y fluoroquinolonas. Sin embargo, la mayoría de los pacientes es asintomática y la eosinofilia no necesariamente requiere suspender el medicamento.[3]

- ○ Reacción farmacológica con eosinofilia y síntomas sistémicos (DRESS, por sus siglas en inglés).
  - La DRESS, también conocida como **síndrome de hipersensibilidad inducido por fármaco**, es una respuesta inflamatoria multiorgánica que puede poner en riesgo la vida.
  - Los medicamentos responsables frecuentes son anticonvulsivos, antibióticos, sulfonamidas, minociclina y alopurinol.
  - Es probable que la patogenia sea multifactorial, incluyendo metabolitos del fármaco, alelos HLA específicos, reactivación del virus herpes humano 6 (VHH-6) y activación del sistema inmunológico.[4]
  - La incidencia es de 1/5 000-10 000 exposiciones.[4]
  - Por lo general, el inicio de los síntomas ocurre 2–6 semanas después de comenzar el fármaco culpable. Las manifestaciones comunes incluyen erupciones cutáneas, fiebre y afección visceral.
  - El diagnóstico de DRESS es puramente clínico y se basa en los síntomas clínicos consistentes, la historia de exposición a los medicamentos culpables y la exclusión de otras enfermedades. Los resultados de laboratorio que apoyan el diagnóstico incluyen leucocitosis, presencia de linfocitos atípicos en sangre periférica y anomalías hepáticas.[5] Se han desarrollado sistemas de puntuación, RegiSCAR y J-RACG, que se utilizan para establecer el diagnóstico.
  - El tratamiento principal es retirar los fármacos culpables. Pueden utilizarse corticoesteroides sistémicos, y es común que se requiera una reducción gradual de la dosis para prevenir la recurrencia de los síntomas.
- ○ **Nefritis intersticial aguda**
  - Mediada por inmunidad, lesión tubulointersticial por medicamentos (antibióticos, AINE, diuréticos, entre otros), infecciones y otros.
  - Por lo regular, los pacientes se presentan con síntomas inespecíficos de insuficiencia renal aguda.
  - Se ha descrito la tríada clásica de fiebre, exantema y artralgias en nefritis intersticial aguda (NIA) asociada con β-lactámicos y cefalosporinas.
  - El examen general de orina puede revelar proteinuria, hematuria y eosinofiluria.[6]
- Otras reacciones farmacológicas asociadas con eosinofilia son la pustulosis exantemática generalizada aguda (PEGA), la miocarditis por hipersensibilidad, la hepatitis y la gastroenterocolitis inducida por fármacos.
- **Enfermedad alérgica**
  - ○ Asma (véase cap. 5 para más detalles)
    - La subtipificación clínica y molecular del asma es un área de investigación continua. Empero, el asma eosinofílica con eosinofilia de las vías respiratorias a menudo se reconoce como una categoría especial de asma.[7]
    - La eosinofilia de las vías respiratorias se relaciona con un incremento de la remodelación de las vías respiratorias, engrosamiento de la membrana basal e hipertrofia del músculo liso.
    - Una pequeña proporción (< 20%) de todos los pacientes con asma presenta eosinofilia periférica.[8]
    - El asma eosinofílica puede asociarse con características graves pese a la terapia máxima con corticoesteroides inhalados (CI), con una mayor frecuencia de hospitalización, probabilidad de intubación y mortalidad.[9]
    - Por lo general, el asma eosinofílica se define por una frecuencia eosinofílica en esputo > 1%, pero el análisis del esputo no se recomienda de manera rutinaria debido a dificultades con la confiabilidad.[10]
    - La eosinofilia periférica y la FeNO pueden predecir moderadamente la inflamación eosinofílica de la vía aérea, pero su predicción respecto a la gravedad del asma es menos confiable.[7]
  - ○ **Enfermedad respiratoria exacerbada por ácido acetilsalicílico (EREA)**
    - La EREA es una sensibilidad independiente de IgE a inhibidores de ciclooxigenasa 1 (COX-1), que incluyen ácido acetilsalicílico.
    - El mecanismo no es claro, pero puede ser consecuencia de la sobreproducción de cisteinil-leucotrienos y de la infraproducción de prostaglandina E2 como resultado del antagonismo COX-1.

- La prevalencia global es < 2.5%, pero se incrementa a casi 15% en aquellos con asma grave.
- La historia clínica incluye la combinación de asma y rinosinusitis con poliposis nasal en el caso de utilizar ácido acetilsalicílico e inhibidores de COX-1. Los síntomas agudos pueden ocurrir minutos u horas después de la ingesta y es común que dependan de la dosis.[11]
- El asma puede ser grave, y el tratamiento, refractario.
- Los pólipos nasales pueden crecer con agresividad y es común que recurran.
- Hasta 7% de los pacientes presenta vasoespasmo de arterias coronarias relacionado con eosinofilia que pone en riesgo la vida, y se presenta como dolor precordial.[12]
- El reto de provocación con inhibidores de COX-1 es el estándar de oro para el diagnóstico.
- Se observa eosinofilia periférica en casi un tercio de los pacientes.[13]
- La presentación puede simular asma eosinofílica y la poliposis puede confundirse con sinusitis crónica.
- El tratamiento incluye evitar inhibidores de COX-1, utilizar inhibidores de leucotrienos (montelukast), inhibidores de 5-lipoxigenasa (5LO) (zileutón) y corticoesteroides orales, así como protocolos de desensibilización a inhibidores de COX-1. También puede emplearse dupilumab para tratar el asma y la poliposis nasal. Las terapias anti-IL5 también pueden usarse para tratar el asma en estos pacientes.
  - **Dermatitis atópica** (véase cap. 13 para más detalles)
    - Casi todos los pacientes presentan eosinofilia en los tejidos y eosinofilia periférica que correlacionan con la intensidad de la enfermedad.
    - La evaluación de eosinofilia no es un factor rutinario para el diagnóstico o tratamiento y las terapias dirigidas a los eosinófilos no han sido eficaces.[14]
  - **Rinitis alérgica** (véase cap. 9 para más detalles)
    - Se observa eosinofilia en rinitis alérgica (RA), rinitis no alérgica con síndrome eosinofílico (RNASI) y rinosinusitis crónica.
    - Muchos pacientes tienen eosinofilia mucosa y periférica, que aumenta con el asma concomitante.[15]
  - **Aspergilosis broncopulmonar alérgica (ABPA)**
    - Esta hipersensibilidad a *Aspergillus*, observada sobre todo en pacientes con asma y fibrosis quística, se presenta como exacerbaciones recurrentes de síntomas respiratorios refractarios a la terapia estándar.
    - **La ABPA es resultado de la colonización por *Aspergillus*, no de una infección activa.**
    - En casos graves, los pacientes pueden desarrollar tapones de moco, hemoptisis y fibrosis pulmonar.
    - El diagnóstico se basa en una combinación de la historia clínica con los hallazgos radiológicos y la sensibilidad a *Aspergillus*.
    - Los esteroides sistémicos son la terapia de primera elección y, por lo general, los azoles antimicóticos se reservan para aquellos incapaces de reducir de modo gradual los corticoesteroides.[16]
- **Enfermedades infecciosas**
  - **Fuera de Norteamérica y Europa, las infecciones helmínticas son la causa más común de eosinofilia periférica.**
  - Solo 5% de los viajeros recientes que buscan atención médica se presenta con eosinofilia, mientras hasta 27% de los inmigrantes se presenta con eosinofilia.[17,18]
    - En viajeros, las causas más identificadas de eosinofilia son *Schistosoma* (6%), uncinarias (3%) y *Strongyloides* (2%).[17]
    - En inmigrantes recientes, las causas más identificadas de eosinofilia son filariasis (53%), *Strongyloides* (47%) y *Schistosoma* (29%).[18]
  - La mayoría de los casos de eosinofilia secundaria a infección es asintomática.
  - Los síntomas dermatológicos, GI y pulmonares son la manifestación más común de infecciones eosinofílicas (tabla 19-4).
  - El antecedente de un viaje puede tener utilidad particular en el diagnóstico diferencial (tabla 19-5).
  - ***Schistosoma* spp.**

TABLA 19-4	DDIAGNÓSTICO DIFERENCIAL DE INFECCIONES PARASITARIAS POR SISTEMA
GI	• *Schistosoma* • Uncinarias • *Strongyloides* • *Echinococcus* • *Ascaris*

Pulmonares	• ABPA
	• Síndrome de Löffler
	   • Uncinarias
	   • *Strongyloides*
	   • *Ascaris*
	• *Coccidioides*

Cutáneos	• Uncinarias • Larva migrans cutánea • *Strongyloides* • *Coccidioides*
MSK	• *Trichinella* • *Coccidioides*
GU	• *Schistosoma haematobium*
SNC	• *Angiostrongyliasis* • *Gnathostomiasis* • *Baylisascaris* • *Schistosoma* • *Coccidioides*

GI, gastrointestinal; GU, genitourinario; MSK, musculoesquelético; SNC, sistema nervioso central.

TABLA 19-5	CRITERIOS PARA SÍNDROME DE OMENN

- Exantema generalizado
- Ausencia de injerto materno
- Células T CD3 > 300/μL
- Proliferación de células T contra antígeno < 30% de lo normal *o* 4 de lo siguiente, que incluye por lo menos uno marcado (*):
  - (*) Células T oligoclonales
  - (*) > 80% de las células T es CD45RO+
  - (*) Proliferación de células T a mitógeno < 30% de lo normal
  - (*) Proliferación de células T a reacción leucocitaria mixta < 30% de lo normal
  - (*) Mutación en un gen causal de IDCG
  - Hepatomegalia
  - Esplenomegalia
  - Linfadenopatía
  - Cifras elevadas de IgE
  - Incremento del recuento absoluto de eosinófilos

- La presentación puede incluir comezón del nadador, enfermedad febril aguda, síntomas urinarios o infección intestinal crónica o hepatoesplénica.
- La mitad de los individuos infectados por *Schistosoma* spp. desarrollará eosinofilia leve.[19] Casi todos los pacientes con esquistosomiasis aguda desarrollarán eosinofilia moderada a grave.[20]
- La serología es la prueba de tamizaje más sensible. La microscopia de heces y la valoración molecular sérica pueden utilizarse para apoyar el diagnóstico y cuantificar la carga parasitaria.

○ ***Strongyloides***
  - Una causa ocasional de eosinofilia en viajeros recientes, pero más común en inmigrantes con eosinofilia (48 *vs.* 10%).[21]
  - En Norteamérica, la infección se asocia con poblaciones rurales, institucionalizadas y con desventajas socioeconómicas.
  - Síntomas:
    □ La mayoría de las infecciones es asintomática. La eosinofilia periférica puede ser la única anomalía.
    □ Los síntomas GI comunes incluyen dolor abdominal, vómito, diarrea y malabsorción.
    □ La migración intradérmica de las larvas puede producir tractos serpiginosos pruriginosos en la piel.
    □ **Síndrome de Löffler:** migración pulmonar de las larvas con tos seca, sibilancias y hemoptisis. También puede producirse por uncinarias y *Ascaris*.
    □ Síndrome por hiperinfección: sepsis que pone en riesgo la vida por la diseminación larvaria en pacientes inmunosuprimidos, con mayor frecuencia debido a corticoesteroides.
  - Casi todos los pacientes desarrollan eosinofilia periférica.[17]
  - Las pruebas de reacción en cadena de la polimerasa (RCP) serológicas y en heces tienen la mayor sensibilidad, pero otras infecciones helmínticas pueden causar resultados falsos positivos.[22]
  - Dos dosis de ivermectina espaciadas 3–4 semanas pueden provocar la desaparición del patógeno en casi todos los individuos.[22]

○ **Uncinarias y larva migrans cutánea**
  - "Uncinaria" se refiere con mayor frecuencia a uncinarias humanas, *Ancylostoma duodenale* o *Necator americanus.*
  - Síntomas
    □ Síntomas dermatológicos: exantema maculopapular pruriginoso focal en el sitio de penetración de la larva. **Larva migrans cutánea** se refiere de manera específica a las lesiones serpiginosas muy pruriginosas asociadas con uncinarias de especies animales.
    □ Los síntomas GI incluyen dolor abdominal, vómito y diarrea. El daño de los tejidos locales puede provocar sangrado GI, anemia y malabsorción.
  - La mayoría de las infecciones humanas por uncinarias se presenta con un alto grado de eosinofilia (> 3 000/μL).[17]
  - Diagnosticada por microscopia de las heces.
  - A diferencia de otras infecciones por uncinarias, la larva migrans cutánea puede tratarse con una sola dosis de ivermectina.[23]

○ **Filariasis: *Wuchereria bancrofti* y *Brugia* spp.**
  - Se encuentra una infección asintomática en 2% de los viajeros que regresan con eosinofilia.[17]
  - Las filarias se transmiten entre huéspedes humanos por mosquitos *Aedes* y *Mansonia*.
  - Puede presentarse con filariasis linfática ("elefantiasis"): edema proximal dramático de las extremidades o edema escrotal con linfadenopatía dolorosa. Con menor frecuencia, se presenta con eosinofilia pulmonar tropical, que se parece al asma y se caracteriza por tos nocturna y sibilancias, que ocurren en < 1% de los individuos infectados.
  - La mayoría de los pacientes se presenta con eosinofilia, pero casi todos aquellos con infección pulmonar se presentan con un recuento de eosinófilos > 3 000 células/μL.[24]

- La valoración de antígenos es la prueba más sensible.
- Tanto los síntomas linfáticos como pulmonares responden a dietilcarbamazina (DEC).[25]
- Debe excluirse oncocercosis e infección por Loa loa debido a que la DEC puede precipitar infecciones, provocando ceguera y encefalopatía, respectivamente.
- La adición de esteroides puede ser útil para los síntomas pulmonares, pero debe excluirse *Strongyloides*.
  ○ **Otros**
  - *Ascaris*: relacionada con uncinarias con una distribución similar. Es una infección menos común, pero es la causa más frecuente de síndrome de Löffler. Alrededor de la mitad de los individuos infectados desarrolla eosinofilia.[26] El tratamiento típico implica 3 días de albendazol.
  - *Trichinella*: adquirida por la ingesta de larvas enquistadas en carne infracocida. El puerco contaminado es el más común, pero también se observa en carne de caza. Se presenta de manera notable con mialgias, fiebre y edema periorbitario/fascial. La eosinofilia casi siempre está presente. Incremento frecuente de creatina fosfocinasa (CPK, por sus siglas en inglés) y lactato deshidrogenasa (LDH). Confirmada por serología, mientras que la biopsia muscular se reserva para la incertidumbre diagnóstica. Los casos leves son autolimitados. Las infecciones graves pueden requerir albendazol.[27]
  - *Echinococcus*: transmitido por la ingesta de material contaminado con heces de perros infectados. La infección puede permanecer latente como quistes por años. La afección hepática es más común, con obstrucción biliar, pancreatitis e hipertensión portal. Los síntomas pulmonares también son frecuentes, con tos, dolor torácico y hemoptisis. La rotura de los quistes provoca anafilaxia. La eosinofilia se debe a fuga intermitente del quiste, por lo que se detecta en pocas ocasiones. El tratamiento implica albendazol, así como aspiración y resección del quiste.[28]
  - *Coccidioides*: infección micótica observada sobre todo en el sureste de Estados Unidos; con frecuencia subclínica. Se presenta principalmente como neumonía, pero puede desarrollar síntomas constitucionales, artralgias, eritema nodoso y eritema multiforme. Se observa eosinofilia en hasta 30% de los pacientes y debe elevar la sospecha en la neumonía de apariencia típica.[33] La detección serológica es la más sensible, pero puede ser negativa en etapas tempranas, por lo que se requiere un cultivo micótico para su diagnóstico. La mayoría de los casos se resuelve por sí solo. Para pacientes con síntomas sistémicos, los azoles y la anfotericina pueden estar justificados.
  - VIH: 10–30% de los pacientes con VIH puede desarrollar eosinofilia, en particular aquellos con recuentos bajos de CD4. La coinfección parasitaria se identifica solo en una minoría. La eosinofilia correlaciona con una mayor frecuencia de síntomas cutáneos.[29]
  - Meningitis eosinofílica: definida como ≥ 10 eosinófilos/μL de líquido cefalorraquídeo (LCR) o eosinófilos ≥ 10% de los leucocitos del sistema nervioso central (SNC). Es rara y casi todos los casos se deben a infecciones. Los organismos más comunes son *Angiostrongyliasis, Gnathostomiasis, Baylisascaris*, pero se han documentado muchos más. Con frecuencia se adquiere a través de la carne infracocida. La angiostrongiliasis causa síntomas vagos del SNC, que incluyen cefalea, dolor de cuello y vómito, pero no fiebre. Es más probable que la gnatostomiasis y *Baylisascaris* produzcan síntomas focales, que incluyen convulsiones, parestesias y parálisis, con imágenes positivas en el SNC. Las causas infecciosas de meningitis eosinofílica casi siempre tienen eosinofilia periférica. El diagnóstico y tratamiento varían según la causa.[30,31]
- **Eosinofilia en inmunodeficiencia**
  ○ Las inmunodeficiencias, en particular aquellas con eosinofilia, tienen mayor probabilidad de presentarse durante la infancia.[32]
  ○ El grado de eosinofilia no ayuda a distinguir diferentes inmunodeficiencias primarias (IDP). El recuento absoluto de eosinófilos (RAE) puede variar en grado sumo dentro de una sola IDP. No obstante, el síndrome de Omenn y el síndrome de hiper-IgE (SHIE) cuentan con la mayoría de los casos documentados con eosinofilia grave.
  ○ **Síndromes de hiper-IgE**
  - Es típico que se presenten con eccema e infecciones recurrentes, con cifras séricas elevadas de IgE (en general > 1 000 UI/mL).

- Durante la infancia puede presentarse dermatitis e infecciones, mientras que las anomalías estructurales continúan desarrollándose durante la adultez.
- Autosómica dominante (SHIE-AD, antes síndrome de Job): deficiencia de *STAT3*. Es la forma más común.[33] Las características específicas a la presentación incluyen:
  □ Manifestaciones cutáneas: eccema, exantema del recién nacido.
  □ Infecciones recurrentes: abscesos cutáneos, neumonía/neumatoceles, candidiasis oral. Predomina *Staphylococcus aureus*, aunque las infecciones micóticas son frecuentes.
  □ Anomalías del tejido conectivo: rasgos faciales que incluyen puente nasal amplio, fascies "toscas/masudas", retención de los dientes primarios, escoliosis y fracturas patológicas.
- Autosómica recesiva (SHIE-AR): incluye la deficiencia de *DOCK8* y en casos más raros, la deficiencia de *TYK2*, *PGM3* o *SPINK5*.[34] Las características singulares a la presentación incluyen:
  □ Susceptibilidad a infecciones virales cutáneas: verrugas por molusco contagioso, herpes zóster e infecciones recurrentes por herpes simple.
  □ Complicaciones neurológicas: meningitis viral y leucoencefalopatía multifocal progresiva.
  □ Autoinmunidad: anemia hemolítica y vasculitis.
  □ Atopia: alergias ambientales y alimentarias, además de eccema.
  □ Ausencia de anomalías esqueléticas y dentales, ausencia de neumatoceles.
- Diagnóstico
  □ El sistema de clasificación de SHIE según los National Institutes of Health (NIH) puede ayudar al diagnóstico de SHIE-AD. Inicialmente creado para pacientes con antecedentes familiares y una presentación tipo SHIE-AD. Se dispone de puntuaciones ponderadas específicas para deficiencia de *DOCK8* o *STAT3*.[35,36]
  □ Las anomalías laboratoriales pueden incluir cifras elevadas de IgE, eosinofilia y cifras disminuidas de células T de memoria CD45RO+, células B de memoria CD27+ y células T_H17.
  □ La eosinofilia está presente en casi todos los pacientes.[33]
  □ El diagnóstico definitivo requiere una valoración genética.
- Tratamiento
  □ El tratamiento primario implica la detección y el manejo de las manifestaciones patológicas, que incluyen infecciones cutáneas, atopia y neoplasias malignas.
  □ La profilaxis contra infecciones cutáneas estafilocócicas puede disminuir el riesgo de infecciones graves.
  □ El tamizaje para SHIE-AR puede incluir una valoración para virus herpes simple (VHS), citomegalovirus (CMV) y virus Epstein–Barr (VEB).
  □ El tratamiento definitivo para SHIE-AR es el trasplante de médula ósea, que por lo general ha sido ineficaz para SHIE-AD.[33]
- ○ **Síndrome de Omenn**
  - Subconjunto de inmunodeficiencias combinadas graves con "fuga" (IDCG), que provocan la expansión de poblaciones linfocitarias oligoclonales autorreactivas (véase cap. 21 para más detalles).
  - Casi todas las mutaciones afectan la recombinación de *VDJ*. Afecta con mayor frecuencia *RAG1* y *RAG2*. La alteración de las células citolíticas naturales (*NK, natural killer*) es poco frecuente.
  - Las características que distinguen al síndrome de Omenn de las IDCG clásicas incluyen eritroderma generalizado, linfadenopatía y hepatoesplenomegalia.
  - Los criterios diagnósticos se muestran en la tabla 19-5.[37,38]
- ○ **Síndrome linfoproliferativo autoinmune (SLPA)**
  - Las mutaciones en Fas (*TNFRSF6*), ligando Fas, o *CASP10* provocan activación inmune descontrolada debido a la apoptosis alterada de los linfocitos.[39] Esto se presenta con linfadenopatía y esplenomegalia crónicas, citopenias multilinaje debidas a secuestro y destrucción autoinmune, y un riesgo 50 veces mayor de linfoma.[40]
  - Hasta 2011, se han informado más de 500 casos.[41]
  - Los criterios diagnósticos se muestran en la tabla 19-6.[42] Se encuentra eosinofilia en 16% de los pacientes y correlaciona con una mayor necesidad de esplenectomía, infecciones graves y mortalidad.

TABLA 19-6 CRITERIOS DEL TALLER SLPA DE 2009

Diagnóstico definitivo: se requieren ambos criterios más un criterio accesorio primario
Diagnóstico probable: se requieren ambos criterios más un criterio accesorio secundario

Criterios requeridos
- Linfadenopatía/esplenomegalia crónica durante > 6 meses, sin infecciones, sin cáncer
- Linfocitos T CD3$^+$ TCR$\alpha\beta^+$ CD4$^-$CD8$^-$ en sangre > 1.5% de todos los linfocitos o > 2.5% de todas las células CD3$^+$

Criterios accesorios primarios
- Apoptosis linfocitaria defectuosa en ×2 estudios
- Mutaciones somáticas o de línea germinal en *FAS*, *FASLG*, o *CASP10*

Criterios accesorios secundarios
- FASL > 200 pg/mL en suero
- IL-10 > 20 pg/mL
- Vitamina B12 > 1 500 ng/L
- IL-18 > 500 pg/mL
- Citopenia autoinmune con hipogammaglobulinemia
- Histopatología consistente
- Antecedentes familiares de linfadenopatía no infecciosa, no maligna

IL, interleucina; SLPA, síndrome linfoproliferativo autoinmune; TCR, receptor de célula T.

Adaptada de Oliveira JB, Bleesing JJ, Dianzani U, *et al.* Revised diagnostic criteria and classification for the autoimmune lymphoproliferative syndrome (ALPS): report from the 2009 NIH International Workshop. *Blood.* 2010;116:e35–40.

- El control de la citopenia y la vigilancia del linfoma son los componentes clave del manejo.[41] Las citopenias refractarias a esteroides pueden responder a micofenolato mofetil, sirolimus o rituximab.
- La utilidad de las imágenes seriadas para vigilancia del linfoma aún no se ha establecido.
- Se evita la esplenectomía debido a la recurrencia de la enfermedad y las tasas elevadas de sepsis en comparación con el paciente posesplenectomizado general.
  - **Desregulación inmune, poliendocrinopatía y enteropatía ligadas a X (IPEX)**
    - Esta afección recesiva ligada a X potencialmente fatal y en extremo rara se produce por mutaciones en *FOXP3*, el factor de transcripción maestro de las células T reguladoras (Treg) inmunosupresoras.
    - La IPEX se presenta en lactantes varones con una tríada clásica de diarrea intratable, diabetes tipo 1 y eccema. La diarrea grave es el rasgo de presentación más común y se desarrolla en casi todos los individuos, con frecuencia con retraso del crecimiento.[43] Las manifestaciones autoinmunes incluyen tiroiditis, anemia hemolítica, nefropatía y hepatitis.
    - Se encuentra eosinofilia en casi todos los pacientes. El diagnóstico definitivo requiere secuenciación genética.
    - El tratamiento implica agentes inmunosupresores, que incluyen glucocorticoides, inhibidores de calcineurina y sirolimus, además de considerar el trasplante de células pluripotenciales hematopoyéticas.[44]
  - **Síndrome de Wiskott–Aldrich (SWA)**
    - Tríada clásica de eccema grave, trombocitopenia e infecciones pirógenas recurrentes.
    - Causado por mutaciones en SWA, que provocan un defecto de la polimerización del citoesqueleto.

○ **Síndrome de Loeys–Dietz**
- Su presentación es similar a SHIE-AD con atopia, cifras elevadas de IgE y anomalías musculoesqueléticas. Las anomalías vasculares específicas incluyen aneurismas y tortuosidad.
- Causado por mutaciones en la vía de señalización del factor de crecimiento transformante (TGF)-β, que provocan anomalías del tejido conectivo y disfunción linfocitaria.
- La eosinofilia puede asociarse con alteraciones eosinofílicas gastrointestinales (EEGI).
- **Causas reumatológicas de eosinofilia**
○ **Granulomatosis eosinofílica con poliangeítis (GEP, antes Churg–Strauss)**
- Vasculitis de vasos de pequeño y mediano calibre diagnosticada a una edad promedio de 40 años; sus criterios diagnósticos propuestos se muestran en la tabla 19-7.[45]
- Atopia y enfermedad sinopulmonar: se encuentra asma en 90% de los pacientes y puede preceder al diagnóstico de GEP 4-9 años. También puede presentarse con RA y pólipos nasales.
- Enfermedad parenquimatosa pulmonar: infiltrados pulmonares periféricos y hemorragia alveolar fugaces.
- Vasculitis: puede provocar púrpura, nódulos, lesiones ulcerativas y livedo reticular por la afección cutánea, y neuropatías motoras y sensitivas debido a la afección de los nervios periféricos.
- Renal: glomerulonefropatía segmentaria, necrosante en media luna sin depósito de inmunocomplejos. Indistinguible de la encontrada en la granulomatosis con poliangeítis (GPA) y poliangeítis microscópica (PAM).
- Cardiaco: cardiomiopatía, miocarditis, pericarditis, endocarditis y valvulitis. Representa la principal causa de mortalidad. Los pacientes con manifestaciones cardiacas tienen eosinofilia periférica más elevada (9 000 *vs.* 3 000 células/μL).[46]
- **Los anticuerpos anticitoplasma de neutrófilos (ANCA, por sus siglas en inglés) solo están presentes en una minoría de los pacientes.**
- Diferencial
  □ EREA: los infiltrados pulmonares y manifestaciones sistémicas son poco frecuentes.
  □ Vasculitis GPA y MPA: el asma y la eosinofilia son poco frecuentes.
- A menudo, los glucocorticoides son suficientes para lograr la remisión. Los medicamentos ahorradores de esteroides, que incluyen ciclofosfamida, azatioprina y metotrexato, se justifican para mantener la remisión en pacientes con enfermedad que pone en riesgo algún órgano.[47] Mepolizumab puede producir una menor frecuencia de recaídas.[48]

TABLA 19-7	**CRITERIOS DIAGNÓSTICOS DE 1990 PARA GEP SEGÚN EL AMERICAN COLLEGE OF RHEUMATOLOGY**

Criterios
- Asma
- Eosinofilia periférica > 10%
- Neuropatía
- Infiltrados pulmonares transitorios
- Enfermedad de senos paranasales
- Eosinofilia extravascular

Probabilidad diagnóstica
- La presencia de ≥ 4 criterios tiene una sensibilidad de 85% y una especificidad de 99.7%

GEP, granulomatosis eosinofílica con poliangeítis.

Modificada de Masi AT, Hunder GG, Lie JT, *et al.* The American College of Rheumatology 1990 criteria for the classification of Churg-Strauss syndrome (allergic granulomatosis and angiitis). *Arthritis Rheum.* 1990;33:1094–100.

- ○ **Enfermedad relacionada con IgG4 (IgG4RD)**
  - La IgG4RD participa en la inflamación sistémica, multisistémica, fibrótica con células plasmáticas IgG4$^+$ infiltrantes. La relevancia de la IgG4 en la patogenia no es clara.
  - La prevalencia es 2.2/100 000, con predominio en hombres adultos.
  - Con frecuencia, la presentación inicial es una masa subaguda o el aumento de tamaño de uno o más órganos. La ausencia de síntomas sistémicos es típica. La IgG4RD puede afectar cualquier sistema orgánico, con mayor frecuencia el páncreas, las glándulas salivales/lagrimales, los ganglios linfáticos, el árbol biliar y los riñones.[49]
  - La evaluación incluye cifras séricas de inmunoglobulinas, estudios de imagen para evidencia de afección orgánica y confirmación por biopsia.
    - □ A menudo las cifras de IgG4 están elevadas, pero no son diagnósticas; > 135 mg/dL tienen 90% de sensibilidad y 60% de especificidad, > 270 mg/dL tienen 35% de sensibilidad y 91% de especificidad.[50]
    - □ Se encuentra eosinofilia (> 500 células/µL) en 38% de los pacientes.[51]
  - Los glucocorticoides son el tratamiento de primera elección y producen remisión parcial o completa en 89% de los pacientes.[50] Rituximab puede ser útil para pacientes en quienes fallan los esteroides.
- ○ **Fascitis difusa con eosinofilia (antes enfermedad de Shulman)**
  - Esta enfermedad progresa en extremo rara con eritema y edema cutáneos de inicio abrupto. Puede progresar a *peau d'orange* (piel de naranja) con edema con fóvea y venas deprimidas (signo de la fóvea). Por lo general, las manifestaciones cutáneas son simétricas y localizadas a las extremidades.[52]
  - Los síntomas adicionales incluyen poliartritis inflamatoria, mialgia, debilidad, pérdida ponderal y síndrome del túnel del carpo.
  - Las complicaciones a largo plazo pueden incluir contracturas articulares (p. ej., signo de la "plegaria") y enfermedad pulmonar restrictiva.
  - Se encuentra eosinofilia periférica en 60-90% de los pacientes.[53] Es común que los marcadores inflamatorios estén incrementados. A menudo, las cifras de aldolasa están elevadas, mientras que las de creatina cinasa (CK) permanecen normales.
  - Diferencial
    - □ Esclerosis sistémica: la esclerodactilia, las telangiectasias y el fenómeno de Raynaud son característicos de la esclerosis sistémica.
    - □ Síndrome del aceite tóxico y síndrome de eosinofilia-mialgia: muy raros y sugeridos por epidemiología.
    - □ Fibrosis sistémica nefrogénica: reacción adversa rara al medio de contraste de IRM con gadolinio en pacientes con insuficiencia renal.
  - Los glucocorticoides producen remisión parcial o completa en la mayoría de los pacientes.[53]
  - La combinación de metotrexato y glucocorticoides produce una mayor proporción de remisión completa.
- ○ **Sarcoidosis**
  - La sarcoidosis es una enfermedad granulomatosa no caseificante multisistémica.
  - Su prevalencia es de 10-20/100 000 individuos, y ocurre en mayor grado en personas afroamericanas.
  - Casi la mitad de los pacientes tiene una presentación asintomática con hallazgos radiológicos incidentales.[54] Los síntomas de presentación comunes incluyen tos, disnea y dolor torácico.
  - Los síntomas extrapulmonares, observados en un tercio de los pacientes, incluyen uveítis, artralgia y mialgia, esplenomegalia, linfadenopatía, y lesiones cutáneas inespecíficas. El **síndrome de Löfgren** es la combinación específica de linfadenopatía hiliar, artritis y eritema nodoso, y conlleva un buen pronóstico.
  - La sarcoidosis se diagnostica mediante hallazgos radiológicos específicos y otras anomalías laboratoriales, que incluyen:
    - □ Linfadenopatía hiliar bilateral u opacidades reticulares.
    - □ Afección de por lo menos un sistema orgánico adicional.
    - □ Exclusión de causas alternativas.

- En casos ambiguos, se requiere evidencia de granulomas no caseificantes en la biopsia de tejidos.
- Los niveles elevados de enzima convertidora de angiotensina (ECA) e hipercalciemia/hipercalciuria son hallazgos inespecíficos, pero es común que se encuentren en los pacientes.
- Hasta 41% de los pacientes presenta eosinofilia periférica.[55]
- Diagnóstico diferencial:
  - □ Neumopatía infecciosa: tiene una presentación similar como enfermedad pulmonar granulomatosa. La histología debe incluir tinción con ácido rápido para descartarla.
  - □ GEP y GPA: también puede presentarse con una patología pulmonar granulomatosa. Sin embargo, es raro que la sarcoidosis se presente con atopia o títulos positivos para ANCA.
  - □ Neumoconiosis: puede presentarse con enfermedad pulmonar restrictiva similar y opacidades reticulares por radiología. Puede distinguirse mediante una historia social cuidadosa.
- Los esteroides mejoran los síntomas, pero no afectan la función pulmonar ni la progresión de la enfermedad. Para la enfermedad refractaria, metotrexato, azatioprina, micofenolato mofetil, ciclofosfamida y agentes anti-TNF-α pueden ser eficaces.
- ○ **Otros**
  - Lupus eritematoso sistémico (LES), síndrome de Sjögren: aunque no es una característica definitoria, las enfermedades del tejido conectivo pueden presentarse con eosinofilia leve.
  - Miositis eosinofílica: espectro patológico raro con dolor, debilidad y tumefacción musculares acompañados por eosinofilia tisular y tal vez periférica.
  - Síndrome del aceite tóxico: síndrome raro relacionado con un brote en España en 1981 debido al consumo de aceite de canola contaminado destinado para uso industrial. No han habido casos adicionales desde el evento original.[56]
  - Síndrome de eosinofilia–mialgia: síndrome raro relacionado con un brote en 1989 debido al consumo de suplementos de triptófano contaminados en Estados Unidos. Desde entonces han ocurrido casos aislados.[57]
- **Alteraciones gastrointestinales con eosinofilia**
  - ○ EEGI **caracterizadas** por eosinofilia primaria en los tejidos del tracto GI, clasificadas por la región anatómica afectada.
  - ○ Excepto por el esófago, los eosinófilos están presentes en condiciones normales en la mucosa intestinal saludable.
  - ○ Los valores normales de eosinófilos en tejidos no son consistentes, y hay un debate respecto a los valores de corte diagnósticos.
  - ○ **Esofagitis eosinofílica (EEo)** (véase cap. 16 para más detalles).
    - Hasta 50% de los pacientes presenta eosinofilia periférica de > 300 células/µL.[58]
    - El diagnóstico requiere una eosinofilia tisular de > 15 células por campo de alto poder.
    - Diagnóstico diferencial
      - □ Enfermedad por reflujo gastroesofágico (ERGE): debe excluirse. Es más probable que responda a inhibidores de la bomba de protones (IBP) y menos probable que se presente con impacción de alimentos y atopia.
      - □ Enfermedad de Crohn (EC): las manifestaciones esofágicas son raras.
  - ○ **Otras EEGI: gastritis eosinofílica (GE), gastroenteritis eosinofílica (GEE) y colitis eosinofílica (CE)** (véase cap. 16 para más detalles)
    - El 80% de los pacientes presenta por lo menos eosinofilia periférica leve.[59]
    - Toda EEGI es un diagnóstico de exclusión que requiere evidencia por biopsia de eosinofilia en los tejidos. Se carece de valores umbrales por consenso, pero en general se ha reconocido que las cifras de eosinófilos aumentan a lo largo del tracto GI.
  - ○ **Otras alteraciones GI relacionadas con eosinofilia**
    - Enfermedad celiaca: la eosinofilia tisular a la biopsia se relaciona con una etapa histológica más avanzada de la enfermedad celiaca.[60]
    - Enfermedad inflamatoria intestinal: la eosinofilia en sangre periférica > 400 células/µL ocurre en 20-40% de los pacientes y correlaciona con una enfermedad más grave, incluidas tasas más altas de uso de esteroides, hospitalización y manejo quirúrgico.[61]

- **Síndrome hipereosinofílico (SHE)**
  - Hay seis variantes de SHE, sus características moleculares se describen en la tabla 19-2.[1,62]
  - **Etiología:** la etiología del SHE es amplia, e incluye alteraciones clonales primarias y reactivas. Por lo general, la eosinofilia reactiva se produce por un aumento de la producción de citocinas eosinopoyéticas, en su mayoría IL-5, IL-3 y GM-CSF.
    - **Mieloproliferativo (M-SHE):** 10-14% de los pacientes con SHE tiene eosinofilia clonal por una fusión anormal de Fip1-like1 (*FIP1L1*) y factor de crecimiento derivado de plaquetas α (*PDGFRA*), o *FIP1L1-PDGFR* (*F/P*). La proteína de fusión *F/P* causa la producción de una tirosincinasa constitutivamente activa, lo que modifica las células pluripotenciales hematopoyéticas, por lo que se produce eosinofilia. Otras variantes relacionadas con M-SHE incluyen reacomodos de *PDGFRB, PDGFRA, FGFR1* y *PCM1-JAK2*. M-SHE puede subclasificarse en leucemia eosinofílica crónica (LEC) asociada con *PDGFRA*, LEC-NOS y SHE con características mieloproliferativas, pero sin clonalidad demostrada.[63]
    - **Linfocítico (L-SHE):** los pacientes desarrollan poblaciones aberrantes de células T que generan por lo menos una hematopoyetina eosinofílica que causa eosinofilia periférica marcada.
    - **SHE superpuesto o restringido a un órgano:** esta variante de SHE consiste en alteraciones eosinofílicas en un órgano específico asociadas con eosinofilia periférica. La causa depende del diagnóstico distintivo, como EEGI y neumonía eosinofílica.
    - **SHE asociado:** RAE > 1 500 células/µL asociado con otras afecciones descritas en las secciones previas. La causa depende de las alteraciones encontradas.
    - **SHE familiar:** en extremo raro, enfermedad autosómica dominante.
    - **SHE idiopático:** pacientes sintomáticos con valoración negativa para causas.
  - **Epidemiología**
    - La incidencia y prevalencia del SHE no está bien caracterizada.[64]
    - Alrededor de 20% de los pacientes con SHE tiene características sugerentes de M-SHE. El subtipo M-SHE es más común en hombres de 20-40 años.[65]
    - No hay predilección de género en L-SHE.
  - **Presentación**
    - Los síntomas comunes del SHE incluyen debilidad, fatiga, tos, disnea, mialgias, angioedema, exantemas, fiebre y rinitis.
    - La presentación de M-SHE y L-SHE se resume en la tabla 19-8.
    - El angioedema y la eosinofilia episódicos (síndrome de Gleich) es un subconjunto de L-SHE. Los pacientes se presentan con episodios cíclicos de angioedema y urticaria que ocurren cada 28-32 días.
    - Los signos y síntomas de los pacientes pueden superponerse y las variantes de SHE pueden cambiar con base en la enfermedad subyacente.
  - **Características diagnósticas distintivas**
    - Los pacientes con hipereosinofilia inexplicable con afección orgánica deben someterse a una valoración adicional para identificar si hay enfermedades subyacentes y excluir leucemia, como se explicó antes, que incluya aspiración de médula ósea y biopsia, evaluación molecular para mutaciones *FIP1L1-PDGRFRA* y anomalías de *JAK2*, y citometría de flujo para fenotipificación de linfocitos T.[66] Estos pasos requieren consulta con Hematología.
    - Los hallazgos de laboratorio que distinguen M-SHE de L-SHE se listan en la tabla 19-8.
  - **Características terapéuticas distintivas**
    - Debe considerarse el tratamiento inicial con corticoesteroides, 1 mg/kg de prednisona a 1 g de metilprednisolona en pacientes con complicaciones cardiacas, neurológicas o tromboembólicas, o presencia de RAE extremadamente incrementado. La dosis inicial depende de la gravedad de las manifestaciones clínicas. Debe considerarse administrar ivermectina simultánea a los pacientes con antecedentes de exposición a *Strongyloides* para prevenir complicaciones potencialmente fatales por síndrome de hiperinfección inducido por esteroides.[67]
    - Los tratamientos específicos para las enfermedades eosinofílicas clonales incluyen hidroxiurea, interferón-α, mesilato de imatinib, nuevos inhibidores de tirosincinasa y otros agentes biológicos. El medicamento de elección depende de la presentación clínica, la variante del SHE y el diagnóstico molecular del paciente.

| TABLA 19-8 | CARACTERÍSTICAS DE LAS AFECCIONES EOSINOFÍLICAS CLONALES, M-SHE Y L-SHE |

Variante del SHE	Presentación	Características diagnósticas singulares	Características terapéuticas singulares
Variante mieloproliferativa del SHE	• Predomina en hombres • Esplenomegalia • Más probable que tenga manifestaciones cardiacas	• Anemia, trombocitopenia • Incremento de vitamina B12 • Niveles incrementados de triptasa • Presencia de eosinófilos displásicos y precursores eosinofílicos en sangre • Médula ósea con hipercelularidad y fibrosis • Mutaciones de *PDGFR* u otras anomalías cromosómicas asociadas	• Gran mortalidad si no se trata • Refractario a esteroides • Imatinib se usa para pacientes con mutación asociada con *PDGFR* • Para pacientes negativos a *PDGFR*, el tratamiento debe guiarse por las anomalías moleculares subyacentes. • Los pacientes sin anomalías y que no satisfacen los criterios para leucemia deben tratarse con dosis altas de esteroides
Variante linfocítica del SHE	• Mujer = Hombre • Manifestaciones cutáneas y de tejidos blandos, que incluyen eritroderma, urticaria y placas	• L-SHE CD3⁻CD4⁺ • Cifras elevadas de IgE • Cifras elevadas de TARC	• Puede requerir dosis moderadas o altas de esteroides • Segunda línea: interferón-α • Puede progresar a linfoma (5–25%)

L-SHE, variante linfocítica del síndrome hipereosinofílico; M-SHE, variante mieloproliferativa del SHE; *PDGFR*, factor de crecimiento derivado de plaquetas; TARC, quimiocina regulada por activación y por timo.

- El tratamiento del SHE asociado y del SHE superpuesto depende de la enfermedad subyacente.

TABLA 19-9	VALORACIÓN INICIAL GENERAL PARA EOSINOFILIA

Primera elección

- BHC
- PMC
- Examen general de orina
- RxT
- VSG/PCR
- ANA/ANCA
- IgE sérica
- Triptasa sérica
- Huevos y parásitos en heces

Segunda línea

- Citometría de flujo
- Frotis periférico
- Vitamina B12
- VIH ELISA
- Serología para *Strongyloides/Schistosoma*

ANA, anticuerpos antinucleares; ANCA, anticuerpos anticitoplasma de neutrófilos; BHC, biometría hemática completa; ELISA, ensayo inmunoabsorbente ligado a enzima; PMC, perfil metabólico completo; PCR, Proteína C reactiva; VSG, velocidad de sedimentación globular.

Valoración diagnóstica

- En la mayoría de los casos, la historia clínica y la exploración física dirigirán al clínico hacia la valoración específica de la eosinofilia de cada paciente.
- En casos sin una etiología clara, una valoración de tamizaje limitada puede ayudar a dirigir la investigación (tabla 19-9).
- El grado de eosinofilia periférica tiene utilidad diagnóstica limitada, ya que los recuentos pueden ser muy variables dentro de una enfermedad. Sin embargo, la eosinofilia moderada a grave tiene mayor probabilidad de relacionarse con SHE o infecciones.

TRATAMIENTO

- Los glucocorticoides son la terapia de primera elección para numerosos padecimientos eosinofílicos. No obstante, para prevenir el empeoramiento de los síntomas, deben descartarse primero las causas infecciosas.
- Los agentes citotóxicos e inmunosupresores adicionales se utilizan de manera típica para las causas no infecciosas de eosinofilia que son refractarias a glucocorticoides y muestran evidencia de afección orgánica.
- Las terapias biológicas dirigidas a eosinófilos a través de IL-5 e IL-5R podrían ser útiles en el tratamiento de ciertos tipos de asma, EEo, SHE y GEP.
- Imatinib y otros inhibidores de molécula pequeña se han utilizado en el SHE clonal.

REFERENCIAS

1. Klion AD. Eosinophilia: a pragmatic approach to diagnosis and treatment. *Hematology Am Soc Hematol Educ Program.* 2015;2015:92–7.
2. Williams KW, Ware J, Abiodun A, *et al.* Hypereosinophilia in children and adults: a retrospective comparison. *J Allergy Clin Immunol Pract.* 2016;4(5):941–7.

3. Mejia R, Nutman TB. Evaluation and differential diagnosis of marked, persistent eosinophilia. *Semin Hematol.* 2012;49(2):149–59.

4. Kuruvilla M, Khan DA. Eosinophilic drug allergy. *Clin Rev Allergy Immunol.* 2016;50(2):228–39.

5. Watanabe H. Recent advances in drug-induced hypersensitivity syndrome/drug reaction with eosinophilia and systemic symptoms. *J Immunol Res.* 2018;2018:5163129.

6. Kodner CM, Kudrimoti A. Diagnosis and management of acute interstitial nephritis. *Am Fam Physician.* 2003;67(12):2527–34.

7. Svenningsen S, Nair P. Asthma endotypes and an overview of targeted therapy for asthma. *Front Med (Lausanne).* 2017;4:158.

8. Casciano J, Krishnan JA, Small MB, *et al.* Burden of asthma with elevated blood eosinophil levels. *BMC Pulm Med.* 2016;16(1):100.

9. de Groot JC, ten Brinke A, Bel EHD. Management of the patient with eosinophilic asthma: a new era begins. *ERJ Open Res.* 2015;1:00024–2015.

10. Chung KF, Wenzel SE, Brozek JL, *et al.* International ERS/ATS guidelines on definition, evaluation and treatment of severe asthma. *Eur Respir J.* 2014;43:343–73.

11. Rodríguez-Jiménez JC, Moreno-Paz FJ, Terán LM, *et al.* Aspirin exacerbated respiratory disease: current topics and trends. *Respir Med.* 2018;135:62–75.

12. Shah NH, Schneider TR, DeFaria Yeh D, *et al.* Eosinophilia-associated coronary artery vasospasm in patients with aspirin-exacerbated respiratory disease. *J Allergy Clin Immunol Pract.* 2016;4:1215–9.

13. Fountain CR, Mudd PA, Ramakrishnan VR, *et al.* Characterization and treatment of patients with chronic rhinosinusitis and nasal polyps. *Ann Allergy Asthma Immunol.* 2013;111(5):337–41.

14. Liu FT, Goodarzi H, Chen HY. IgE, mast cells, and eosinophils in atopic dermatitis. *Clin Rev Allergy Immunol.* 2011;41(3):298–310.

15. Sonawane R, Ahire N, Patil S, *et al.* Study of eosinophil count in nasal and blood smear in allergic respiratory diseases. *MVP J Med Sci.* 2016;3:44–51.

16. Shah A, Panjabi C. Allergic bronchopulmonary aspergillosis: a perplexing clinical entity. *Allergy Asthma Immunol Res.* 2016;8(4):282–97.

17. Schulte C, Krebs B, Jelinek T, *et al.* Diagnostic significance of blood eosinophilia in returning travelers. *Clin Infect Dis.* 2002;34(3):407–11.

18. Pardo J, Carranza C, Muro A, *et al.* Helminth-related eosinophilia in African immigrants, Gran Canaria. *Emerg Infect Dis.* 2006;12(10):1587–9.

19. Bierman WFW, Wetsteyn JCFM, van Gool T. Presentation and diagnosis of imported schistosomiasis: relevance of eosinophilia, microscopy for ova, and serology. *J Travel Med.* 1999;12(1):9–13.

20. de Jesus AR, Silva A, Santana LB, *et al.* Clinical and immunologic evaluation of 31 patients with acute schistosomiasis mansoni. *J Infect Dis.* 2002;185(1):98–105.

21. Barrett J, Warrell CE, Macpherson L, *et al.* The changing aetiology of eosinophilia in migrants and returning travellers in the Hospital for Tropical Diseases, London 2002–2015: an observational study. *J Infect.* 2017;75(4):301–8.

22. Greaves D, Coggle S, Pollard C, *et al.* Strongyloides stercoralis infection. *BMJ.* 2013;347:f4610.

23. Hochedez P, Caumes E. Common skin infections in travelers. *J Travel Med.* 2008;15(4):252–62.

24. Ong RK, Doyle RL. Tropical pulmonary eosinophilia. *Chest.* 1998;113:1673–9.

25. Checkley AM, Chiodini PL, Dockrell DH, *et al.* Eosinophilia in returning travellers and migrants from the tropics: UK recommendations for investigation and initial management. *J Infect.* 2010;60(1):1–20.

26. Ella OHA, Kady E, Mohamed A, *et al.* Ascaris lumbricoides and other gastrointestinal helminthic parasites among Qena inhabitants with special concern to its relation to anemia and eosinophilia. *IOSR J Dent Med Sci Ver II.* 2015;14:98–105.

27. Bruschi F, Murrell KD. New aspects of human trichinellosis: the impact of new Trichinella species. *Postrad Med J.* 2002;78:15–22.

28. Moro P, Schantz PM. Echinococcosis: a review. *Int J Infect Dis.* 2009;13:125–33.

29. Al Mohajer M, Villarreal-Williams E, Andrade RA, *et al.* Eosinophilia and associated factors in a large cohort of patients infected with human immunodeficiency virus. *South Med J.* 2014;107:554–8.

30. Sawanyawisuth K, Chotmongkol V. Eosinophilic meningitis. *Handb Clin Neurol.* 2013;114:207–15.

31. Re VL, Gluckman SJ. Eosinophilic meningitis. *Am J Med.* 2003;114:217–23.

32. Belhassen-García M, Pardo-Lledías J, Pérez Del Villar L, *et al.* Relevance of eosinophilia and hyper-IgE in immigrant children. *Medicine.* 2014;93:1–8.

33. Yong PF, Freeman AF, Engelhardt KR, *et al.* An update on the hyper-IgE syndromes. *Arthritis Res Ther.* 2012;14(6):228.

34. Biggs CM, Keles S, Chatila TA. DOCK8 deficiency: insights into pathophysiology, clinical features and management. *Clin Immunol.* 2017;181:75–82.

35. Engelhardt KR, Gertz ME, Keles S, *et al.* The extended clinical phenotype of 64 patients with dedicator of cytokinesis 8 deficiency. *J Allergy Clin Immunol.* 2015;136:402–12.

36. Woellner C, Gertz EM, Schäffer AA, *et al.* Mutations in STAT3 and diagnostic guidelines for hyper-IgE syndrome. *J Allergy Clin Immunol.* 2010;125:424–32.

37. Shearer WT, Dunn E, Notarangelo LD, *et al.* Establishing diagnostic criteria for severe combined immunodeficiency disease (SCID), leaky SCID, and Omenn syndrome: the Primary Immune Deficiency Treatment Consortium experience. *J Allergy Clin Immunol.* 2014;133:1092–8.

38. Ulusoy E, Karaca NE, Azarsiz E, *et al.* Activating gene 1 deficiencies without Omenn syndrome may also present with eosinophilia and bone marrow fibrosis. *J Clin Med Res.* 2016;8:379–84.

39. Shah S, Wu E, Koneti Rao V, *et al.* Autoimmune lymphoproliferative syndrome: an update and review of the literature. *Curr Allergy Asthma Rep.* 2014;14(9):462.

40. Poppema S, Maggio E, Van den Berg A. Development of lymphoma in autoimmune lymphoproliferative syndrome (ALPS) and its relationship to Fas gene mutations. *Leuk Lymphoma.* 2004;45:423–31.

41. Rao VK, Oliveira JB. How I treat autoimmune lymphoproliferative syndrome. *Blood.* 2011; 118:5741–51.

42. Oliveira JB, Bleesing JJ, Dianzani U, *et al.* Revised diagnostic criteria and classification for the autoimmune lymphoproliferative syndrome (ALPS): report from the 2009 NIH International Workshop. *Blood.* 2010;116:e35–40.

43. Bacchetta R, Barzaghi F, Roncarolo MG. From IPEX syndrome to FOXP3 mutation: a lesson on immune dysregulation. *Ann N Y Acad Sci.* 2018;1417(1):5–22.

44. Barzaghi F, Amaya Hernandez LC, Neven B, *et al.* Long-term follow-up of IPEX syndrome patients after different therapeutic strategies: an international multicenter retrospective study. *J Allegy Clin Immunol.* 2018;141:1036–49.e35.

45. Masi AT, Hunder GG, Lie JT, *et al.* The American College of Rheumatology 1990 criteria for the classification of Churg-Strauss syndrome (allergic granulomatosis and angiitis). *Arthritis Rheum.* 1990;33:1094–100.

46. Neumann T, Manger B, Schmid M, *et al.* Cardiac involvement in Churg-Strauss syndrome: impact of endomyocarditis. *Medicine.* 2009;88:236–43.

47. Groh M, Pagnoux C, Baldini C, *et al.* Eosinophilic granulomatosis with polyangiitis (Churg-Strauss) (EGPA) Consensus Task Force recommendations for evaluation and management. *Eur J Intern Med.* 2015;26:545–53.

48. Wechsler ME, Akuthota P, Jayne D, *et al.* Mepolizumab or placebo for eosinophilic granulomatosis with polyangiitis. *N Engl J Med.* 2017;376:1921–32.

49. Ardila-Suarez O, Abril A, Gomez-Puerta JA. IgG4-related disease: a concise review of the current literature. *Reumatol Clin.* 2017;13:160–6.

50. Carruthers MN, Khosroshahi A, Augustin T, *et al.* The diagnostic utility of serum IgG4 concentrations in IgG4-related disease. *Ann Rheum Dis.* 2015;74:14–8.

51. Culver EL, Sadler R, Bateman AC, *et al.* Increases in IgE, eosinophils, and mast cells can be used in diagnosis and to predict relapse of IgG4-related disease. *Clin Gastroenterol Hepatol.* 2017;15:1444–52.

52. Pinal-Fernandez I, Selva-O' Callaghan A, Grau JM. Diagnosis and classification of eosinophilic fasciitis. *Autoimmun Rev.* 2014;13:379–82.

53. Wright NA, Mazori DR, Patel M, *et al.* Epidemiology and treatment of eosinophilic fasciitis: an analysis of 63 patients from 3 tertiary care centers. *JAMA Dermatol.* 2016;152:97–9.

54. Reich JM. Mortality of intrathoracic sarcoidosis in referral vs population-based settings: influence of stage, ethnicity, and corticosteroid therapy. *Chest.* 2002;121:32–9.

55. Renston JP, Goldman ES, Hsu RM, *et al.* Peripheral blood eosinophilia in association with sarcoidosis. *Mayo Clin Proc.* 2000;75:586–90.

56. Gelpí E, Posada de la Paz M, Terracini B, *et al.* The Spanish toxic oil syndrome 20 years after its onset: a multidisciplinary review of scientific knowledge. *Environ Health Perspect.* 2002;110:457–64.

57. Allen JA, Peterson A, Sufit R, *et al.* Post-epidemic eosinophilia-myalgia syndrome associated with L-tryptophan. *Arthritis Rheum.* 2011;63:3633–9.

58. Liacouras CA, Furuta GT, Hirano I, *et al.* Eosinophilic esophagitis: updated consensus recommendations for children and adults. *J Allergy Clin Immunol.* 2011;128:3–20.

59. Walker MM, Potter M, Talley NJ. Eosinophilic gastroenteritis and other eosinophilic gut diseases distal to the oesophagus. *Lancet Gastroenterol Hepatol.* 2018;3:271–80.

60. Brown IS, Smith J, Rosty C. Gastrointestinal pathology in celiac disease: a case series of 150 consecutive newly diagnosed patients. *Am J Clin Pathol.* 2012;138:42–9.

61. Click B, Anderson AM, Koutroubakis IE, *et al.* Peripheral eosinophilia in patients with inflammatory bowel disease defines an aggressive disease phenotype. *Am J Gastroenterol.* 2017;112:1849–58.

62. Simon HU, Rothenberg ME, Bochner BS, *et al.* Refining the definition of hypereosinophilic syndrome. *J Allergy Clin Immunol.* 2010;126(1):45–9.

63. Klion AD. Eosinophilic myeloproliferative disorders. *Hematology Am Soc Hematol Educ Program.* 2011;2011:257–63.

64. Gotlib J. World Health Organization-defined eosinophilic disorders: 2014 update on diagnosis, risk stratification, and management. *Am J Hematol.* 2014;89(3):325–37.

65. Legrand F, Renneville A, MacIntyre E, *et al.* The spectrum of FIP1L1-PDGFRA-associated chronic eosinophilic leukemia: new insights based on a survey of 44 cases. *Medicine (Baltimore).* 2013;92(5):e1–9.

66. Valent P. Pathogenesis, classification, and therapy of eosinophilia and eosinophil disorders. *Blood Rev.* 2009;23(4):157–65.

67. Klion AD. How I treat hypereosinophilic syndromes. *Blood.* 2015;126(9):1069–77.

Mastocitosis y trastornos por activación de los mastocitos

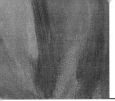

20

Zhen Ren y H. James Wedner

PRINCIPIOS GENERALES

- Los mastocitos tienen un papel central en las reacciones de hipersensibilidad inmediata adquirida derivadas de la liberación mediada por IgE tanto de histamina como de otros intermediarios inflamatorios.
- La mastocitosis cutánea (MC) es la proliferación patológica de mastocitos que provoca la liberación descontrolada de mediadores inflamatorios, causando tanto manifestaciones clínicas cutáneas como sistémicas.
- Es una enfermedad rara que puede ocurrir a cualquier edad, desde la infancia hasta la adultez.

Clasificación

La clasificación de la mastocitosis se presenta en la tabla 20-1.[1]

Epidemiología

La prevalencia exacta de mastocitosis aún no es clara. Con base en un estudio epidemiológico reciente basado en la población en Dinamarca, la prevalencia estimada de mastocitosis es cercana a 1 caso/10 000 personas.[2]

TABLA 20-1 CLASIFICACIÓN DE MASTOCITOSIS

Mastocitosis cutánea (MC) (infiltración de mastocitos limitada a la piel)	Mastocitosis sistémica (MS)	Sarcoma mastocitario
• Mastocitosis cutánea maculopapular (MCMP)	• Mastocitosis sistémica quiescente (*smoldering*) (MSS)	
• Mastocitosis cutánea difusa (MCD)	• Mastocitosis sistémica indolente (MSI)	
• Mastocitoma de la piel	• Mastocitosis sistémica con una neoplasia hemática asociada (MSNHA), antes conocida como **mastocitosis sistémica con enfermedad clonal relacionada de linaje hematológico no mastocitario (MS-EALHM)**	
	• Mastocitosis sistémica agresiva (MSA)	
	• Leucemia mastocitaria (LM)	

Adaptada de Valent P, Akin C, Metcalfe DD. Mastocytosis: 2016 updated WHO classification and novel treatment concepts. *Blood*. 2017;129:1420–7.

Fisiopatología

- Los mastocitos se distribuyen en gran medida en los tejidos y por lo general se encuentran en el tracto gastrointestinal (GI), las vías respiratorias, los tejidos linfoides y la piel. Tienen una vida prolongada y es usual que no circulen.
- Los mastocitos maduros tienen gránulos citoplásmicos que contienen mediadores preformados, que incluyen histamina, heparina, proteasas (p. ej., triptasa, quimasa, carboxipeptidasa), factor de necrosis tumoral (TNF)-α, peroxidasa y fosfolipasas.
- Otros componentes de los gránulos son mediadores lipídicos sintetizados *de novo* (prostaglandina D2, leucotrienos C4, D4, E4), citocinas (interleucina [IL]-3, IL-5, IL-6 e IL-16), quimiocinas (eotaxina, proteína quimioatrayente de monocitos 1, ligando 5 de quimiocina C-C) y factores de crecimiento (factor de crecimiento transformante β), y factor activador de plaquetas.[3,4]
- Los mastocitos maduros pueden clasificarse en dos subconjuntos con base en su contenido de proteasa.
  - El subconjunto de células MC_{TC} (por sus siglas en inglés) expresa triptasas, quimasas y carboxipeptidasas en sus gránulos, mientras MC_T solo expresa triptasas.
  - Las células MC_{TC} se encuentran en piel, ganglios linfáticos, pulmones y submucosa intestinal, mientras que las células MC_T residen en la mucosa intestinal y pulmonar.
- Los síntomas asociados con mastocitosis son **secundarios a la liberación de mediadores mastocitarios** tanto dentro de los tejidos en los cuales residen los mastocitos como a distancia a través de la circulación de dichos mediadores.[3]
- Los mastocitos también contienen una amplia variedad de antígenos en su superficie celular que sirven como reguladores de activación/reconocimiento celular, así como receptores de varias citocinas.
  - El protooncogén c-Kit codifica un receptor de tirosincinasa transmembrana para factor de células pluripotenciales (SCF, por sus siglas en inglés) que se expresa de forma significativa en mastocitos.
  - Las mutaciones puntuales de c-Kit, como D816V (más común), V560G, D816Y, D816F, D816H, E839K y F522C, se asocian con casi 93% de todos los pacientes con mastocitosis sistémica (MS).[3]
  - En ocasiones se ha informado una relación entre las vías de señalización antiapoptótica alteradas y trastornos asociados con mastocitosis generalizada, como las mutaciones del miembro 2 de la familia de oncogenes *TET* (*TET2*) y el gen fusionado *PRKG2-PDGFRB*.[5,6]

DIAGNÓSTICO

Presentación clínica

- **La vasta mayoría (hasta 90%) de los pacientes adultos y pediátricos con mastocitosis tiene afección dermatológica.** Es usual que las áreas afectadas incluyan las axilas, el tronco y los muslos, omitiendo el rostro.[7]
- La **mastocitosis cutánea (MC)** es la forma más común de mastocitosis que afecta principalmente la piel. La MC puede clasificarse por su presentación y apariencia características.
  - **Mastocitosis cutánea maculopapular (MCMP),** antes conocida como **urticaria pigmentosa (UP).**
    - Lesiones maculopapulares pequeñas rojizas o amarillentas.
    - Puede presentarse como nódulos o placas.
    - Omite palmas, plantas, rostro y cuero cabelludo.
    - El frote puede provocar prurito y eritema (signo de Darier).
    - El prurito empeora con los cambios de temperatura, la fricción local, bebidas calientes, alimentos especiados y alcohol.
  - **Mastocitosis cutánea difusa (MCD)**
    - Una condición rara.
    - No presenta lesiones discretas: infiltración difusa de la dermis.
    - Eritrodermia de toda la piel.
    - Inicio antes de los 3 años de edad.
    - La piel envejece de modo prematuro, se engrosa con un color amarillo-marrón y textura de piel de naranja.

- En niños pequeños las ampollas pueden relacionarse tanto con MCMP como con MCD. De hecho, se ha reportado la formación de ampollas como un rasgo distintivo de MCD y en su mayoría limitado a los primeros años de vida.
- En ocasiones, la MCD puede asociarse con enfermedad sistémica y llega a provocar complicaciones como hipotensión y sangrado GI.
- Por lo general, la MC aparece antes del primer año de vida y no se relaciona con enfermedad sistémica. Casi la mitad de los casos se resolverá de modo espontáneo al llegar a la pubertad.[8]
- El **mastocitoma** de la piel (poco frecuente) se presenta como una lesión maculopapular roji-za-marrón con signo de Darier positivo. A menudo ocurre durante los primeros 3 meses de vida y suele resolverse durante la infancia.
- Las **telangiectasias maculares eruptivas persistentes (TMEP)** se presentan como máculas te-langiectásicas que ocurren en la piel morena bronceada típicamente en adultos. Estos pacientes también pueden tener lesiones maculopapulares en otros sitios corporales. En 2016, la Organización Mundial de la Salud (OMS) sugiere eliminar TMEP como una forma separada de MC.[1]

- Las manifestaciones clínicas de **MS** son el resultado de la liberación de mediadores de mastocitos y la infiltración mastocitos de los órganos afectados con o sin afección cutánea. La MS es más común en adultos que en niños.
  - El sitio más común de afección en la MS es la médula ósea.
  - Debido a la infiltración mastocitaria, puede haber organomegalia (hígado, bazo y ganglios linfáticos) y citopenias.
  - **Los síntomas son inespecíficos, pero pueden incluir rubor, dispepsia, diarrea, síncope recurrente, anafilaxia recurrente, dolor óseo y fatiga**.
  - Los pacientes con anafilaxia grave a picaduras deben evaluarse para mastocitosis.
  - En las formas agresivas de MS o en cánceres hematológicos comórbidos que no son por MC, pueden encontrarse los síntomas de pérdida ponderal y fiebre.
  - La mastocitosis debe considerarse en la evaluación de síndromes con rubor, en especial cuando se asocian con hipotensión.
  - Puede haber síntomas sistémicos en ausencia de síntomas cutáneos.
  - Los síntomas GI pueden detonarse o empeorarse por alimentos especiados, alcohol o estrés, y son el segundo síntoma más común, en comparación con los síntomas cutáneos.[3]
    - Puede presentarse dolor abdominal, diarrea, náusea y vómito.
    - Un tercio de los pacientes con MS presenta malabsorción.[9]
    - Causado por lesiones urticarianas en el tracto GI, hipermotilidad, secreción intestinal alterada o enfermedad de úlcera péptica.
    - La afección hepática puede provocar cifras elevadas de fosfatasa alcalina y γ-glutamil transfe-rasa, pero es raro que provoque enfermedad grave.[3]
  - Es usual que la afección esplénica provoque engrosamiento trabecular fibrótico.
  - Las manifestaciones musculoesqueléticas incluyen osteoporosis, fracturas patológicas y dolores inespecíficos de causa incierta. Por lo regular, el malestar óseo involucra los huesos largos y puede relacionarse con fracturas patológicas.
  - Los síntomas neuropsiquiátricos reportados con frecuencia en adultos con mastocitosis incluyen espectro de atención deficiente, irritabilidad, cefalea y alteraciones de la memoria.
- La **mastocitosis sistémica con neoplasia hemática asociada (MS-NHA)**, antes conocida como **mastocitosis sistémica con enfermedad clonal asociada de linaje hematológico no masto-citario (MS-EALHM)**, puede encontrarse en asociación con síndromes hipereosinofílicos, así como con otras enfermedades hematológicas.
- La **mastocitosis sistémica agresiva** (MSA) y la **leucemia mastocitaria** (LM) son muy raras y conllevan un mal pronóstico.

Valoración diagnóstica

Los criterios diagnósticos para mastocitosis según la OMS se presentan en la Tabla 20-2.[1]

TABLA 20-2	CRITERIOS DIAGNÓSTICOS DE 2016 PARA MASTOCITOSIS SEGÚN LA ORGANIZACIÓN MUNDIAL DE LA SALUD

- **Mastocitosis cutánea:** lesiones cutáneas típicas asociadas con signo de Darier y uno de los siguientes en la biopsia cutánea:
  - Infiltrados mastocitarios focales densos o difusos (> 15 mastocitos por cúmulo)
  - Mutación c-Kit D816V en la piel lesionada
- **Mastocitosis sistémica:** un criterio mayor y uno menor o tres criterios menores
  - **Mayor: infiltrados multifocales densos** de mastocitos (> 15 mastocitos en agregados) en la médula ósea (MO) o en secciones de otros órganos extracutáneos
  - Menores:
    - Infiltrados mastocitarios con > 25% de morfología atípica o inmadura ahusada detectada en las secciones de órganos viscerales
    - Mutación en c-Kit en el codón 816 en MO u otro órgano extracutáneo
    - Expresión de CD2 o CD25 en células CD117+ (codificado por c-Kit)
    - Cifras séricas de triptasa > 20 ng/mL

Adaptada de Valent P, Akin C, Metcalfe DD. Mastocytosis: 2016 updated WHO classification and novel treatment concepts. *Blood*. 2017;129:1420–7.

Laboratorio
- El **incremento persistente de las cifras séricas de triptasa total** (> 20 ng/mL) es el marcador utilizado con mayor frecuencia para MS.
- Cifras plasmáticas/urinarias elevadas de histamina o de sus metabolitos (*N*-metilhistamina, ácido metilimidazol acético) y metabolitos urinarios de prostaglandina D2.
  - Pueden encontrarse niveles aumentados de *N*-metilhistamina en pacientes que reciben inhibidores de monoaminooxidasa (IMAO). Una dieta rica en histamina puede aumentar las cifras de *N*-metilhistamina hasta 30%.
  - El ácido acetilsalicílico o los AINE inhiben la producción de prostaglandinas. Los pacientes no deben utilizar ácido acetilsalicílico ni AINE antes de realizar la prueba para metabolitos urinarios de prostaglandina D2.
- **Los niveles de histamina pueden ser muy variables** entre individuos.
- La biometría hemática completa (BHC) es útil para evaluar citopenias, trombocitosis, eosinofilia, linfocitosis, leucocitosis y leucocitos inmaduros.
- Las cifras de fosfatasa alcalina y aminotransaminasas pueden estar aumentadas cuando hay afección hepática.
- La valoración genética para mutaciones de c-Kit y la citometría de flujo para coexpresión de CD2 o CD25 en MC positiva para CD117(KIT) se utilizan para respaldar el diagnóstico de MS.
- Los niveles urinarios de ácido 5-hidroxiindolacético y metanefrinas se utilizan para descartar carcinoide y feocromocitomas como otras posibles causas de rubor e inestabilidad vascular.

Imagen
- La absorciometría de rayos X de energía dual (DEXA), el sondeo esquelético y los rastreos óseos se realizan con frecuencia para la valoración de afección ósea. La osteoporosis es una secuela común de mastocitosis sistémica indolente (MSI).
- Cuando hay duda sobre la afección hepática o esplénica puede realizarse un ultrasonido abdominal o TC.

Procedimientos diagnósticos
- La sospecha de mastocitosis debe confirmarse con biopsia del tejido.
- Por lo general se prefiere la **biopsia cutánea** si el paciente tiene síntomas cutáneos.
  - Por histología, la mastocitosis se caracteriza por **infiltración difusa de mastocitos en la dermis.**
  - Tinción positiva de mastocitos con azul de toluidina o Wright–Giemsa, así como análisis inmunohistoquímico de triptasa.
- La **biopsia de médula ósea** debe considerarse en todos los pacientes adultos con MCMP debido a que la incidencia de MS es alta.
  - Los infiltrados multifocales densos de MC ($\geq$15 MC en agregados) detectados en secciones de médula ósea son uno de los criterios diagnósticos mayores en MS.
  - La biopsia de médula ósea también se recomienda para pacientes con episodios de hipotensión inexplicables, síncope, fracturas patológicas, esplenomegalia, o la detección de una mutación KIT D816V en sangre periférica.[10]

TRATAMIENTO

Medicamentos

- La base de la terapia está dirigida a controlar los síntomas por la liberación de mediadores.
- **Antihistamínicos**
  - Antagonistas H1: hidroxizina, difenhidramina, loratadina, fexofenadina y cetirizina
  - Antagonistas H2: ranitidina, cimetidina y famotidina
  - Una opción sería administrar un antihistamínico no sedante durante el día y un antihistamínico sedante más potente por la noche.
- **Estabilizadores de los mastocitos**
  - Las formulaciones gástricas de cromolín inhiben la desgranulación de los mastocitos y son eficaces para reducir los síntomas GI.[11]
  - El ketotifeno es un antihistamínico y estabilizador de los mastocitos que puede utilizarse, pero sus propiedades antihistamínicas no son más eficaces que las de la hidroxizina.[12]
- Los **medicamentos modificadores de leucotrienos** pueden ofrecer cierto beneficio.
- El **ácido acetilsalicílico** puede ser útil para mejorar el síntoma de rubor mediante el bloqueo de la síntesis de prostaglandinas, pero debe utilizarse con precaución, dado el riesgo de desencadenar anafilaxia.
- Los pacientes con reacciones que implican hipotensión deben instruirse sobre el uso de inyecciones autoadministradas de epinefrina IM (0.3 mg, 1:1 000) y deben llevarla consigo en todo momento.
- Los **glucocorticoides orales** pueden ser los más efectivos para tratar la malabsorción, la ascitis, la fibrosis hepática y otros síntomas GI, pero deben reservarse para la enfermedad refractaria o los episodios agudos.[13]
- Pueden usarse esteroides tópicos para los síntomas cutáneos.
- El **8-metoxipsoraleno con fototerapia ultravioleta A (PUVA)** puede usarse para la enfermedad cutánea.[14]
- La resección quirúrgica de una lesión solitaria también puede ser una opción.
- Dado que la osteoporosis es la manifestación ósea más prevalente en la MS, debe monitorearse a los pacientes en busca de datos de osteoporosis y tratarse en concordancia.
- La **terapia citorreductora** solo está indicada para pacientes que se presentan con daño de órgano diana por enfermedad sistémica agresiva.
  - **Interferón-α2b** es el medicamento de primera elección.[15]
  - **Cladribina** es un análogo nucleósido que disminuye la carga de mastocitos.[15,16]
  - **Inhibidores de tirosincinasa**
    - El mesilato de imatinib está aprobado por la Food and Drug Administration (FDA) de Estados Unidos para MSA sin mutación D816V c-KIT (solo < 10% de todos los casos). Los estudios *in vitro* demostraron que las mutaciones D816V c-KIT confieren resistencia a imatinib.[17]
    - Imatinib también debe utilizarse para pacientes que tienen eosinofilia simultánea con el oncogén de fusión *FIP1L1-PDGFRA.*[17]

○ Midostaurina, un inhibidor de multicinasa/Kit que bloquea el crecimiento y supervivencia de monocitos, demostró ser eficaz para tratar MS avanzada, sin importar el estado de mutación de *KIT* D816V.[18] Midostaurina está aprobada por la FDA para el tratamiento de MSA, MS-NHA y LM.

○ El trasplante alogénico de células pluripotenciales hematopoyéticas (TACPH) se considera en pacientes con MS avanzada, como LM aguda, MSA y MS-NHA.[19]

Otras terapias no farmacológicas

• El primer paso en el manejo terapéutico de la mastocitosis consiste en la asesoría y educación del paciente respecto a la enfermedad y **evitar los desencadenantes que pueden provocar la desgranulación de mastocitos.**

• Los estímulos físicos incluyen ejercicio intenso, luz solar excesiva, fricción, temperaturas extremas y presión excesiva.[20]

• El estrés emocional puede provocar la desgranulación.[20]

• Se ha implicado a múltiples anestésicos, incluidos lidocaína, succinilcolina, D-tubocurarina, metocurina, doxacurio, atracurio, mivacurio, rocuronio, tiopental, etomidato, enflurano e isoflurano.[20] De ser posible, los medicamentos prequirúrgicos deben limitarse a aquellos antes tolerados.

• Otros medicamentos a considerar incluyen AINE, opiáceos, alcohol, vancomicina, α-bloqueadores, tiamina, ácido acetilsalicílico, anfotericina B, quinina y polimixina-B.[20]

• Los **medios de contraste** pueden provocar reacciones no alérgicas con manifestaciones inmunológicas (anafilactoides), por lo que todos los pacientes con mastocitosis deben premedicarse con esteroides y antihistamínicos antes de recibir el medio de contraste. El gadolinio no se asocia con la desgranulación de mastocitos.

CONSIDERACIONES ESPECIALES

• **Síndrome de activación mastocitaria (SAM)** es un término recién acuñado en la década pasada. Se refiere a pacientes que presentan signos y síntomas de AM, responden a terapias dirigidas a MC, pero no satisfacen los criterios diagnósticos para MC.

• Se propusieron criterios diagnósticos para SAM como sigue:[21]

○ Síntomas multisistémicos episódicos consistentes con AMC.

○ Respuesta apropiada a medicamentos dirigidos a AMC.

○ Incremento de triptasa sérica total de por lo menos 20% sobre la basal más 2 ng/mL durante o en las siguientes 4 h a un periodo sintomático.

○ Incremento documentado de marcadores validados de AMC en por lo menos dos ocasiones.

• Los SAM se clasifican en tres tipos, a saber, SAM primario, SAM secundario y SAM idiopático.

○ SAM primario: se utiliza para pacientes que satisfacen 1 o 2 criterios diagnósticos menores para mastocitosis, pero no satisfacen los criterios diagnósticos completos para MS. La anafilaxia inducida por himenópteros o la de tipo idiopático se reconocen cada vez más en esta categoría.

○ SAM secundario: se refiere a pacientes que tienen alergia u otra enfermedad subyacente que causa AMC.

○ SAM idiopático: se refiere a pacientes que satisfacen los criterios de SAM, pero no cuentan con una enfermedad identificada.

• La base del tratamiento para el SAM son los antihistamínicos, estabilizadores de mastocitos, agentes modificadores de leucotrienos, glucocorticoides y omalizumab.

• Es crucial que los pacientes reciban una evaluación integral cuando no se satisfacen los criterios para SAM. El diagnóstico diferencial de SAM incluye enfermedades cardiovasculares, ciertas alteraciones endocrinas, neoplasias, enfermedades GI, enfermedades infecciosas, o condiciones psiquiátricas.[21]

• Se han informado duplicaciones y triplicaciones de línea germinal en el gen *TPSAB1* que codifica para α-triptasa en hipertriptasemia familiar.[22] Las personas afectadas reportan síntomas complejos que incluyen rubor, prurito, disautonomía, dolor crónico y anomalías del tejido conectivo que incluyen hipermovilidad articular. Aún no es claro si estos síntomas se producen por la liberación de mediadores de mastocitos o por otro proceso patológico. Se requiere más investigación al respecto.

EVOLUCIÓN/PRONÓSTICO

- **La MC tiene el mejor pronóstico;** la mayoría de los niños con UP aislado presentará resolución a la adultez.[8]
- Por lo general, el pronóstico de MSI es bueno y los pacientes pueden tener una esperanza de vida normal. La probabilidad de transformación leucémica es muy baja.[20,23]
- **Usualmente, el pronóstico para MSA es malo,** con una mediana de supervivencia de 41 meses.[20,23]
- Para MS-EALHM, el pronóstico es malo —mediana de supervivencia de 24 meses, pero depende de la patología hematológica asociada.[20,23] La LM tiene un pronóstico muy malo, con una supervivencia media de solo 2 a 12 meses.[23]

REFERENCIAS

1. Valent P, Akin C, Metcalfe DD. Mastocytosis: 2016 updated WHO classification and novel treatment concepts. *Blood.* 2017;129:1420–7.
2. Cohen SS, Skovbo S, Vestergaard H, *et al.* Epidemiology of systemic mastocytosis in Denmark. *Br J Haematol.* 2014;166:521–8.
3. Metcalfe DD. Mastocytosis. En: Adkinson NF, Bochner BS, Busse WW, *et al.*, eds. *Middleton's Allergy Principles & Practice.* 7th ed. Philadelphia, PA: Mosby-Elsevier, 2009.
4. D'Ambrosio D, Akin C, Wu Y, *et al.* Gene expression analysis in mastocytosis reveals a highly consistent profile with candidate molecular markers. *J Allergy Clin Immunol.* 2003;112:1162–70.
5. Tefferi A, Pardanani A, Lim K-H, *et al.* TET2 mutations and their clinical correlates in polycythemia vera, essential thrombocytopenia, and myelofibrosis. *Leukemia.* 2009;23:905–1.
6. Lahortiga I, Akin C, Cools, J, *et al.* Activity of imatinib in systemic mastocytosis with chronic basophilic leukemia and a PRKG2-PDGFRB fusion. *Haematologica.* 2008;93:49–56.
7. Hartmann K, Escribano L, Grattan C, *et al.* Cutaneous manifestations in patients with mastocytosis: consensus report of the European Competence Network on Mastocytosis; the American Academy of Allergy, Asthma & Immunology; and the European Academy of Allergology and Clinical Immunology. *J Allergy Clin Immunol.* 2016;137:35–45.
8. Carter MC, Metcalfe DD. Paediatric mastocytosis. *Arch Dis Child.* 2002;86:315–9.
9. Cherner JA, Jensen RT, Dubois A, *et al.* Gastrointestinal dysfunction in systemic mastocytosis: a prospective study. *Gastroenterology.* 1988;95:657–67.
10. Theoharides TC, Valent P, Akin C. Mast cells, mastocytosis, and related disorders. *N Engl J Med.* 2015;373:163–72.
11. Horan RF, Sheffer AL, Austen KF. Cromolyn sodium in the management of systemic mastocytosis. *J Allergy Clin Immunol.* 1990;85:852–5.
12. Kettelhut BV, Berkebile C, Bradley D, *et al.* A double-blind, placebo-controlled, crossover trial of ketotifen versus hydroxyzine in the treatment of pediatric mastocytosis. *J Allergy Clin Immunol.* 1989;83:866–70.
13. Wilson TM, Metcalfe DD, Robyn J. Treatment of systemic mastocytosis. *Immunol Allergy Clin North Am.* 2006;26:549–73.
14. Godt O, Proksch E, Streit V, *et al.* Short-and long-term effectiveness of oral and bath PUVA therapy in urticaria pigmentosa and systemic mastocytosis. *Dermatology.* 1997;195:35–9.
15. Lim KH, Pardanani A, Butterfield JH, *et al.* Cytoreductive therapy in 108 adults with systemic mastocytosis: outcome analysis and response prediction during treatment with interferon-alpha, hydroxyurea, imatinib mesylate or 2-chlorodeoxyadenosine. *Am J Hematol.* 2009;84:790–4.
16. Kluin-Nelemans HC, Oldhoff JM, Van Doornaal JJ, *et al.* Cladribine therapy for systemic mastocytosis. *Blood.* 2003;102:4270–6.

17. Ustun C, DeRemer DL, Atkin C. Tyrosine kinase inhibitors in the treatment of systemic mastocytosis. *Leuk Res.* 2011;35:1143–52.
18. Gotlib J, Kluin-Nelemans HC, George TI, *et al.* Efficacy and safety of midostaurin in advanced systemic mastocytosis. *N Engl J Med.* 2016;374:2530–41.
19. Ustun C, Reiter A, Scott BL, *et al.* Hematopoietic stem-cell transplantation for advanced systemic mastocytosis. *J Clin Oncol.* 2014;32:3264–74.
20. Bains SN, Hsieh FH. Current approaches to the diagnosis and treatment of systemic mastocytosis. *Ann Allergy Asthma Immunol.* 2010;104:1–41.
21. Valent P, Akin C, Arock M, *et al.* Definitions, criteria and global classification of mast cell disorders with special reference to mast cell activation syndromes: a consensus proposal. *Int Arch Allergy Immunol.* 2012;157:215–25.
22. Lyons JJ, Yu X, Hughes JD, *et al.* Elevated basal serum tryptase identifies a multisystem disorder associated with increased TPSAB1 copy number. *Nat Genet.* 2016;48:1564–9.
23. Pardanani A, Tefferi A. Systemic mastocytosis in adults: a review on prognosis and treatment based on 342 Mayo Clinic patients and current literature. *Curr Opin Hematol.* 2010;17:125–32.

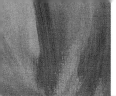

Enfermedades por inmunodeficiencia primaria

21

Ofer Zimmerman y Caroline Horner

PRINCIPIOS GENERALES

- Las enfermedades por inmunodeficiencia primaria (IDP) son padecimientos hereditarios del sistema inmunológico que predisponen a los individuos afectados a una gama de patologías que incluyen **infecciones recurrentes y graves** con patógenos comunes, **infecciones oportunistas, desregulación inmune, enfermedad autoinmune** y **neoplasias malignas** sólidas y hematológicas.[1]
- Las IDP comprenden **354 trastornos diferentes con 344 defectos génicos diferentes** listados hasta febrero de 2017. Los avances en biología molecular y la mayor disponibilidad de estudios genéticos permiten reconocer tanto numerosos padecimientos nuevos como las variantes más leves de IDP conocidas.[2]
- La mayoría de los casos de IDP se diagnostica durante la infancia y la niñez; sin embargo, **la mayoría de los niños con IDP ahora alcanza la adultez.**[3] La inmunodeficiencia variable común (IDVC), la haploinsuficiencia de GATA2, la inmunodeficiencia asociada con autoanticuerpos, o los padecimientos por inmunodeficiencia que se presentan con un fenotipo más leve **pueden presentarse en la adultez.**[1,4]
  - Se recomienda en gran medida la participación temprana de Inmunología en el manejo de neonatos y lactantes con sospecha de IDP. Para niños de mayor edad y adultos con sospecha de alteraciones inmunes, también debe realizarse la consulta con Inmunología para auxiliar en el diagnóstico y la continuidad del manejo.[1]
  - Con frecuencia, el diagnóstico y cuidado de los pacientes con IDP es desafiante y requiere la participación de expertos de diferentes ámbitos médicos y subespecialidades (Infectología, Genética, Neumología, Gastroenterología, Hematología y Endocrinología). Debe considerarse la referencia de casos complejos a instituciones con experiencia en el manejo de IDP.

Clasificación

Las IDP se clasifican según el componente del sistema inmunológico principalmente implicado, según la International Union of Immunological Societies (IUIS):[2]
- Inmunodeficiencias que afectan la **inmunidad celular y humoral**.
- Deficiencia predominantemente de **anticuerpos**.
- Inmunodeficiencias combinadas (IDC) con **características sindrómicas** o asociadas a ellas.
- Enfermedades por **desregulación** inmune.
- Defectos congénitos de la cantidad o función de los **fagocitos**.
- Defectos de la **inmunidad innata** e intrínseca.
- **Enfermedades autoinflamatorias**.
- Deficiencias de **complemento**.
- Fenocopias de errores innatos de la inmunidad.

Epidemiología

- Los datos de sondeos y registros de diversas fuentes sugieren una **incidencia para todas las IDP sintomáticas** de **1 en 10 000 a 1 en 2 000 nacidos vivos** y una **prevalencia** de **1 en 12 000 a 1 en 10 000** en la población general.[1]
- **La IDP más común es la deficiencia selectiva de IgA (SIgA)**, que ocurre en hasta 1 de 300-700 nacidos vivos en caucásicos americanos (aunque es más rara en otros grupos étnicos, como asiáticos).[1] No obstante, la mayoría de los pacientes con deficiencia de IgA es asintomática.

- La incidencia de inmunodeficiencia combinada grave (IDCG) es cercana a 1:58 000 nacidos vivos en Estados Unidos.[1]
- Se ha observado una tasa más elevada de IDP en poblaciones con tasas altas de consanguinidad o en poblaciones genéticamente aisladas.
- **La razón hombre:mujer de IDP es de alrededor de 5:1** en lactantes y niños, pero se aproxima a 1:1 en adultos.[1]

DIAGNÓSTICO

Presentación clínica

Historia

- La obtención de una historia clínica detallada es esencial para establecer la sospecha clínica de que un paciente podría tener IDP y para elegir las pruebas diagnósticas más apropiadas. Los defectos particulares en el sistema inmunológico a menudo se asocian con ciertos organismos infecciosos (véase tabla 21-1).[5,6]
- Los patrones y tipos de infecciones que deben aprontar una evaluación adicional de IDP incluyen lo siguiente:
  - ○ Infecciones respiratorias **recurrentes o crónicas**; un lineamiento citado con frecuencia es > **6 infecciones de vías respiratorias superiores (IVRS) por año en la primera década de la vida o > 1 episodio de neumonía por década en adultos.** Es importante notar, empero, que los niños expuestos a guarderías o humo de tabaco a menudo pueden tener hasta 10 IVRS/año.
  - ○ Cualquier infección grave (p. ej., sepsis, meningitis) que ocurre dos veces en un niño o una vez en un adulto deberá hacer sospechar una IDP.
  - ○ **Una duración prolongada** de infecciones o el padecimiento de infecciones que requieren tratamiento antibiótico prolongado.
  - ○ **Infecciones graves o complicadas.** Por ejemplo, varicela grave complicada por neumonía, hepatitis o bronquiectasias.
  - ○ Candidiasis mucocutánea crónica o recurrente.
  - ○ Abscesos cutáneos o viscerales recurrentes, o heridas que no sanan.
  - ○ **Infección con un microorganismo oportunista** o con una **vacuna viva atenuada (virus o bacterias).** Esto incluye neumonía por *Pneumocystis jirovecii* (antes *carinii*), infecciones por *Cryptococcus neoformans* en ausencia de VIH/SIDA, así como infección invasiva por *Nocardia*. Las infecciones relacionadas con vacunas incluyen la vacuna contra varicela diseminada o bacilo de Calmette-Guérin (BCG).
- Los elementos de la historia que sugieren IDP:
  - ○ Retraso del crecimiento (RC), retraso del desarrollo, caquexia.
  - ○ Separación retardada del cordón umbilical.
  - ○ Diarrea y malabsorción crónica.
  - ○ Periodontitis recurrente; dientes separados o cónicos; dientes primarios retenidos con necesidad frecuente de extracciones dentales para permitir la erupción de los dientes secundarios normales.
  - ○ Consanguinidad.
  - ○ Familiar con IDP documentada o infecciones recurrentes.
  - ○ Antecedentes familiares de muerte infantil temprana sin explicación.
  - ○ Reacción adversa a transfusiones sanguíneas o plasmáticas (injerto *vs.* huésped; anafilaxia en pacientes con deficiencia de IgA).
  - ○ Enfermedad autoinmune (citopenia, endocrinopatías, colitis, hepatitis).
  - ○ Linfoma en la infancia.
- La presencia de ciertas constelaciones de signos debe aprontar la sospecha de IDP específicas, como:[2,5]
  - ○ Enfermedad cardiaca, micrognatia e hipocalciemia (síndrome de DiGeorge).
  - ○ Trombocitopenia y eccema (síndrome de Wiskott-Aldrich).
  - ○ Hipohidrosis, anomalías dentales, alopecia (mutación de NEMO [modulador esencial del factor nuclear-κ-B], displasia ectodérmica hipohidrótica con inmunodeficiencia).

TABLA 21-1	PRESENTACIONES COMUNES Y AGENTES INFECCIOSOS CLASIFICADOS POR TIPO DE INMUNODEFICIENCIA PRIMARIA	

Rama afectada del sistema inmunológico	Presentación clínica/ sitio de infección	Agente etiológico
Deficiencias de linfocitos B	Sinusitis Neumonía Faringitis Otitis Meningitis Bacteriemia Encefalitis (enteroviral) Colitis (giardiasis)	*Streptococcus pneumoniae* *Haemophilus influenzae* *Pseudomonas* spp. *Giardia lamblia* Campylobacter Salmonella Enterovirus *Norovirus* *Mycoplasma* (incluido *Ureaplasma urealyticum*)
Deficiencias combinadas de linfocitos T y B	Infecciones oportunistas Retraso del crecimiento Diarrea Dermatitis Sepsis	*Candida albicans* *Pneumocystis jirovecii* Micobacterias (bacilo de Calmette-Guérin [BCG]) Virus sincicial respiratorio (VSR) Rotavirus Citomegalovirus Herpes simple Herpes zóster Virus Epstein-Barr
Alteración de las células fagocitarias	Infecciones invasivas/ abscesos cutáneos Abscesos viscerales Cicatrización deficiente Linfadenitis Periodontitis Colitis	*Staphylococcus aureus,* *Burkholderia cepacia* *Serratia marcescens,* *Aspergillus* spp. *Nocardia* spp. *Salmonella* Especies de *Pseudomonas* Especies de micobacterias
Deficiencias de complemento	Bacteriemia recurrente Meningitis recurrente Infecciones piógenas	*Neisseria species* *Streptococcus pneumoniae*
Vía TLR	Meningitis recurrente Bacteriemia Ausencia de fiebre	*Streptococcus pneumoniae* *Neisseria meningitidis* *Staphylococcus aureus* Virus del herpes simple

TLR, receptor tipo toll (compuerta).

○ Ataxia más telangiectasias oculocutáneas (síndrome ataxia-telangiectasias).
○ Candidiasis mucocutánea crónica, hipoparatiroidismo e insuficiencia suprarrenal (APECED [poliendocrinopatía autoinmune-candidiasis-distrofia ectodérmica]).

Exploración física

La exploración física puede demostrar hallazgos sugestivos de una IDP específica, y puede ayudar a formar un diagnóstico diferencial y a elegir las pruebas apropiadas.[5]

- La exploración debe enfocarse en:
  - Peso y talla.
  - Rasgos faciales (p. ej., tamaño y forma nasales, inclinación palpebral, filtrum).
  - Hallazgos orofaríngeos (p. ej., candidiasis oral, úlceras, gingivitis, dientes primarios retenidos).
  - Sistema cardiovascular (p. ej., anomalías cardiacas).
  - Abdomen (p. ej., organomegalia).
  - Musculoesquelético (p. ej., cifoescoliosis).
  - Piel y cabello (p. ej., apariencia y pigmentación, cicatrices distróficas, telangiectasias, eccema, abscesos y verrugas).
- Los hallazgos típicos a la exploración física para diferentes IDP se presentan en la tabla 21-2.

Valoración diagnóstica

La valoración diagnóstica para alteraciones por inmunodeficiencias incluye pruebas fenotípicas, pruebas funcionales y estudios genéticos.[7]

- Los estudios también pueden clasificarse según la rama del sistema inmunológico que evalúan (p. ej., innata *vs.* adaptativa o humoral *vs.* celular).[7]
- Los avances en la evaluación genética han dado paso al rápido reconocimiento de numerosos nuevos trastornos genéticos. La valoración genética se ha vuelto más asequible y disponible en los últimos años, y ahora es uno de los pilares de la rutina diagnóstica del sistema inmunológico.[8]
- La elección de la prueba de laboratorio debe individualizarse según la presentación clínica y el diagnóstico diferencial de cada paciente. Empero, debido a que es común que el diagnóstico de IDP sea desafiante y debido a que numerosas IDP afectan múltiples ramas del sistema inmunológico, deben incluirse las pruebas siguientes en la mayoría de las valoraciones inmunes iniciales:
  - Biometría hemática completa (BHC) con diferencial.
  - Perfil metabólico básico.
  - Serología para VIH (prueba de cuarta generación).
  - Cifras de inmunoglobulina séricas.
  - Títulos de anticuerpos específicos.
- Hay muchos otros estudios adicionales que deben considerarse, algunos de los cuales se revisan aquí.

Laboratorio

- **Estudios generales**
  - Debe solicitarse una **BHC con diferencial** en todos los casos con sospecha de inmunodeficiencia.
    - Una BHC puede indicar linfopenia; sin embargo, un recuento normal de leucocitos (L) no excluye linfopenia. Este valor consta tanto de linfocitos como de granulocitos, por lo que se requiere el diferencial.
    - El recuento total de linfocitos debe ser > 1 200 células/μL en adultos y > 3 000 células/μL en lactantes.
    - Debido a que las células T conforman alrededor de 75% del recuento linfocitario total, es común que la linfopenia sugiera una cifra disminuida de células T.
    - Por otro lado, puede haber **leucocitosis**, la cual puede indicar una infección o un signo de defectos de adhesión leucocitaria.
    - Es común encontrar **eosinofilia** ($> 0.5 \times 10^9$/L) en síndromes de hiper-IgE y síndrome de Omenn.[1,5]
    - Se encuentra **trombocitopenia** (< 70 000/μL) en el síndrome de Wiskott-Aldrich (**plaquetas pequeñas**), ganancia de función STAT1, síndrome IPEX y síndrome de hiper-IgM ligado a X, entre otros.[2]

TABLA 21-2	HALLAZGOS A LA EXPLORACIÓN FÍSICA EN DIFERENTES ENFERMEDADES POR INMUNODEFICIENCIA PRIMARIA
Hallazgo	**Asociación**
Estatura corta, peso bajo	**Deficiencias combinadas graves de células T y B**; enfermedad granulomatosa crónica (**EGC**); **endocrinopatías** con deficiencia de hormona del crecimiento, hipoadrenalismo o hipotiroidismo como lo observado en **APECED** (poliendocrinopatía autoinmune-candidiasis-distrofia ectodérmica), **ganancia de función STAT1** e **IPEX**
Disfunción neurológica	Deficiencia de **PNP** (siglas en inglés de purina nucleósido fosforilasa), deficiencia de adenosina desaminasa **(ADA)**, **síndrome de Chédiak-Higashi, enfermedad de Kostmann**
Facies atípicas	**Síndrome de DiGeorge:** hipertelorismo, filtrum acortado y fisuras palpebrales inclinadas hacia abajo; **pérdida de función STAT3** (síndrome de hiper-IgE AD): nariz ancha y mandíbula triangular. **Síndrome de Kabuki:** microcefalia, cejas arqueadas, pestañas largas, abertura palpebral grande (fisuras palpebrales largas), punta de la nariz plana y ancha, y lóbulos grandes protruidos
Periodontitis	Alteraciones fagocitarias
Ausencia o tamaño pequeño de amígdalas, adenoides, ganglios linfáticos periféricos	Deficiencias de células T y B
Linfadenopatía, esplenomegalia y hepatomegalia	**Síndrome de Omenn, síndrome de hiper-IgM, IDVC, SLPA**
Candidiasis mucocutánea	Deficiencias combinadas graves de células T y B; **APECED** (siglas en inglés de poliendocrinopatía autoinmune-candidiasis-distrofia ectodérmica)**, ganancia de función STAT1, pérdida de función STAT3 (hiper-IgE AD), CRAD9, deficiencia de DOCK8; mutaciones de IL17F/IL17RA**
Dermatitis atópica	**Síndrome de Wiskott-Aldrich**; síndromes de hiper-IgE—ambos **Pérdida de función STAT3 y deficiencia de DOCK8**
Abscesos cutáneos	Alteraciones fagocitarias; **pérdida de función STAT3** (síndrome de hiper-IgE AD)
Telangiectasias (afección ocular)	**Síndrome de ataxia-telangiectasias**
Urticaria	**Síndrome autoinflamatorio familiar inducido por frío 1 y 2, PLAID: deficiencia de anticuerpos relacionados con PLCG2 y desregulación inmune, mutación somática STAT5b**
Albinismo (oculocutáneo)	**Síndrome de Chédiak-Higashi**
Artritis	Deficiencias de anticuerpos (**IDVC, agammaglobulinemia ligada a X**), síndrome de Wiskott-Aldrich, deficiencias de complemento
Desprendimiento retardado del cordón umbilical	**Defectos de la adhesión leucocitaria**

AD, autosómica dominante; SLPA, síndrome linfoproliferativo autoinmune; IDVC, inmunodeficiencia variable común.

TABLA 21-3	INTERVALO DE INMUNOGLOBULINAS EN ADULTOS SANOS

IgG (mg/dL)	700-1 600
IgA (mg/dL)	70-400
IgM (mg/dL)	40-230

Adaptada de Dati F, Schumann G, Thomas L, *et al.* Consensus of a group of professional societies and diagnostic companies on guidelines for interim reference ranges for 14 proteins in serum based on the standardization against the IFCC/BCR/CAP Reference Material (CRM 470). International Federation of Clinical Chemistry. Community Bureau of Reference of the Commission of the European Communities. College of American Pathologists. *Eur J Clin Chem Clin Biochem.* 1996 Jun;34(6):517-20.

○ **Búsqueda de VIH** (cuarta generación), que incluye tanto antígeno p24 como anticuerpos contra VIH-1 y -2, es el estudio de elección; empero, en lactantes < 18 meses con exposición peri- y posnatal, en pacientes adultos con sospecha de infección aguda, o en pacientes con alteraciones inmunes por deficiencia combinada o de anticuerpos, la reacción en cadena de la polimerasa (RCP; ADN o ARN) para VIH es parte del algoritmo diagnóstico.[9-12]

○ El **análisis cuantitativo de inmunoglobulinas** (IgG, IgA, IgM, IgE) debe interpretarse según los estándares relacionados con la edad (véase el intervalo de inmunoglobulinas en adultos sanos; tabla 21-3[13]). La hipogammaglobulinemia se define por niveles de inmunoglobulinas dos desviaciones estándar por debajo del normal ajustado para la edad.[8]

○ **Subpoblaciones de linfocitos:** deben medirse las células T CD3⁺, las células T CD4⁺, las células T CD8⁺, las células B CD19⁺ y los linfocitos citolíticos naturales (*NK, natural killer*) CD16⁺CD56⁺ por un laboratorio que cuente con valores de control normales pareados por edad.[7] Véanse las tablas 21-4 y 21-5.[14,15]

○ El **fenotipo de linfocitos T**, o estado de CD45RA/RO, puede ayudar al diagnóstico de injerto linfocitario de productos sanguíneos o materno en pacientes con IDCG, ya que las células T oligoclonales maternas o extrañas por lo general tendrán una memoria predominante de fenotipo CD45RO⁺, mientras que en un lactante sano la mayoría de las células T tendrá un fenotipo CD45RA⁺ virgen.[7]

○ El **fenotipo de linfocitos B** puede ayudar a definir los factores pronósticos y las complicaciones conocidas en pacientes con IDVC. Los pacientes con IDVC que presentan cifras bajas de células de memoria totales (CD27⁺) y cifras bajas de células de memoria cambiadas (IgD–CD27⁺) son más propensos a desarrollar bronquiectasias, colitis, esplenomegalia y autoinmunidad.[1]

TABLA 21-4	RECUENTO DE SUBCONJUNTOS CELULARES DE LINFOCITOS EN SANGRE PERIFÉRICA EN ADULTOS SANOS

Intervalo normal	(%)	Cantidad absoluta
CD3 (linfocito T)	60-88	661-1 963
CD4 (linfocito T colaborador)	31-64	365-1 294
CD8 (linfocito T citotóxico)	12-40	187-781
CD19 (linfocito B)	6-25	86-488
CD16/CD56 (linfocito *NK*)	5-25	76-467

Linfocito *NK*, linfocito citolítico natural.

Adaptada de Barnes-Jewish Hospital. Lymphocyte Subpop 7. Último acceso el 27/8/20. https://bjhlab.testcatalog.org/show/LAB3042-1.

TABLA 21-5 RECUENTO DE SUBCONJUNTOS CELULARES DE LINFOCITOS EN SANGRE PERIFÉRICA EN NIÑOS SANOS

Subconjunto	N	0–3 meses	3–6 meses	6–12 meses	1–2 años	2–6 años	6–12 años	12–18 años
Leucocitos	800	10.60	9.20	9.10	8.80	7.10	6.50	6.00
Intervalo normal		(7.20–18.00)	(6.70–14.00)	(6.40–13.00)	(6.40–12.00)	(5.20–11.00)	(4.40–9.50)	(4.40–8.10)
Linfocitos	800	5.40	6.30	5.90	5.50	3.60	2.70	2.20
Intervalo normal		(3.40–7.60)	(3.90–9.00)	(3.40–9.00)	(3.60–8.90)	(2.30–5.40)	(1.90–3.70)	(1.40–3.30)
CD3	699	3.68	3.93	3.93	3.55	2.39	1.82	1.48
Intervalo normal		(2.50–5.50)	(2.50–5.60)	(1.90–5.90)	(2.10–6.20)	(1.40–3.70)	(1.20–2.60)	(1.00–2.20)
CD19	699	0.73	1.55	1.52	1.31	0.75	0.48	0.30
Intervalo normal		(0.30–2.00)	(0.43–3.00)	(0.61–2.60)	(0.72–2.60)	(0.39–1.40)	(0.27–0.86)	(0.11–0.57)
CD16/56	770	0.42	0.42	0.40	0.36	0.30	0.23	0.19
Intervalo normal		(0.17–1.10)	(0.17–0.83)	(0.16–0.95)	(0.18–0.92)	(0.13–0.72)	(0.10–0.48)	(0.07–0.48)
CD4	699	2.61	2.85	2.67	2.16	1.38	0.98	0.84
Intervalo normal		(1.60–4.00)	(1.80–4.00)	(1.40–4.30)	(1.30–3.40)	(0.70–2.20)	(0.65–1.50)	(0.53–1.30)
CD8	699	0.98	1.05	1.04	1.04	0.84	0.68	0.53
Intervalo normal		(0.56–1.70)	(0.59–1.60)	(0.50–1.70)	(0.62–2.00)	(0.49–1.30)	(0.37–1.10)	(0.33–0.92)
CD4/45RA/62L	694	2.25	2.23	2.10	1.64	0.96	0.56	0.39
Intervalo normal		(1.20–3.60)	(1.30–3.60)	(1.10–3.60)	(0.95–2.80)	(0.42–1.50)	(0.31–1.00)	(0.21–0.75)
CD8/45RA/62L	696	0.73	0.74	0.70	0.76	0.54	0.41	0.30
Intervalo normal		(0.38–1.30)	(0.45–1.20)	(0.33–1.20)	(0.40–1.40)	(0.26–0.85)	(0.20–0.65)	(0.17–0.56)
CD4/45RA	694	2.27	2.32	2.21	1.65	0.98	0.57	0.40
Intervalo normal		(1.20–3.70)	(1.30–3.70)	(1.10–3.70)	(1.00–2.90)	(0.43–1.50)	(0.32–1.00)	(0.23–0.77)
CD8/45RA	696	0.87	0.91	0.87	0.94	0.67	0.54	0.40

	n							
Intervalo normal		(0.45–1.50)	(0.55–1.40)	(0.48–1.50)	(0.49–1.70)	(0.38–1.10)	(0.31–0.90)	(0.24–0.71)
CD4/DR/38	694	0.08	0.11	0.10	0.10	0.06	0.04	0.03
Intervalo normal		(0.03–0.18)	(0.05–0.26)	(0.04–0.22)	(0.05–0.25)	(0.03–0.14)	(0.02–0.08)	(0.01–0.06)
CD8/DR/38	697	0.05	0.07	0.09	0.18	0.11	0.06	0.04
Intervalo normal		(0.02–0.16)	(0.03–0.17)	(0.04–0.27)	(0.05–0.54)	(0.05–0.34)	(0.03–0.18)	(0.02–0.13)
CD4/DR	694	0.10	0.15	0.12	0.13	0.09	0.07	0.06
Intervalo normal		(0.04–0.18)	(0.06–028)	(0.05–0.26)	(0.07–0.28)	(0.05–0.18)	(0.04–0.12)	(0.03–0.10)
CD8/DR	697	0.05	0.08	0.09	0.18	0.14	0.09	0.07
Intervalo normal		(0.02–0.16)	(0.03–0.17)	(0.04–0.29)	(0.06–0.60)	(0.07–0.42)	(0.04–0.27)	(0.03–0.18)
CD4/38	694	2.54	2.77	2.55	2.02	1.21	0.75	0.57
Intervalo normal		(0.16–3.90)	(1.60–4.00)	(1.20–4.10)	(1.20–3.30)	(0.59–2.00)	(0.48–1.20)	(0.33–1.00)
CD8/38	697	0.93	0.94	0.93	0.95	0.67	0.48	0.31
Intervalo normal		(0.55–1.60)	(0.53–1.50)	(0.45–1.60)	(0.57–1.90)	(0.39–1.10)	(0.24–0.74)	(0.16–5.70)
CD4/28	695	2.56	2.65	2.58	2.12	1.33	0.94	0.79
Intervalo normal		(1.60–3.80)	(1.60–4.00)	(1.20–4.20)	(1.30–3.40)	(0.69–2.00)	(0.63–1.50)	(0.49–1.20)
CD8/28	696	0.71	0.73	0.67	0.72	0.50	0.40	0.29
Intervalo normal		(0.35–1.30)	(0.35–1.20)	(0.28–1.10)	(0.40–1.30)	(0.28–0.87)	(0.21–0.70)	(0.16–0.52)
CD4/95	695	0.29	0.41	0.51	0.50	0.42	0.36	0.40
Intervalo normal		(0.16–0.58)	(0.23–0.62)	(0.29–0.82)	(0.27–0.91)	(0.27–0.65)	(0.25–0.62)	(0.25–0.66)
CD8/95	696	0.12	0.16	0.22	0.34	0.30	0.25	0.21

(*continúa*)

TABLA 21-5	RECUENTO DE SUBCONJUNTOS CELULARES DE LINFOCITOS EN SANGRE PERIFÉRICA EN NIÑOS SANOS *(continuación)*							
Subconjunto	**N**	**0–3 meses**	**3–6 meses**	**6–12 meses**	**1–2 años**	**2–6 años**	**6–12 años**	**12–18 años**
Intervalo normal		(0.05–0.31)	(0.06–0.39)	(0.08–0.66)	(0.10–0.85)	(0.11–0.58)	(0.08–0.53)	(0.08–0.45)
CD3/4/45RO	644	0.32	0.33	0.34	0.40	0.36	0.35	0.38
Intervalo normal		(0.06–0.90)	(0.12–0.63)	(0.16–0.80)	(0.21–0.85)	(0.22–0.66)	(0.23–0.63)	(0.24–0.70)
CD3/4-/45RO	644	0.10	0.12	0.12	0.23	0.19	0.21	0.16
Intervalo normal		(0.03–0.33)	(0.03–0.29)	(0.04–0.33)	(0.06–0.57)	(0.09–0.44)	(0.07–0.39)	(0.06–0.31)
CD3/45RO	644	0.48	0.46	0.47	0.65	0.57	0.59	0.56
Intervalo normal		(0.09–1.20)	(0.15–086)	(0.22–1.10)	(0.30–1.30)	(0.33–1.00)	(0.32–0.95)	(0.34–0.97)
CD3‒/19/38	655	0.60	1.20	1.29	1.04	0.56	0.28	0.03
Intervalo normal		(0.12–2.00)	(0.00–2.80)	(0.02–2.20)	(0.00–2.20)	(0.01–1.20)	(0.00–0.67)	(0.00–0.35)
CD3/19	655	0.62	1.26	1.33	1.10	0.67	0.34	0.04
Intervalo normal		(0.12–2.10)	(0.00–2.80)	(0.02–2.30)	(0.00–2.30)	(0.02–1.40)	(0.00–0.74)	(0.00–0.39)

Reimpreso con permiso de Shearer WT, Rosenblatt HM, Gelman RS, *et al.* Lymphocyte subsets in healthy children from birth through 18 years of age: the Pediatric AIDS Clinical Trials Group P1009 study. *J Allergy Clin Immunol.* 2003;112:973-80.

- ○ **Células T CD4$^+$ emigrantes tímicos recientes (ETR):** evaluación del gasto tímico en pacientes con sospecha o confirmación de síndrome de DiGeorge u otras inmunodeficiencias celulares.[16]
- ○ **Círculos de escisión del receptor de células T (TREC, por sus siglas en inglés):** la **RCP** puede realizarse tanto en sangre seca como fresca; los TREC son subproductos de ADN extra-cromosómico de los reacomodos del receptor de células T (TCR, por sus siglas en inglés), que no son replicativos. Los TREC se expresan solo en las células T de origen tímico y sirven como biomarcador para la producción de células T vírgenes. El ensayo de TREC en sangre seca se utiliza para realizar el tamizaje neonatal basado en ADN para inmunodeficiencia combinada grave (IDCG).[1] Hasta 2018, el tamizaje para TREC se realiza en los 50 estados de Estados Unidos. **Véase la figura 21-1 para un algoritmo referente a la evaluación de lactantes con un tamizaje positivo para IDCG.**

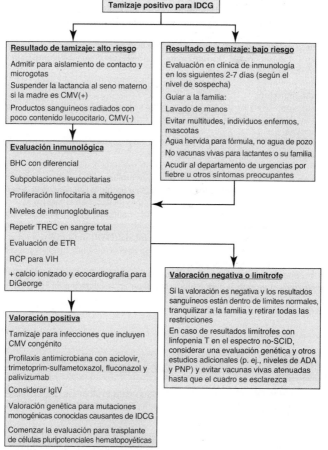

FIGURA 21-1 Algoritmo para la evaluación y el manejo inicial de un paciente con sospecha de IDCG con un tamizaje positivo para IDCG. ADA, adenosina desaminasa; BHC, biometría hemática completa; CMV, citomegalovirus; PNP, purina nucleósido fosforilasa; ETR, emigrantes tímicos recientes; IDCG, inmunodeficiencia combinada grave; TREC, círculos de escisión del receptor de células T.

- El **complemento hemolítico total** (CH50) es una prueba de detección para la integridad funcional del componente clásico de la cascada del complemento desde C1 a través del complejo de ataque a la membrana (C5-C9). Con la **vía alternativa del complemento hemolítico** (AH50) se evalúa la vía alternativa de la activación del complemento. Los pacientes con deficiencia de C1, C2 o C4 tendrán CH50 bajo, pero AH50 normal. AH50 bajo, pero CH50 normal, sugieren una deficiencia de factor B, factor D o properdina.[1] Un decremento tanto de CH50 como de AH50 sugiere una deficiencia de un componente compartido del complemento, C3 o C5-C9.[17] Para confirmar la sospecha de un defecto del complemento, pueden evaluarse los niveles o función del complemento de manera individual.
- La hibridación fluorescente *in situ* (HFIS) para la deleción 22q11 se usa en el diagnóstico de **síndrome de DiGeorge**. La tasa de falsos negativos es 5%.[18] Ahora se dispone de una nueva prueba basada en RCP con gran sensibilidad y especificidad.[19]

- **Estudios funcionales**
  - La **respuesta de anticuerpos a la inmunización** es una prueba funcional para el sistema inmunológico. Los títulos de anticuerpos pre- y posinmunización deben medirse en la basal y 4-6 semanas después de la inmunización.
    - Medir la respuesta a la vacunación contra *Streptococcus pneumoniae* (polisacárido neumocócico, p. ej., Pneumovax 23™) se utiliza con frecuencia para evaluar las respuestas de anticuerpos independientes de células T.
      □ Tanto para niños como para adultos, se considera una cifra de anticuerpos > 1.3 mg/mL[1] como protectora.
      □ Si un niño ≤ 6 años recibió la vacuna programada recomendada Prevnar 13™, debe tener un nivel protector de anticuerpos de por lo menos 50% de los 13 serotipos incluidos en la vacuna.
      □ Por lo general, los niños < 2 años tienen respuestas de anticuerpos deficientes a los antígenos carbohidratos, como el neumococo.
      □ Las inmunizaciones de refuerzo con titulación repetida después de 4-8 semanas pueden ser necesarias en niños y adultos con intervalos prolongados desde la vacunación previa.[1]
      □ Si un adulto recibió una vacuna Pneumovax® en los últimos 5 años, debe tener un nivel protector de anticuerpos de 70% de los serotipos incluidos en la vacuna.
    - La respuesta a vacunas de proteínas o proteínas conjugadas (p. ej., tétanos) también debe confirmarse,[1] véase la tabla 21-6.
  - Las **pruebas cutáneas de hipersensibilidad retardada (HSR)** son pruebas funcionales de la inmunidad mediada por células, que miden la respuesta de memoria mediada por células a un antígeno encontrado con anterioridad.[1,5,7]
    - En la actualidad, los reactantes comerciales para **antígeno de *Candida* (Candin®) y *Trichophyton*** son los únicos disponibles para utilizar en la valoración de HSR. Sin embargo, también se dispone de la **prueba cutánea para antígeno de paperas** y del **derivado proteico purificado (DPP) de tuberculosis**.

TABLA 21-6 **RESPUESTA A LA VACUNACIÓN**	
Anticuerpo contra *Haemophilus influenzae* tipo B > 1.0 µg/mL	Usado para evaluar las respuestas específicas contra el antígeno proteico en individuos inmunizados
Tétanos > 0.1 unidades/mL	Usado para evaluar las respuestas al antígeno proteico en individuos inmunizados
Streptococcus pneumoniae IgG contra serotipo específico: 1.3 µg/mL en una respuesta > 50% en niños y > 70% en adultos	Usado para evaluar las respuestas al antígeno polisacárido en individuos inmunizados

- Estos antígenos se administran por inyección intradérmica y se evalúan 48-72 horas después. La induración cutánea de 5 mm o más se considera positiva (algunos aceptan 2 mm como positiva). **El eritema solo no indica una reacción positiva.**
- Hay algunas advertencias al utilizar esta modalidad de estudio, las cuales deben considerarse.
  - □ La valoración de HSR requiere que haya exposición previa al antígeno antes del estudio.
  - □ No se recomienda realizar la valoración de HSR en niños < 12 meses de edad, ya que es común que no presenten respuesta debido a la inmadurez inmunológica.
  - □ Varias infecciones y medicamentos se relacionan con resultados falsos negativos.
  - □ Al final, un resultado positivo a algunos antígenos no asegura inmunidad celular normal a todos los antígenos.
  - □ Las ventajas principales de la evaluación de HSR son su facilidad y asequibilidad. Es una prueba de tamizaje útil en muchos casos de sospecha de inmunodeficiencia celular.
  - □ Una HSR negativa debe ir seguida por la medición de las poblaciones linfocitarias mediante citometría de flujo, combinada con ensayos *in vitro* de función de linfocitos T, que son menos sensibles a la interferencia durante enfermedades intercurrentes o medicamentos.
- La **proliferación linfocitaria a mitógenos y antígenos** *in vitro* es una prueba funcional de las células inmunes que se realiza en cultivos tisulares. La proliferación se altera en inmunodeficiencias, como síndrome de DiGeorge completo, IDCG, síndrome de Wiskott-Aldrich y ataxia telangiectasia.
  - ○ La **proliferación con mitógeno** evalúa la habilidad de las células inmunes para responder a un estímulo independiente de antígeno. El lipopolisacárido (LPS) de *Escherichia coli* induce proliferación solo de los linfocitos B; el mitógeno de *Phytolacca americana* (*pokeweed mitogen*, PWM) o hierba carmín induce proliferación de linfocitos tanto B como T; y la fitohemaglutinina (PHA), la concanavalina A (ConA) y el anticuerpo anti-CD3 son inductores selectivos de la proliferación de linfocitos T.[7]
  - ○ La **proliferación con antígeno** evalúa la habilidad de los linfocitos para responder a antígenos específicos, como antígenos de *Candida albicans*, toxoide tetánico o tuberculina.
- La prueba con **dihidrorhodamina (DHR)** es una prueba de tamizaje confiable para enfermedad granulomatosa crónica (EGC). Los neutrófilos se incuban con DHR y luego se activan con forbol miristato acetato (FMA) o *N*-formil-metionil-leucil-fenilalanina (fMLP).[7] La evaluación con DHR puede indicar y detectar anomalías en cualquier componente proteico del estallido respiratorio oxidativo (gp91, p22, p40, p47 y p67), portadores femeninos de la forma ligada a X (gp91/CYBB), así como pacientes con deficiencia de Rac2 y deficiencia completa de mieloperoxidasa (MPO).
- **Estudios adicionales: hay numerosas pruebas especializadas para detectar** defectos muy específicos en el sistema inmunológico **que no se explican aquí.**[7]
  - ○ La valoración genética se utiliza cada vez más para ayudar a realizar un diagnóstico rápido y preciso de IDP. La evaluación genética también puede ayudar en la asesoría genética para pacientes y sus familias.[7] Existen numerosas técnicas y tecnologías de secuenciación "dirigida" y "no dirigida" para ayudar a diagnosticar IDP.
    - Los métodos de secuenciación dirigida identifican anomalías de genes únicos. Estos métodos pueden usarse para analizar anomalías en análisis de deleción/duplicación de exones e intrones. Pueden analizarse múltiples genes en el mismo ensayo para detectar varios de ellos de manera simultánea.
    - Los métodos no dirigidos incluyen secuenciación de exoma completo (SEC) o secuenciación de genoma completo (SGC). Estos métodos difieren de los métodos dirigidos en que están diseñados para identificar anomalías de cualquier gen, no solo un gen preseleccionado. Solicitar un panel de genes con secuenciación de última generación (NGS, *Next Generation Sequencing*) o incluso un SEC puede ser más costoefectivo y más eficiente en comparación con una estrategia de secuenciación de gen único.[8]
  - ○ Valoración para fibrosis quística (FQ) y discinesia ciliar primaria. También deben descartarse estas afecciones no inmunológicas que pueden provocar infecciones sinopulmonares crónicas o graves y recurrentes.

- FQ se presenta con episodios recurrentes de bronquitis, sinusitis y neumonía, y se asocia con desnutrición, RC y esteatorrea.[20] El tamizaje neonatal para FQ ahora se realiza de forma rutinaria en los 50 estados de EUA. Es típico que el tamizaje neonatal utilice dos ensayos seriados; los lactantes con resultados anormales para el primer ensayo se revalúan con un segundo ensayo.[21]
- La discinesia ciliar primaria es una afección autosómica recesiva con infecciones respiratorias superiores e inferiores recurrentes y bronquiectasias. El diagnóstico se realiza mediante la medición de los niveles nasales de óxido nítrico (solo disponible como prueba en investigación), y pruebas de ultraestructura y movimiento ciliar, así como valoración genética.[22,23]

Enfermedades por IDP selectas

Aquí se revisa el concepto general del diagnóstico y tratamiento de dos IDP prototípicas: IDCG e IDVC. Este libro no pretende proporcionar una revisión profunda de las 354 características clínicas y laboratoriales conocidas de IDP. En la tabla 21-7 se resume el perfil inmunológico y defectos genéticos asociados con algunas IDP.[1,2,5]

Inmunodeficiencia combinada grave

- La IDCG es un grupo de enfermedades heterogéneas que surgen por un defecto en el desarrollo y función tanto de las células T como de las B, lo que afecta la inmunidad celular y la humoral, lo cual provoca morbimortalidad significativa, que suele comenzar durante el primer año de vida.[1]
- La IDCG es resultado de mutaciones en genes cruciales para el desarrollo de las células T y B. En algunos casos, las mutaciones solo afectan la función de los linfocitos T. Sin embargo, la disfunción grave de las células T provoca inmunidad humoral alterada debido a que las células B requieren señales de las células T para producir anticuerpos. Más de la mitad de los pacientes con IDCG también sufre de disfunción de las células NK.
- Hay más de 18 mutaciones genéticas conocidas relacionadas con IDCG y 32 mutaciones asociadas con un fenotipo menos profundo de CID.[1,2]
  - ○ La mayoría de los casos de IDCG se debe a mutaciones ligadas a X en el gen *IL2RG* que codifica para el receptor γ de interleucina-2. Las demás causas son autosómicas recesivas y las mutaciones más prevalentes son en genes que codifican para *JAK3* (gen de Janus cinasa 3), *IL7RA* (gen del receptor alfa de interleucina-7), *RAG1* y *RAG2* (genes activadores de recombinación 1 y 2), *DCLRE1C* (gen de proteína de reparación de enlaces cruzados de ADN 1C o Artemis) y *ADA* (gen de adenosina desaminasa). **En 25% de los pacientes con IDCG se desconoce el defecto genético.**
  - ○ La **IDCG con fuga** se refiere a IDC que, con frecuencia, pero no siempre, se producen por una mutación hipomórfica en un gen típico de IDCG que permite el desarrollo de cifras bajas de células T con función deficiente.[1] Estos pacientes tienen algunas células T (300-1 500 células/μL) y un fenotipo más leve con una presentación tardía.
- La presentación clásica de bebés con IDCG conlleva infecciones graves recurrentes, diarrea crónica y RC. La IgG derivada de la madre brinda cierta protección a los pacientes y puede retrasar el diagnóstico.[1]
- La exploración física puede revelar candidiasis oral o ausencia de tejido linfoide (amígdalas o ganglios linfáticos). La ausencia o presencia de una sombra tímica en la radiografía de tórax no puede confirmar ni descartar el diagnóstico de IDCG. Sin embargo, la ausencia de sombra tímica debe aprontar una evaluación inmunológica.[1]
  - ○ Las infecciones comunes en pacientes con IDCG son candidiasis mucocutánea, patógenos virales, como adenovirus, citomegalovirus (CMV), virus Epstein-Barr V (EB), rotavirus, norovirus, virus sincicial respiratorio (VSR), virus de la varicela zóster (VVZ), virus del herpes simple (VHS), sarampión, influenza y parainfluenza (con frecuencia, todos son fatales). Pueden ocurrir infecciones oportunistas como *Pneumocystis jirovecii* (antes *carinii*). Los microorganismos de vacunas atenuadas, como la vacuna con virus de polio, rotavirus, varicela y BCG, pueden causar infecciones graves o fatales.[1,5]

TABLA 21-7 RESUMEN DEL PERFIL INMUNOLÓGICO Y DEFECTOS GENÉTICOS DE IDP SELECTAS

Enfermedad	Defecto genético/ herencia	Niveles de células T	Niveles de células B	Células NK	Niveles de Ig	Características importantes
Deficiencia combinada de células T y B						
Deficiencia de γc (IDCG común de cadena γ, deficiencia de CD132)	IL2RG/XL	Muy bajos	Normales a altos	Bajas	Bajos	Hombres con linfopenia grave e hipogammaglobulinemia
Deficiencia de JAK3 cinasa	JAK3/AR	Muy bajos	Normales a altos	Bajas	Bajos	Anomalías inmunes progresivas. Defectos cognitivos, óseos; puede haber proteinosis alveolar pulmonar
Deficiencia de adenosina desaminasa	ADA/AR	Muy bajos	Bajos, decrecientes	Bajas	Bajos, decrecientes	Anomalías inmunes progresivas que varían de inmunodeficiencia combinada grave a no grave con alteración neurológica y autoinmunidad (anemia hemolítica)
Deficiencia de purina nucleósido fosforilasa	PNP/AR	Decremento progresivo	Bajos, decrecientes	Bajas, decrecientes	Normales o bajos	
Deficiencia de MHC II	CIITA/RFXANK/ RFX5/RFXAP — todos AR	CD4 bajos	Normales	Normales	Normales o bajos	Infecciones respiratorias y gastrointestinales, enfermedad hepática/biliar
Deficiencia de ZAP-70 (ZAP70 LOF)	ZAP70/AR	CD8 bajos, niveles normales de CD4, pero función deficiente	Normales	Normales	Normales	Puede haber desregulación inmune; el tamizaje neonatal para IDCG puede ser negativo
Deficiencia de gen activador de recombinasa (RAG1, RAG2)	RAG1/2, ambos AR	Bajos	Bajos	Normales	Disminuidos	Hipomórfica o con fuga. Los defectos en RAG1/RAG2 pueden originar síndrome de Omenn con proliferación de células T oligoclonales; eritroderma y descamación graves; esplenomegalia, eosinofilia, y cifras altas de IgE.

(continúa)

Enfermedad	Defecto genético/ herencia	Niveles de células T	Niveles de células B	Células NK	Niveles de Ig	Características importantes
Deficiencia de ligando CD40 (CD154)	CD40LG (TNFSF5)/XL	Normales a bajos	Células sIgM+, IgD+ presentes; células sIgG+, IgA+ e IgE+ ausentes	IgM normales o altas, cifras bajas de otros isotipos de Ig		Neutropenia, trombocitopenia, anemia hemolítica, infecciones oportunistas, enfermedad biliar y hepática, infección por *Cryptosporidium*
Deficiencias de anticuerpos						
Agammaglobulinemia Deficiencia de BTK, XL agammaglobulinemia (XLA)	BTK/XL	Normales	Muy bajos (< 2%) o ausentes	Normales	Bajos o ausentes	Infecciones bacterianas graves, cifras normales de células pro-B
Deficiencia de cadena pesada μ	IGHM/AR	Normales	Muy bajos a ausentes	Normales	Bajos o ausentes	Infecciones bacterianas graves, cifras normales de células pro-B
Deficiencia de BLNK	BLNK/AR	Normales	Ausencia de células pre-B o células B maduras	Normales	Todos los isotipos disminuidos	Infecciones bacterianas graves, cifras normales de células pro-B
Deficiencia de NFKB1	NFKB1/AD	Normales	Células B bajas o normales, células B de memoria bajas	Normales	Normales o bajos de IgG, IgA, IgM	Infecciones sinopulmonares recurrentes, EPOC, proliferación de EBV, citopenias autoinmunes, alopecia y tiroiditis autoinmune
Deficiencia de NFKB2	NFKB2/AD	Normales	Bajas	Normales	Séricos bajos de IgG, IgA e IgM	Infecciones sinopulmonares recurrentes y endocrinopatías
Deficiencia de IKAROS	IKZF1/AD	Normales	Células B bajas o normales, los niveles pueden disminuir con la edad	Normales	IgG, IgA, IgM bajas	Infecciones sinopulmonares recurrentes

Enfermedad	Gen/herencia				Inmunoglobulinas / anticuerpos	Características asociadas
Deficiencia selectiva de IgA	Desconocido	Normales	Normales	Normales	IgA muy bajas o ausentes con otros isotipos normales, subclases y anticuerpos específicos normales	Infecciones bacterianas, autoinmunidad ligeramente aumentada
Deficiencia de anticuerpos específicos con cifras normales de Ig y células B normales	Desconocido	Normales	Normales	Normales	Capacidad reducida para producir anticuerpos contra antígenos específicos	Puede haber infecciones sinopulmonares recurrentes o graves
Hipogammaglobulinemia transitoria de la infancia	Desconocido	Normales	Normales	Normales	IgG disminuida	Alteración transitoria con capacidad normal para producir anticuerpos contra antígenos en vacunas; por lo general no se asocia con infecciones significativas

Inmunodeficiencias combinadas con características asociadas o sindrómicas

Enfermedad	Gen/herencia				Inmunoglobulinas / anticuerpos	Características asociadas
EDA-ID debida a deficiencia de NEMO/IKBKG (displasia ectodérmica, deficiencia inmune)	NEMO (IKBKG)/XL	Normales o bajos, activación alterada de TCR	Normal Células B con cambio de isotipo y de memoria disminuidas	Función disminuida	Disminuidos, algunos con IgA, IgM incrementadas; respuesta deficiente de anticuerpos específicos; anticuerpos ausentes contra antígenos polisacáridos	Displasia ectodérmica anhidrótica (en algunos); varias infecciones (bacterias, virus y hongos); colitis: dientes cónicos; defectos variables e infecciones de piel, cabello y dientes; disfunción de monocitos
Síndrome de Wiskott-Aldrich (SWA) LOF (SWA LOF)	SWA/XL	Decremento progresivo de la cantidad; respuesta linfocitaria anormal a antiCD3	Normales	Normales (algunos con IgM baja)	IgM y respuestas de anticuerpos a polisacáridos disminuidas, a menudo cifras altas de IgA e IgE	Trombocitopenia con plaquetas pequeñas, infecciones bacterianas y virales recurrentes, diarrea sanguinolenta, eccema, linfoma, enfermedad autoinmune, nefropatía por IgA, vasculitis

(continúa)

TABLA 21-7 RESUMEN DEL PERFIL INMUNOLÓGICO Y DEFECTOS GENÉTICOS DE IDP SELECTAS (continuación)

Enfermedad	Defecto genético/ herencia	Niveles de células T	Niveles de células B	Células NK	Niveles de Ig	Características importantes
Ataxia telangiectasia	ATM-AR	Decremento progresivo, proliferación anormal a mitógenos	Normales	Normales	A menudo, subclases de IgA, IgE e IgG disminuidas, monómeros incrementados de IgM, reducción variable de anticuerpos	Ataxia, telangiectasia, infecciones pulmonares, neoplasias linforreticulares y otras, alfa-fetoproteína aumentada, radiosensibilidad aumentada, inestabilidad y translocación cromosómicas
Síndrome de Bloom	BLM (RECQL3)- AR	Normales	Normales	Normales	Bajos	Estatura corta, fascies dismórficas, eritema solar, insuficiencia medular, leucemia, linfoma, inestabilidad cromosómica
Deficiencia de AD-HIES STAT3 (síndrome de Job)	Pérdida de función de STAT3/AD	Normales en general, células T colaboradoras foliculares y Th-17 disminuidas	Normales, células B de memoria con/ sin cambio de isotipo disminuidas, expresión incrementada de BAFF	Normales	Altos de IgE, producción disminuida de anticuerpos específicos	Rasgos faciales distintivos (puente nasal ancho), infecciones bacterianas (forúnculos y abscesos pulmonares, neumatoceles) debidas a Staphylococcus aureus, aspergilosis pulmonar, Pneumocystis jirovecii, eccema, candidiasis mucocutánea, articulaciones hiperextensibles, osteoporosis y fracturas óseas, escoliosis, retención de dientes primarios, formación de aneurismas coronarios y cerebrales
Hipoplasia de cartílago y cabello (CHH, por sus siglas en inglés)	RMRP/AR	Varía desde un decremento grave (IDCG) hasta normal, proliferación linfocitaria alterada	Normales	Normales	Normales o reducidos, reducción variable de anticuerpos	Enanismo con extremidades cortas y disostosis metafisaria, vello escaso, insuficiencia de médula ósea, autoinmunidad, susceptibilidad a linfoma y otros cánceres, espermatogénesis alterada, displasia neuronal del intestino

Enfermedades por desregulación inmune

Enfermedad	Gen/herencia					Características
IPEX, desregulación inmune, poliendocrinopatía, enteropatía ligadas a X	FOXP3/XL	Normales	Normales	Normales	Normales	Ausencia de (o función alterada de) células T reguladoras (Treg) CD4+ CD25+ FOXP3+. Diabetes autoinmune, tiroiditis, anemia, trombocitopenia, eccema, cifras altas de IgE, IgA
Deficiencia de CTLA4 (SLPAV)	CTLA4/AD	Disminuidos	Disminuidos	Normales	Reducidos de IgG, IgA o IgM y respuestas alteradas a vacunas con polisacáridos	Función alterada de Treg. Citopenias autoinmunes, enteropatía, neumopatía intersticial, infiltración linfocitaria extralinfoide, infecciones recurrentes
Deficiencia de LRBA	LRBA/AR	Cifras de CD4 normales o disminuidas, desregulación de células T	Cifras bajas o normales de células B	Normales	Reducidos de IgG e IgA en la mayoría	Infecciones recurrentes, enfermedad inflamatoria intestinal, autoinmunidad, infecciones por VEB
Mutación de STAT3 GOF	Ganancia de función de STAT3/AD	Disminuidos	Disminuidos	Disminuidas	Disminuidos	Señalización reforzada de STAT3, que provoca mayor diferenciación de células Th17, linfoproliferación y autoinmunidad. Treg disminuidas con función alterada. Linfoproliferación, autoinmunidad de órgano sólido, infecciones recurrentes
APECED (APS-1), poliendocrinopatía autoinmune con candidiasis y distrofia ectodérmica	AIRE/AR y AD	Normales	Normales	Normales	Autoanticuerpos neutralizantes contra IL-17 y otras citocinas	AIRE sirve como punto de control en el timo para la selección negativa de células T autorreactivas y para la generación de Treg. Autoinmunidad: hipoparatiroidismo, hipotiroidismo, insuficiencia suprarrenal, diabetes, disfunción gonadal y otras anomalías endocrinas, candidiasis mucocutánea crónica, hipoplasia del esmalte dental, alopecia areata, enteropatía, anemia perniciosa, neumopatía

(continúa)

TABLE 21-7 RESUMEN DEL PERFIL INMUNOLÓGICO Y DEFECTOS GENÉTICOS DE IDP SELECTAS (continuación)

Enfermedad	Defecto genético/ herencia	Niveles de células T	Niveles de células B	Células NK	Niveles de Ig	Características importantes
Defectos congénitos de la cantidad o función fagocitarias						
Deficiencia de elastasa (SCN1)	ELANE/AD	Normales	Normales	Normales	Normales	Diferenciación mieloide. Susceptibilidad a MDS/leucemia. Neutropenia congénita grave o neutropenia cíclica
Enfermedad granulomatosa crónica (EGC)	CYBB (XD); CYBA, NCF1, NCF2 y NCF4 (AR)	Normales	Normales	Normales	Normales	Metabolismo oxidativo alterado de las células fagocitarias con eliminación bacteriana y micótica defectuosa en todas las formas de EGC. Infecciones pulmonares, cutáneas, linfáticas y hepáticas; abscesos frecuentes. La gingivitis es común. Patógenos más prevalentes: *Staphylococcus aureus*, complejo *Burkholderia cepacia*, *Serratia marcescens*, *Nocardia* spp. y *Aspergillus* spp.
Deficiencia de adhesión leucocitaria tipo 1 (DAL1)	ITGB2/AR	Normales	Normales	Normales	Normales	Adherencia, quimiotaxis, endocitosis, citotoxicidad T/NK. Infecciones cutáneas bacterianas recurrentes, sepsis y neumonía con ausencia de formación de pus en el sitio de infección. Separación retardada del cordón, úlceras cutáneas, periodontitis, leucocitosis (50-100K)
Deficiencia de adhesión leucocitaria tipo 2 (DAL2)	SLC35C1/AR	Normales	Normales	Normales	Normales	Rodamiento, quimiotaxis. Características de DAL tipo 1 leve con grupo sanguíneo hh, retraso mental, microcefalia, retraso del crecimiento

Deficiencia de adhesión leucocitaria tipo 3 (DAL3)	FERMT3/AR	Normales	Normales	Normales	Normales	Adherencia, quimiotaxis. DAL tipo 1 más tendencia al sangrado

Defectos de la inmunidad intrínseca e innata

Deficiencia de receptor 1/2 de IFN-γ	IFNGR1/AR y AD IFNGR2/AR	Normales	Normales	Normales	Normales	Unión y señalización de IFN-γ. Susceptibilidad a micobacterias y *Salmonella*
Síndrome WHIM (verrugas, hipogammaglobulinemia, infecciones, mielocatexis)	CXCR4/AD GOF	Normales	Bajos	Normales	Bajos	Respuesta aumentada del receptor de quimiocina *CXCR4* a su ligando *CXCL12* (FDS1). Verrugas y neutropenia
Deficiencia de CARD9	CARD9/AR	Normales	Normales	Normales	Normales	Vía de señalización de *CARD9*. CMC y candidiasis invasiva, dermatofitosis profundas, otras infecciones micóticas invasivas
STAT1 GOF	STAT1/AD GOF	Normales/bajos	Normales/bajos	Normales/bajos	Normales/bajos	CMC, varias infecciones micóticas, bacterianas y virales (VHS), autoinmunidad (tiroiditis, diabetes, citopenias), enteropatía
Deficiencia de IRAK-4	IRAK4/AR	Normales	Normales	Normales	Normales	Vía de señalización de TIR-IRAK4. Infecciones bacterianas invasivas recurrentes (celulitis, sepsis, meningitis, osteomielitis) ante todo por *Staphylococcus aureus* y *Streptococcus pneumoniae*. Mortalidad elevada en la primera década de la vida, pero las infecciones disminuyen de modo significativo con la edad
Deficiencia de *MyD88*	MYD88/AR	Normales	Normales	Normales	Normales	Vía de señalización de TIR-MyD88. Infecciones bacterianas (piógenas)
Deficiencia de TLR3	TLR3/AD o AR	Normales	Normales	Normales	Normales	Respuesta alterada de IFN-α, β y γ dependiente de TLR3. Encefalitis por VHS1

(*continúa*)

TABLA 21-7 RESUMEN DEL PERFIL INMUNOLÓGICO Y DEFECTOS GENÉTICOS DE IDP SELECTAS (continuación)

Enfermedad	Defecto genético/ herencia	Niveles de células T	Niveles de células B	Células NK	Niveles de Ig	Características importantes
Enfermedades autoinflamatorias						
Fiebre mediterránea familiar	MEVF/AR o AD	Normales	Normales	Normales	Normales	La producción disminuida de pirina permite el procesamiento de ASC inducido por ASC y la inflamación después de una lesión serosa subclínica, apoptosis disminuida de macrófagos. Fiebre, serositis e inflamación recurrentes que responden a colchicina, con la complicación a largo plazo de amiloidosis e insuficiencia renal
Deficiencias de complemento						
Deficiencias de complemento	Múltiples genes —AR, AD y XL	Normales	Normales	Normales	Normales	Deficiencias de C1, C2, C4 y C3 relacionadas con autoinmunidad e infecciones piógenas. Deficiencias de C5-9 y proporpérdida relacionadas con infecciones recurrentes y diseminadas por *Neisseria*

AD, autosómica dominante; AR, autosómica recesiva; CMC, candidiasis mucocutánea crónica; EPOC, enfermedad pulmonar obstructiva crónica; VEB, virus Epstein-Barr; VHS, virus del herpes simple; IFN, interferón; IL, interleucina; NEMO, modulador esencial del factor nuclear κ-B; NK, *natural killer*; IDP, inmunodeficiencia primaria; IDCG, inmunodeficiencia combinada grave; TCR, receptor de células T; XL, ligada a X; LOF, factor de valor atípico local; GOF, ganancia de función; FDS1, factor 1 derivado de células estromales; TIR, receptores Toll/IL-1; ASC, proteína como partícula que contiene CARD asociada con apoptosis; TLR, receptores tipo Toll.

- ○ **Enfermedad injerto contra huésped (EICH):** la transfusión de productos sanguíneos que contienen linfocitos viables o el paso transplacentario de células T maternas alorreactivas puede provocar EICH fatal con rapidez.[1]
- ○ **Los pacientes con IDCG tienen tasas más elevadas de malignidad.** La mayoría es neoplasia maligna hematológica, como enfermedad linfoproliferativa inducida por VEB, linfoma y leucemia.
- ○ Los hallazgos de laboratorio típicos son un recuento linfocitario absoluto bajo, cifras bajas o ausencia de células T con **proliferación reducida de células T a mitógenos.** La prueba de proliferación a antígenos no es parte de la evaluación estándar para IDCG.
  - ▪ Puede encontrarse un recuento leucocitario o una cifra absoluta de células T normales en pacientes con una gran cantidad de células B o en aquellos con injerto de células T maternas.
  - ▪ Los niveles de IgG pueden ser normales debido a la presencia de IgG materna. Por lo general los niveles séricos de IgM, IgA e IgE son muy bajos. La respuesta a anticuerpos específicos debe estar alterada, pero no es parte de la valoración de bebés con sospecha de IDCG, ya que la mayoría de los pacientes no ha sido vacunada.
- El diagnóstico temprano de IDCG mejora la evolución.[1] Aunque el tamizaje neonatal se realiza en todo Estados Unidos, todo lactante, preescolar y niño con síntomas y hallazgos alarmantes sin causa detectada debe someterse a una evaluación para IDCG.
- Definiciones de IDCG:
  - ○ **IDCG definitiva:** menos de 300 células T/μL o ausencia de células T CD45RA vírgenes **con uno de los siguientes:**
    - ▪ Hombre con mutaciones deletéreas de *IL2RG*.
    - ▪ Hombre o mujer con mutación homocigótica deletérea o mutaciones heterocigóticas compuestas en un gen que se sabe causa IDCG.
    - ▪ Actividad *ADA* < 2%.
    - ▪ Injerto de células T maternas.
  - ○ **IDCG probable:** células T CD3+ < 20%, recuento linfocitario absoluto < 3 000 células/μL y proliferación linfocitaria inducida por mitógeno alterada (< 10%) **o** la presencia de linfocitos maternos en la circulación.[24]
- Para el manejo inicial de un paciente con sospecha de IDCG, refiérase a la figura 21-1.
- El trasplante de células hematopoyéticas (TCH) es la terapia curativa más común para todas las formas de IDCG.[1] Se han desarrollado terapias individualizadas para enfermedades y condiciones específicas, como la terapia de remplazo enzimático para deficiencia de ADA, terapia génica para IDCG ligada a X, o **inmunoterapia adoptiva de células T específica para virus dirigida a infecciones por CMV o VEB que ponen en riesgo la vida.**[1,25]

Inmunodeficiencia variable común

- La IDVC es una IDP caracterizada por diferenciación alterada de las células B y producción defectuosa de inmunoglobulinas. Es la **forma más prevalente de deficiencia grave de anticuerpos que afecta tanto a niños como a adultos.**
- La IDVC es una colección de síndromes resultado de numerosos defectos genéticos, tanto monogénicos como poligénicos. En la actualidad, las alteraciones monogénicas específicas pueden identificarse solo en un subconjunto de pacientes. Hasta ahora, se desconocen las causas genéticas en la mayoría de los casos.[26,27]
- Aunque no hay una definición universalmente acordada para la IDVC, la mayoría de los pacientes demostrará:[1]
  - ○ Concentraciones séricas marcadamente reducidas (dos desviaciones estándar debajo del intervalo normal apropiado para la edad) de IgG, más niveles bajos de IgA o IgM.
  - ○ Respuesta ausente o deficiente a la vacunación.
  - ○ Ninguna otra causa identificable para la inmunodeficiencia.[1]
- La IDVC tiene **manifestaciones clínicas heterogéneas**, que incluyen:[1,2,5,7]
  - ○ **Infecciones recurrentes.**
  - ○ **Neumopatía crónica** (bronquiectasias; enfermedad obstructiva, restrictiva, granulomatosa, e hiperplasia linfoide).

- ○ **Enfermedades autoinmunes** (citopenias, artritis reumatoide y artritis parecida a la reumatoide, anemia perniciosa, tiroiditis y vitiligo).
- ○ **Enfermedad gastrointestinal** (enfermedad parecida a la inflamatoria intestinal, o a esprúe con vellosidades aplanadas, e hiperplasia linfoide nodular, entre otras).
- ○ Mayor susceptibilidad a **linfoma.**
- **Las infecciones más comunes en la IDVC son las sinopulmonares** con bacterias encapsuladas, en especial *Streptococcus pneumoniae, Haemophilus influenzae* y *Mycoplasma* **spp.**
  - ○ Los pacientes también tienen **infecciones gastrointestinales agudas o crónicas** frecuentes con **norovirus,** *Campylobacter jejuni* o **Salmonella**. Se ha informado giardiasis crónica que provoca diarrea refractaria, malabsorción y pérdida ponderal en pacientes con IDVC. Otras infecciones que provocan diarrea crónica incluyen **CMV,** *Cryptosporidium* y norovirus. Muchos de los síntomas gastrointestinales no pueden atribuirse a una causa infecciosa.
  - ○ Otras alteraciones infecciosas informadas en pacientes con IDVC incluyen artritis séptica, meningitis (bacteriana y viral) y sepsis.[1,5]
- Se estima que la IDVC afecta a 1 en 30 000 individuos. La mayoría de los pacientes se diagnostica entre los 20 y 45 años de edad. Hasta un tercio de los pacientes se diagnostica antes de los 10 años de edad. **El diagnóstico de IDVC no debe ser definitivo antes de los 4 años de edad.**[1]
- La exploración física puede revelar ganglios linfáticos y tejido amigdalino disminuidos, aunque puede haber signos de hiperplasia linfoidea con linfadenopatía o esplenomegalia. Puede observarse secreción o congestión nasales debidas a sinusitis crónica, cicatrización de la membrana timpánica, acropaquia debida a neumopatía, artritis o conjuntivitis.
- Es común que las subpoblaciones de células B sean normales en la IDVC, pero los pacientes con niveles bajos de células B de memoria con cambio de isotipo tienen peor pronóstico y afección pulmonar y colónica.
- El **remplazo de inmunoglobulina** ya sea intravenoso o subcutáneo es la base del **tratamiento en la IDVC.** Una estrategia típica es comenzar la terapia con inmunoglobulina intravenosa (**IgIV 400-600 mg/kg,** cada 3-4 semanas). La ruta SC puede sustituirse después de 2 meses o más de IgIV. Si el paciente recibió su primera dosis durante una infección aguda, puede administrarse una segunda dosis pocos días después.[28]
  - ○ Es común premedicar con difenhidramina y paracetamol, y en algunos casos también se administra un glucocorticoide.
  - ○ Los efectos adversos incluyen fiebre, náusea, vómito y dolor de espalda. Las **reacciones anafilácticas graves ocurren en raras ocasiones** (quizá debido a cantidades trazas de IgA en la IgIV. Se dispone de productos IgIV con poco contenido de IgA para utilizar en pacientes con deficiencia de IgA y antecedentes de reacción anafiláctica a IgIV). La meningitis aséptica y la anemia hemolítica son otras complicaciones raras.
  - ○ **Monitoreo de la terapia:** por lo general se obtienen niveles de IgG en estado estacionario después de 3-6 meses de terapia. Pueden medirse las cifras valle de IgG 6 meses después de la primera dosis y después cada 6 meses. Los niveles de IgG en sangre durante la terapia deben ser por lo menos cercanos a la mitad del intervalo normal y el paciente debe presentar un decremento significativo de las infecciones de importancia. Puede ser necesario ajustar la dosificación de manera periódica, ya que el peso y la producción/depuración endógenas del paciente pueden cambiar con el tiempo.
  - ○ **Indicaciones para incrementar la dosis:** infecciones mayores continuas, neumopatía crónica (600 mg/kg), o enteropatía pueden aprontar el aumento de la dosis. Las dosis muy altas de IgIV ($\geq$ 1 g/kg) pueden ser útiles en pacientes que ya reciben la terapia estándar y desarrollan enfermedades hematológicas autoinmunes.[1,29]
  - ○ Por lo general, la **inmunoglobulina subcutánea** (IgSC) se administra cada semana, o cada 3-4 semanas mediante una preparación que contiene hialuronidasa. En niños, las preparaciones con hialuronidasa no están aprobadas para uso clínico y estos deben recibir IgSC cada 1-2 semanas. La IgSC tiene utilidad particular para pacientes con reacciones a IgIV o acceso intravenoso difícil, y puede autoinfundirse en casa.[28]

○ **Profilaxis antimicrobiana:** se carece de evidencia concluyente que apoye el uso de la profilaxis antibiótica en pacientes con IgIV. Sin embargo, puede considerarse agregarla en pacientes con infecciones recurrentes pese a un tratamiento apropiado con IgIV, como aquellos con neumopatía crónica y bronquiectasias recurrentes.[1]

• Como en otras IDP, es indispensable el uso temprano y juicioso de antibióticos empíricos seguido por un tratamiento antibiótico específico dirigido por cultivo para tratar infecciones en la IDVC.

• **Inmunizaciones** —En general, **las vacunas vivas no se recomiendan para pacientes con IDVC** (p. ej., polio oral, viruela, vacuna viva atenuada contra influenza, fiebre amarilla ni vacunas vivas orales contra tifoidea), en particular en aquellos con disfunción significativa de células T. Aunque la respuesta de anticuerpos esté alterada, las vacunas muertas o inactivadas pueden administrarse de manera segura a pacientes con IDVC. La vacunación podría reforzar la inmunidad de células T a virus, además de inducir la formación de anticuerpos específicos. Los lineamientos recomiendan la administración de la vacuna anual contra influenza a pacientes con IDVC. Los familiares y cuidadores inmunocompetentes sanos de los pacientes con IDVC pueden recibir vacunas vivas, excepto la vacuna oral contra polio.[30]

• **Pronóstico:** la terapia con inmunoglobulina reduce en grado sumo la incidencia de muerte relacionada con infecciones bacterianas agudas en pacientes con IDVC.

○ En la actualidad, la neumopatía y las neoplasias malignas son la causa principal de muerte. Otros factores pronósticos son la enfermedad gastrointestinal o hepática, niveles séricos más bajos de IgG, cifras séricas incrementadas de IgM, y menores porcentajes de células B circulantes.

○ Los pacientes que sufren solo de complicaciones infecciosas tienen un pronóstico excelente.[1,31,32]

REFERENCIAS

1. Bonilla FA, Khan DA, Ballas ZK, *et al*. Practice parameter for the diagnosis and management of primary immunodeficiency. *J Allergy Clin Immunol*. 2015;136:1186–205.e1–78.

2. Picard C, Bobby Gaspar H, Al-Herz W, *et al*. International Union of Immunological Societies: 2017 Primary Immunodeficiency Diseases Committee Report on Inborn Errors of Immunity. *J Clin Immunol*. 2018;38:96–128.

3. Barlogis V, Mahlaoui N, Auquier P, *et al*. Physical health conditions and quality of life in adults with primary immunodeficiency diagnosed during childhood: A French Reference Center for PIDs (CEREDIH) study. *J Allergy Clin Immunol*. 2017;139:1275–81.e7.

4. Hsu AP, McReynolds LJ, Holland SM. GATA2 deficiency. *Curr Opin Allergy Clin Immunol*. 2015;15:104–9.

5. Holland SM, Gallin JI. Evaluation of the patient with suspected immunodeficiency. En: Bennett JE, Dolin R, Blaser M, eds. *Mandell, Douglas, and Bennett's Principles and Practice of Infectious Diseases*. 8th ed. Philadelphia, PA: Elsevier/Saunders, 2015:134–45.

6. Hernandez-Trujillo VP. Approach to children with recurrent infections. *Immunology and Allergy Clinics of North America*, 2015;35:625–36.

7. Locke BA, Dasu T, Verbsky JW. Laboratory diagnosis of primary immunodeficiencies. *Clin Rev Allergy Immunol*. 2014;46:154–68.

8. Heimall JR, Hagin D, Hajjar J, *et al*. Use of genetic testing for primary immunodeficiency patients. *J Clin Immunol*. 2018;38:320–9.

9. Centers for Disease Control and Prevention. 2018 Quick reference guide: Recommended laboratory HIV testing algorithm for serum or plasma specimens. Último acceso 7/27/18. https://stacks.cdc.gov/view/cdc/50872

10. Stekler J, Maenza J, Stevens CE *et al*. Screening for acute HIV infection: lessons learned. *Clin Infect Dis*. 2007;44:459–61.

11. U.S. Department of Health and Human Services. AIDS info. *Diagnosis of HIV in infants and children*. Último acceso 7/27/18. https://clinicalinfo.hiv.gov/en/guidelines/perinatal/diagnosis-hiv-infection-infants-and-children

12. Padeh YC, Rubinstein A, Shliozberg J. Common variable immunodeficiency and testing for HIV-1. *N Engl J Med*. 2005;353:1074–5.

13. Dati F, Schumann G, Thomas L, *et al*. Consensus of a group of professional societies and diagnostic companies on guidelines for interim reference ranges for 14 proteins in serum based on the standardization against the IFCC/BCR/CAP Reference Material (CRM 470). International Federation

of Clinical Chemistry. Community Bureau of Reference of the Commission of the European Communities. College of American Pathologists. *Eur J Clin Chem Clin Biochem.* 1996 Jun;34(6):517–20.

14. Mayo Foundation for Medical Education and Research. Lymphocyte subpop 7. Último acceso 8/27/20. https://bjhlab.testcatalog.org/show/LAB3042-1

15. Shearer WT, Rosenblatt HM, Gelman RS, *et al.* Lymphocyte subsets in healthy children from birth through 18 years of age: the Pediatric AIDS Clinical Trials Group P1009 study. *J Allergy Clin Immunol.* 2003;112:973–80.

16. Ravkov E, Slev P, Heikal N. Thymic output: assessment of CD4+ recent thymic emigrants and T-Cell receptor excision circles in infants. *Cytometry B Clin Cytom.* 2017;92:249–57.

17. Oliveira JB, Fleisher TA. Molecular- and flow cytometry-based diagnosis of primary immunodeficiency disorders. *Curr Allergy Asthma Rep.* 2010;10:460–7.

18. Stachon AC, Baskin B, Smith AC, *et al.* Molecular diagnosis of 22q11.2 deletion and duplication by multiplex ligation dependent probe amplification. *Am J Med Genet A.* 2007;143A:2924–30.

19. Tomita-Mitchell A, Mahnke DK, Larson JM, *et al.* Multiplexed quantitative real-time PCR to detect 22q11.2 deletion in patients with congenital heart disease. *Physiol Genomics.* 2010;42A:52–60.

20. Boyle MP. Nonclassic cystic fibrosis and CFTR-related diseases. *Curr Opin Pulm Med.* 2003;9:498–503.

21. Wells J, Rosenberg M, Hoffman G. A decision-tree approach to cost comparison of newborn screening strategies for cystic fibrosis. *Pediatrics.* 2012;129:e339–47.

22. Afzelius BA. A human syndrome caused by immotile cilia. *Science.* 1976;193:317–9.

23. Lobo LJ, Zariwala MA, Noone PG. Primary ciliary dyskinesia. *QJM.* 2014;107:691–9.

24. Picard C, Al-Herz W, Bousfiha A, *et al.* Primary immunodeficiency diseases: an update on the classification from the International Union of Immunological Societies Expert Committee for Primary Immunodeficiency 2015. *J Clin Immunol.* 2015;35:696–726.

25. Naik S, Nicholas SK, Martinez CA, *et al.* Adoptive immunotherapy for primary immunodeficiency disorders with virus-specific T lymphocytes. *J Allergy Clin Immunol.* 2016;137:1498–505.e1.

26. de Valles-Ibáñez G, Esteve-Solé A, Piquer M, *et al.* Evaluating the genetics of common variable immunodeficiency: monogenetic model and beyond. *Front Immunol.* 2018;14:636.

27. Kienzler AK, Hargreaves CE, Patel SY. The role of genomics in common variable immunodeficiency disorders. *Clin Exp Immunol.* 2017;188:326–32.

28. Perez EE, Orange JS, Bonilla F. Update on the use of immunoglobulin in human disease: a review of evidence. *J Allergy Clin Immunol.* 2017;139(3S):S1–46.

29. Wang J, Cunningham-Rundles C. Treatment and outcome of autoimmune hematologic disease in common variable immunodeficiency (CVID). *J Autoimmun.* 2005;25:57–62.

30. Rubin LG, Levin MJ, Ljungman P, *et al.* 2013 IDSA clinical practice guideline for vaccination of the immunocompromised host. *Clin Infect Dis.* 2014;58:309–18.

31. Chapel H, Lucas M, Lee M, *et al.* Common variable immunodeficiency disorders: division into distinct clinical phenotypes. *Blood.* 2008;112:277–86.

32. Quinti I, Agostini C, Tabolli S, *et al.* Malignancies are the major cause of death in patients with adult onset common variable immunodeficiency. *Blood.* 2012;120:1953–4.

Índice alfabético de materias

Nota: los localizadores de página seguidos por *f* y *t* indican figura y tabla, respectivamente.